질병 구조 교과서

- 일러스트 : 노바야시 켄타로, 유한회사 메디컬 아이, 카우치 렌
- 디자인 : 주식회사 JV커뮤니케이션즈
- 편집 협력 : 주식회사 카데크
- 집필 협력 : 스즈키 야스코

MECHANISMS OF DISEASE

질병
구조
교과서

내 몸에 생긴 질병을
해부학적으로 알고 싶을 때
찾아보는 인체 의학 도감

나라 노부오 감수

윤경희 옮김

보누스

시작하며

'인체'를 이해하려면 인체의 구조와 기능을 먼저 알아야 한다.

예전에는 '해부학' 교과서로 인체의 구조를 가르쳤다. 물론 그것으로도 인체의 구조는 이해할 수 있다. 하지만 무미건조한 일러스트와 그저 나열된 용어 해설로 끝나지 않았던가? 인체의 구조부터 시작해 그 기능까지 하나로 연결 지어 독자의 이해를 돕도록 편집된 책은 거의 볼 수 없었다.

이 책은 그러한 종래의 해부학 교과서에서 벗어나 인체의 구조와 기능을 직접적으로 연결해 이해할 수 있도록 했다. 먼저, 인체의 구조를 가능한 한 알기 쉽도록 입체적인 일러스트를 담았고 구조에서도 각각의 기능을 이해할 수 있도록 하나하나 해설했다.

그리고 글로만 설명하는 데 그치지 않고 임상에서 만날 수 있는 X선 사진과 CT 영상 등을 활용해 보다 생생하게 이해할 수 있도록 노력했다. 각 항목에 관련된 질병과 발생 원인, 증상, 치료에 대한 사례도 담았다.

이처럼 필수 요점을 압축한 내용이므로 초보자가 기초 지식을 얻고자 할 때 가장 적합할 뿐 아니라 의료계 종사자들의 재학습에도 도움이 될 것이다. 눈으로 보기만 해도 자연스럽게 지식을 쌓을 수 있도록 힘썼다. 부디 이 책을 활용해 인체의 구조와 기능을 확실히 익힐 수 있기를 바란다.

도쿄의과치과대학 교수
나라 노부오

차 례

시작하며 ························ 4
이 책의 사용법 ··············· 10

1장 운동기

온몸의 골격 ················ 12
　골절 ························· 13
뼈의 구조와 대사 ·········· 14
　뼈엉성증(골다공증) ········· 15
관절의 구조 ················ 16
　관절류머티즘 ·············· 17
근육의 구조 ················ 18
　근파열 ···················· 19
머리와 목의 뼈와 근육 ······ 20
　기운목(사경) ··············· 21
가슴·배 부위의 뼈와 근육 ····· 22
　허리 통증 ················· 23
등·허리 부위의 뼈와 근육 ······ 24
　척추사이원반탈출증 ········· 25
팔의 뼈와 근육 ············· 26
　탈구 ······················ 27
다리의 뼈와 근육 ··········· 28
　아킬레스건 파열 ··········· 29

운동기의 질병 ··············· 30

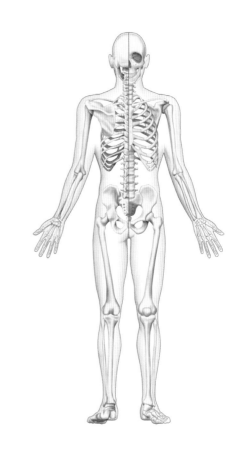

2장 뇌·신경계

대뇌 ··· 34

    치매 ······································ 35

대뇌변연계 ································· 36

    조현병 ···································· 37

뇌줄기 ······································ 38

    파킨슨병 ·································· 39

소뇌 ··· 40

    척수소뇌변성증 ······················ 41

척수와 척수신경 ·························· 42

    척수손상 ·································· 43

뇌신경 ······································ 44

    얼굴신경마비 ·························· 45

운동신경과 감각신경의 전도로 ···· 46

    마비(운동마비, 감각마비) ············ 47

자율신경계 ································· 48

    자율신경실조증 ······················ 49

시냅스에서의 신경전달 ··············· 50

    약물의존 ································· 51

뇌·신경계의 질병 ······················ 52

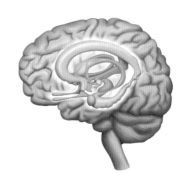

3장 감각기

눈의 구조 ·································· 56

    녹내장 ···································· 57

시각의 구조 ································ 58

    망막박리 ································· 59

귀의 구조와 청각의 방식 ··········· 60

    돌발성 난청 ···························· 61

평형감각의 방식 ························· 62

    메니에르병 ······························ 63

코안의 구조 ································ 64

    코곁굴염(부비동염) ··················· 65

후각의 방식 ································ 66

    후각 장애 ······························· 67

혀의 구조와 미각의 방식 ··········· 68

    혀암 ······································ 69

피부의 구조와 역할 ···················· 70

    아토피성 피부염 ······················ 71

피부감각의 방식 ························· 72

    지각 장애 ······························· 73

체모와 손발톱 ····························· 74

    손발톱의 질병 ························· 75

통증의 메커니즘 ························· 76

감각기의 질병 ···························· 77

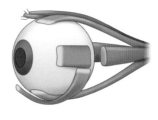

4장 호흡기

코안·인두·후두 …………………… 80
   후두암 ……………………… 81
기관·기관지 ………………………… 82
   기관지천식 ………………… 83
허파의 구조 ………………………… 84
   폐암 ………………………… 85
호흡 운동과 조절 ………………… 86
   호흡곤란 …………………… 87

허파꽈리와 가스 교환 …………… 88
   COPD(만성 폐쇄성 허파 질환) ……… 89
발성의 방식 ………………………… 90

호흡기의 질병 ……………………… 91

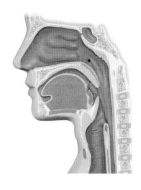

5장 순환기·혈액

혈액의 순환 ………………………… 94
   심부전 ……………………… 95
심장과 심장동맥 ………………… 96
   심근경색 …………………… 97
심장의 판막 ………………………… 98
   심장판막증 ………………… 99
자극전도계 ………………………… 100
   굴기능부전증후군 ………… 101
심주기 ……………………………… 102
   부정맥 ……………………… 103
동맥 ………………………………… 104
   동맥경화 …………………… 105
정맥 ………………………………… 106
   다리정맥류 ………………… 107
모세혈관 …………………………… 108
   쇼크 ………………………… 109
혈압과 조절 ………………………… 110
   고혈압 ……………………… 111

림프계 ……………………………… 112
   악성 림프종 ………………… 113
지라 ………………………………… 114
   비종 ………………………… 115
혈액 ① 혈액의 구성 …………… 116
   백혈병 ……………………… 117
혈액 ② 혈장과 적혈구 ………… 118
   철결핍성빈혈 ……………… 119
혈액 ③ 백혈구 …………………… 120
   백혈구감소증 ……………… 121
면역 ………………………………… 122
   알레르기 …………………… 123
혈소판과 지혈 …………………… 124
   특발성 혈소판감소성 자반증 …… 125

순환기·혈액의 질병 …………… 126

6장 소화기

구강 ································· 130

   충치 ····························· 131

인두와 연하의 방식 ············· 132

   삼킴곤란(연하 장애) ············· 133

식도 ································· 134

   식도암 ························· 135

위 ··································· 136

   위암 ··························· 137

작은창자 ① 샘창자 ············· 138

   샘창자궤양 ····················· 139

작은창자 ② 빈창자·돌창자 ······· 140

   일레우스(장폐색) ··············· 141

소화와 흡수의 방식 ············· 142

   크론병 ························· 143

큰창자 ······························ 144

   큰창자암 ······················· 145

곧창자와 배변의 방식 ··········· 146

   변비 ··························· 147

이자 ································ 148

   급성 이자염 ··················· 149

간 ·································· 150

   간암 ·························· 151

쓸개 ································ 152

   쓸개돌증 ······················ 153

소화기의 질병과 증상 ·········· 154

7장 콩팥·비뇨기

콩팥 ································ 158

   콩팥염 ························· 159

네프론과 소변 생성의 방식 ······· 160

   CKD(만성 콩팥병) ··············· 161

콩팥깔때기·요관 ················· 162

   요관결석 ······················ 163

방광 ································ 164

   방광암 ························· 165

요도 ································ 166

   요도염 ························· 167

배뇨의 방식 ······················ 168

   요실금 ························· 169

콩팥·비뇨기의 질병 ·············· 170

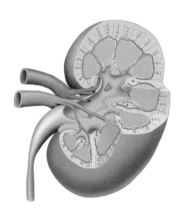

8장 내분비

시상하부 ·························· 172
   스트레스 ························ 173
뇌하수체 ·························· 174
   거인증·말단비대증 ············ 175
갑상샘·상피소체 ················· 176
   갑상샘기능항진증 ·············· 177
콩팥위샘(부신) ·················· 178
   쿠싱증후군 ···················· 179
랑게르한스섬의 구조 ············ 180
   당뇨병 ························· 181

내분비 질환 ···················· 182

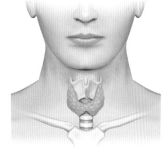

9장 생식기와 세포

유방 ······························ 184
   유방암 ························· 185
자궁과 난소 ···················· 186
   자궁암 ························· 187
여성의 월경주기 ················ 188
   월경이상 ······················ 189
남성 생식기 ···················· 190
   전립샘암 ······················ 191

임신의 성립과 경과 ············· 192
   임신고혈압증후군 ············· 193
세포의 구조와 역할 ············· 194
   암의 발생 ···················· 195
유전자와 DNA ················· 196
   염색체이상 ··················· 197

생식기의 질병 ················· 198

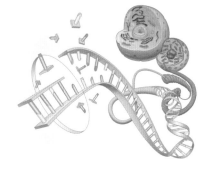

찾아보기 ························ 200
참고문헌 ························ 206

이 책의 사용법

처음 배우는 사람도 내용을 쉽게 이해할 수 있도록 지면 구성을 실용적으로 꾸미고, 표현에 신경을 기울였다.

인체 각 기관의 해설 페이지 인체를 기관 계통별로 분류하고 운동기와 뇌·신경계, 순환기·혈액 등으로 나눠 전체 9장으로 구성했다.

각 부위·장기의 크기와 무게, 개수 등의 데이터를 표시했다.

본문에서는 부위·장기의 구조와 역할을 설명한다. 중요한 키워드에는 색깔을 넣었다.

각 기관 계통의 대표적인 부위·장기를 해설한다.

왼쪽 페이지에 세밀한 컬러 일러스트를 게재해 각 부위·장기의 형태와 구조를 한눈에 알아볼 수 있다.

실제 크기
실제 크기의 약 80%

부위·장기의 크기를 가늠할 수 있도록 '실제 크기' 또는 '실제 크기의 약 O%'라고 밝혔다. (성인 남성 기준)

알아두면 도움이 되는 다양한 관련 지식을 소개한다.

오른쪽에는 본문에서 설명하는 부위·장기와 연관되는 대표적인 질병에 대해 특징과 증상, 치료법 등을 해설한다.

질병 해설 페이지 각 장의 마지막에서는 각 기관 계통의 대표적인 질병에 대해 상세히 설명한다.

MRI 영상과 X선 사진, 그래프, 표 등도 풍부하게 담았다.

각 질병의 개요와 특징, 증상, 치료법 등을 해설한다.

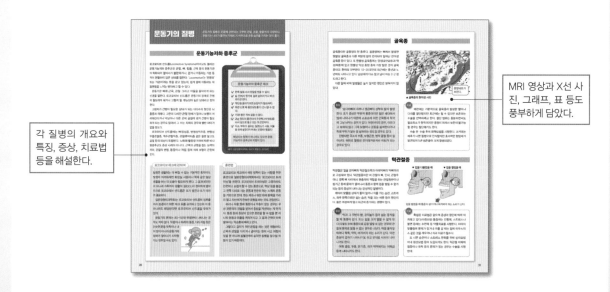

1장

운동기

운동기란 몸을 움직이기 위한 뼈, 관절, 근육을 말한다. 운동기는 사람이 살아가면서 하는 모든 동작과 밀접하게 관련된다. 또한 가슴과 배의 내장 보호 그리고 혈액 세포의 생산에도 관여한다.

온몸의 골격

우리 몸에 있는 200여 개의 뼈는 그야말로 건물의 '골조'와 같다.
뼈는 피를 만드는 조혈과 내장의 보호, 칼슘의 저장고 역할도 한다.

● DATA
가장 큰 뼈
　넙다리뼈 : 약 37~41cm
가장 작은 뼈
　등자뼈 : 약 2.6~3.4mm

인체의 골격

뒤　앞

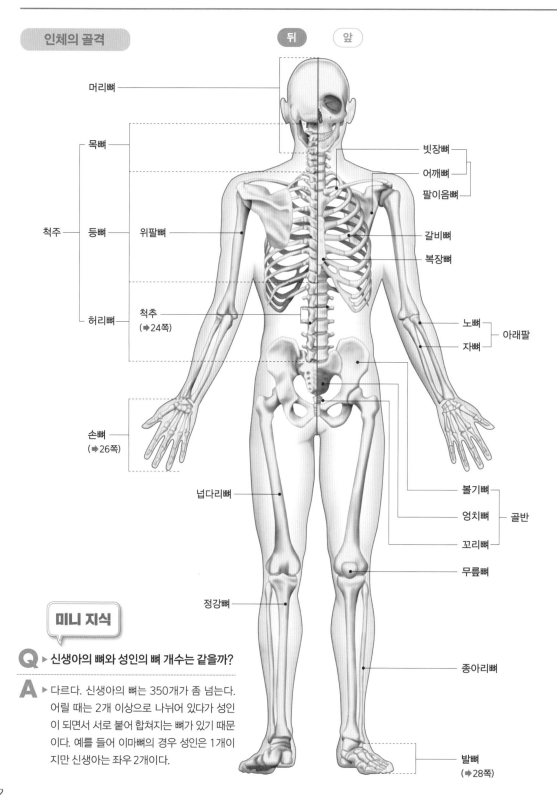

머리뼈

목뼈

척주

등뼈

위팔뼈

허리뼈

척추
(➡24쪽)

손뼈
(➡26쪽)

넙다리뼈

정강뼈

빗장뼈
어깨뼈
팔이음뼈

갈비뼈

복장뼈

노뼈
자뼈　아래팔

볼기뼈
엉치뼈　골반
꼬리뼈

무릎뼈

종아리뼈

발뼈
(➡28쪽)

미니 지식

Q ▶ 신생아의 뼈와 성인의 뼈 개수는 같을까?

A ▶ 다르다. 신생아의 뼈는 350개가 좀 넘는다.
어릴 때는 2개 이상으로 나뉘어 있다가 성인
이 되면서 서로 붙어 합쳐지는 뼈가 있기 때문
이다. 예를 들어 이마뼈의 경우 성인은 1개이
지만 신생아는 좌우 2개이다.

몸의 기둥이 되는 뼈

온몸에 있는 뼈는 206+α개다. +α가 붙은 이유는 사람에 따라 꼬리뼈 등의 개수에 차이가 있기 때문이다.

만일 뼈가 없다면 인체는 형태를 유지하지 못할 뿐 아니라 움직일 수도 없다. 뼈는 몸의 기둥이며 뼈 사이에 관절(➡16쪽)을 만들어 다양한 동작을 가능하게 한다.

뼈는 그 역할에 맞는 형태를 하고 있다. 손발에 있는 뼈는 가늘고 긴 모양이고 뇌를 담고 있는 머리뼈는 얇은 판 모양이다. 척주는 퍼즐처럼 딱 들어맞는 여러 개의 뼈가 위아래로 겹쳐진 형태이기 때문에 튼튼한 강도를 가지면서도 유연해서 굽히거나 비틀 수 있다.

뼈의 모양

뼈의 모양은 크게 4가지로 나뉘며 그 형태와 크기가 다양하다.

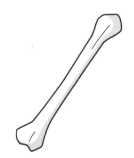

▲ 긴뼈
손발에 있는 긴 뼈. 가운데는 비어 있다.

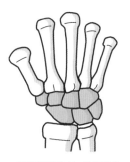

▲ 짧은뼈(색깔로 표시된 부분)
손과 손목이 연결되는 부분, 발과 발목이 연결되는 부분에 있는 작은 뼈들이다.

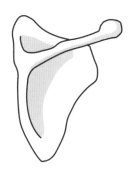

▲ 납작뼈
머리뼈나 어깨뼈, 복장뼈처럼 평평한 뼈.

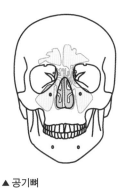

▲ 공기뼈
얼굴의 이마뼈와 위턱뼈 등 내부에 텅 빈 부분이 있는 뼈.

뼈의 '보호' '생성' '저장'의 역할

뼈에는 인체의 기둥과 운동의 지지 역할만 있는 게 아니다.

머리뼈는 뇌를, 갈비뼈와 복장뼈, 등뼈로 구성된 바구니 모양의 가슴우리(➡22쪽)는 폐와 심장을, 골반은 방광과 여성의 자궁을 보호한다.

뼈 안에 있는 골수(➡119쪽)에서는 혈액(혈액세포)이 만들어진다. 골수에는 조혈줄기세포가 있는데 이것이 분화해서 적혈구, 백혈구, 혈소판(➡116쪽)을 만든다.

한편 뼈는 칼슘의 저장고이기도 하다. 칼슘은 신경의 전달과 지혈 등 생리 기능에 빠질 수 없는 것인데 혈액 중의 농도를 유지하기 위해 뼈가 저장고 역할도 맡고 있는 것이다. 인체에는 대략 1,000g의 칼슘이 있고 그 99%가 뼈 안에 있다.

질병 정보

골절

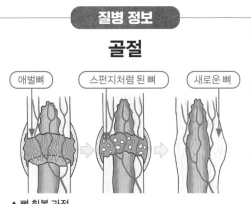

애벌뼈 → 스펀지처럼 된 뼈 → 새로운 뼈

▲ 뼈 회복 과정

골절은 사고나 부상 등에 의한 외상성골절과 뼈에 종양 등의 질병이 발생해 일어나는 병적골절로 분류된다.

뼈에 금이 갔을 뿐 다른 변형이 없는 것을 선상골절, 부러져서 뼈가 분단된 것을 완전골절이라고 한다. 부러진 뼈가 가루처럼 된 분쇄골절, 눌리는 힘 때문에 부러진 압박골절, 힘줄이 강하게 당겨져서 붙어 있던 뼈에서 벗어난 찢김골절이 있다.

증상 통증, 부종, 피하출혈이 있다. 완전골절이라면 변형이 일어나 골절 부위에서 흔들거리거나 뼈가 피부를 뚫고 나오는 경우도 있다.

치료 수술 또는 형태를 복원시켜 고정한다. 골절 부위에 애벌뼈라는 조직이 생긴 뒤 서서히 새로운 뼈로 바뀌면서 치유된다.

뼈의 구조와 대사

뼈는 치밀뼈와 해면뼈, 골막 등으로 구성되어 있다. 뼈 자체는 가만히 있는 것 같지만
언제나 신진대사가 일어나 새로운 뼈로 대체되고 있다.

●DATA
뼈의 양 (추정, 건조중량)
남성 : 약 2.5kg
여성 : 약 2.0kg

긴뼈의 구조

뼈끝선

뼈끝

골수 공간
골수가 가득 들어찬
골 내부의 공간.

뼈몸통
긴뼈의 중앙 부분. 벽은
치밀뼈, 안은 해면뼈로
이루어져 있고 중심부
에는 골수 공간이 있다.

골질의 구조

혈관

뼈단위(하버스층판)

속주위층판

사이층판

바깥주위층판

확대

해면질

하버스관

볼크만관(관통관)

치밀뼈

뼈막

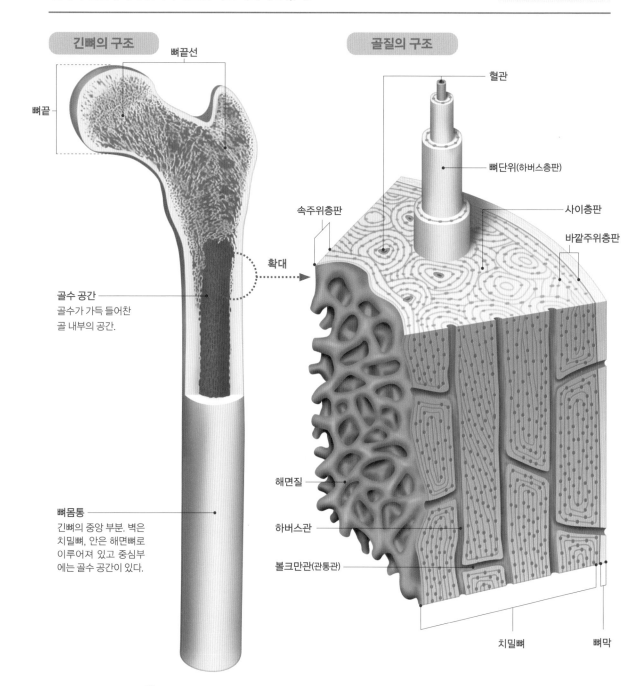

Q ▶ 골수는 뼈의 어느 부분에 있는가?

미니 지식

A ▶ 골수는 긴뼈의 뼈끝과 납작뼈 등의 해면뼈 사이, 긴뼈의 뼈몸통 안에 있다. 소아는 온몸에서 골수의 조혈
기능이 일어나기 때문에 적색골수이다. 팔다리의 골수는 고령이 되면서 조혈 기능을 잃고 지방화되어 황
색골수가 된다.

뼈의 미세구조

긴뼈의 양 끝부분을 뼈끝, 중앙부의 좁고 곧은 부분을 뼈몸통이라고 한다.

뼈끝 내부에 있는 스펀지처럼 보이는 부분을 해면골이라고 한다. 가느다란 대들보 같은 뼈가 힘에 더 잘 대응하기 위해 교차하며 뻗어 있다.

뼈몸통부 안쪽은 비어 있다. 같은 두께라면 안쪽까지 꽉 들어찬 것보다 파이프처럼 되어 있는 쪽이 가벼우면서 강하다. 주변은 강한 치밀골로 되어 있다. 치밀골의 단면을 확대하면 뼈 내부를 혈관이 지나고 있고 하버스관을 중심으로 동심원상의 구조가 보인다. 이 원기둥 부분을 뼈단위라고 부른다. 뼈단위는 조골세포가 하버스관 주변에 뼈를 만들기 위해 마련된 구조이다.

뼈에 분포하는 혈관과 신경

골수에서 혈구(➡118쪽, 120쪽, 124쪽)를 만들고 뼈가 신진대사를 하려면 많은 산소와 영양분이 필요하기 때문에 뼈에는 많은 혈관이 분포하고 있다. 뼈의 바깥을 덮는 뼈막에 분포하는 혈관은 치밀골을 가로로 통과하는 볼크만관을 지나 골수까지 닿는다. 볼크만관은 치밀골의 안쪽을 세로 방향으로 지나는 하버스관과도 이어져 있는데 이 안에도 혈관이 지나고 있다. 골수에서 만들어진 혈구는 이들 혈관을 통해 뼈의 바깥으로 이동한다.

뼈 자체에는 신경이 없지만 뼈막에는 통각과 압각을 느끼는 신경이 많이 분포하고 있다. 골절이나 뼈의 종양 등으로 극심한 통증을 느끼는 이유는 뼈막이 자극되었기 때문이다.

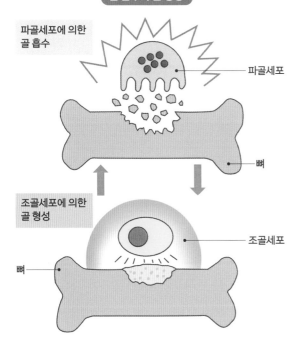

골 흡수와 골 형성

파골세포에 의한 골 흡수

파골세포

뼈

조골세포에 의한 골 형성

조골세포

뼈

뼈는 일단 성장이 멈추면 변화 없이 그대로 있다고 생각하기 쉬운데 그렇지 않다. 형태나 크기는 거의 그대로지만 언제나 신진대사를 하고 있다. 따라서 2~3년이면 모두 새로운 뼈로 대체된다고 알려져 있다.

뼈에는 파골세포와 조골세포가 있다. 파골세포는 뼈의 일부를 녹인다.(골 흡수) 그 뒤에 조골세포가 칼슘 등의 물질을 이용하면서 자신을 포함해 새로운 뼈를 만든다.(골 형성) 이 신진대사를 뼈의 리모델링이라고 부른다.

질병 정보

뼈엉성증(골다공증)

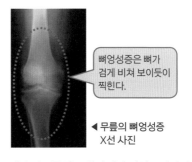

뼈엉성증은 뼈가 검게 비쳐 보이듯이 찍힌다.

◀ 무릎의 뼈엉성증 X선 사진

충분한 두께와 강도를 갖고 있던 뼈가 마치 스펀지처럼 성기게 되면서 쉽게 골절될 만큼 약해지는 병이다. 노화하면서 골 흡수와 골 형성의 균형이 깨져 골밀도가 떨어지는 것이 주요 원인이다.

골밀도는 남성의 경우 나이와 함께 서서히 떨어지지만 여성의 경우 갱년기를 지나면 급속하게 낮아진다. 이 것은 골 대사에 관련하는 여성 호르몬 분비가 갱년기 이후에 극감하기 때문이다.

증상 골절이 쉽게 일어난다. 넙다리뼈 골절은 누워 지내게 되는 원인 중 하나가 될 수 있다. 한편 척추에 압박골절이 일어나면 등이 앞으로 굽고 키가 줄어든다.

치료 칼슘과 비타민 D 등이 풍부한 식사와 적당한 운동으로 뼈밀도를 유지하는 동시에 칼슘제와 뼈밀도를 늘리는 약을 투여한다.

관절의 구조

뼈의 연결부를 관절이라고 한다. 관절이 움직이기 때문에 비로소 사람이 행동할 수 있는 것이다. 관절은 그 부위의 움직임과 자극의 정도에 적당한 구조를 지니고 있다.

●DATA
관절가동 영역의 예
팔 들어올리기 : 180°
팔꿈치 굽히기 : 145°
무릎 굽히기 : 130°

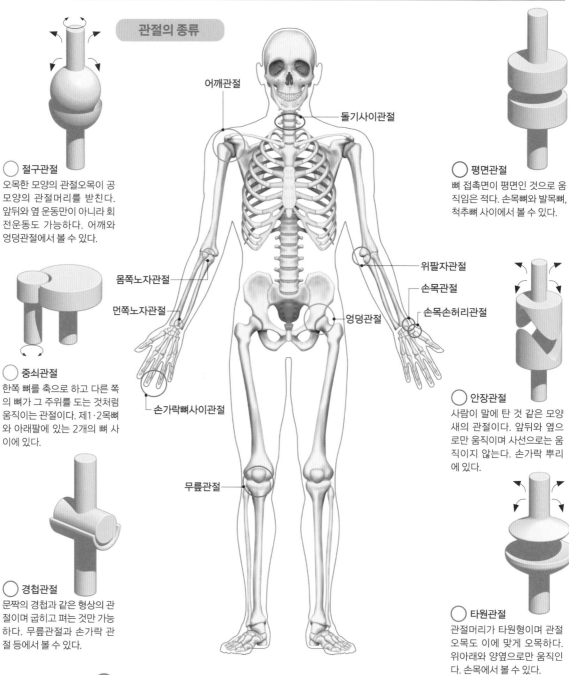

관절의 종류

절구관절
오목한 모양의 관절오목이 공 모양의 관절머리를 받친다. 앞뒤와 옆 운동만이 아니라 회전운동도 가능하다. 어깨와 엉덩관절에서 볼 수 있다.

중쇠관절
한쪽 뼈를 축으로 하고 다른 쪽의 뼈가 그 주위를 도는 것처럼 움직이는 관절이다. 제1·2목뼈와 아래팔에 있는 2개의 뼈 사이에 있다.

경첩관절
문짝의 경첩과 같은 형상의 관절이며 굽히고 펴는 것만 가능하다. 무릎관절과 손가락 관절 등에서 볼 수 있다.

평면관절
뼈 접촉면이 평면인 것으로 움직임은 적다. 손목뼈와 발목뼈, 척추뼈 사이에서 볼 수 있다.

안장관절
사람이 말에 탄 것 같은 모양새의 관절이다. 앞뒤와 옆으로만 움직이며 사선으로는 움직이지 않는다. 손가락 뿌리에 있다.

타원관절
관절머리가 타원형이며 관절오목도 이에 맞게 오목하다. 위아래와 양옆으로만 움직인다. 손목에서 볼 수 있다.

어깨관절
돌기사이관절
몸쪽노자관절
먼쪽노자관절
손가락뼈사이관절
위팔자관절
손목관절
손목손허리관절
엉덩관절
무릎관절

미니 지식

Q ▶ 뼈의 연결부는 모두 움직이는가?

A ▶ 뼈의 연결부에는 움직이는 움직관절과 움직이지 않는 못움직관절이 있는데, 넓은 의미에서 모두 다 관절이다. 대표적인 못움직관절은 머리뼈들의 연결부인 봉합이다. 마루뼈 등은 아주 작은 요철이 서로 꽉 들어맞아서 움직이지 않는다.

다양한 관절의 형태

골격을 구성하는 200개 정도의 뼈가 관절을 이루는 덕분에 사람은 자유롭게 움직일 수 있다. 관절은 연결된 뼈의 형태에 따라 몇 가지 종류로 분류된다.

한쪽의 뼈머리가 구형인 것을 **절구관절**, 타원형인 것을 **타원관절**, 평면인 것을 **평면관절**이라고 한다. 이것을 받는 쪽의 뼈는 상대방에 맞춘 형태를 하고 있는데, 일테면 동그란 구에 대해서는 오목하게, 평면에 대해서는 평면인 형태다.

우리 일상에서 볼 수 있는 물건과 비슷한 모양의 관절도 있다. 경첩관절은 문짝의 경첩과 같은 구조를 하고 있고 **중쇠관절**은 한쪽 뼈를 축으로 하고 다른 쪽의 뼈가 주변을 도는 구조를 하고 있다. 안장관절은 사람이 말안장에 타고 있는 것 같은 모양의 관절이다.

관절의 기본 구조

섬유포

골막

관절포
관절 전체를
감싸는 부분.

관절머리
관절공간
뼈와 뼈의 빈 공간
으로 관절을 만든
다. 윤활액이 가득
차 있다.

관절면

관절연골
관절면을 덮고
있으며 뼈 접촉
의 충격을 완화
한다.

관절오목

관절에서는 2개 이상의 뼈와 뼈머리가 접하고 있다. 뼈가 접하는 면에는 마찰을 줄이기 위한 관절연골이 붙어 있다. 관절 전체는 섬유성 관절포로 싸여 있는데 그 안을 관절공간이라고 한다. 관절포 안에는 골막이 있는데 관절의 움직임을 부드럽게 하는 골액이 분비되고 있다. 관절포의 바깥에는 강력한 인대가 붙어 있어서 관절을 탄탄하게 지탱한다.

인대가 관절 내부에 붙어 있거나 충격을 완화하기 위한 완충재(쿠션재)가 들어 있는 관절도 있다.

관절의 구조에 따라 움직임이 정해진다

관절의 움직임은 관절을 구성하는 관절머리의 형태와 그 접합 방식으로 결정된다.

어깨와 엉덩관절 등에서 볼 수 있는 절구관절은 앞뒤, 옆뿐만 아니라 사선 움직임과 회전운동도 가능하다. 한편 손관절 등에서 볼 수 있는 타원관절은 절구관절과 닮았지만 움직임은 앞뒤와 옆으로만 가능하고 사선과 회전운동은 할 수 없다. 척추간관절과 손목간관절 등에서 볼 수 있는 평면관절은 서로 비껴서 미끄러지듯 움직인다. 무릎 등에서 볼 수 있는 경첩관절은 한쪽 방향으로 굽히고 펴는 것만 가능하다. 중쇠관절은 몸쪽노자관절과 먼쪽노자관절 등에서 볼 수 있고 축에 대한 회전운동만 가능하다. 안장관절은 엄지손가락 뿌리에서 볼 수 있는데 앞뒤와 옆 방향으로 움직인다.

질병 정보
관절류머티즘

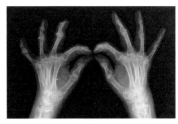

▲ 관절류머티즘 환자의 손(X선 사진)

온몸의 관절에 비감염성 염증이 일어난다. 관절을 감싼 골막의 세포가 비정상적으로 증식하고 이윽고 뼈의 파괴가 일어나 관절이 변형된다. 결합조직 질환(교원병, 온몸의 결합조직에 일어나는 질병. ➡127쪽)의 하나다. 원인은 확실히 밝혀져 있지 않은데 자신의 세포를 면역이 공격하는 자가면역 질환으로 여겨지고 있다.

30~40대 여성에게 많이 나타나며, 될 수 있으면 빨리 치료를 시작하는 것이 중요하다.

| 증상 | 아침에 기상했을 때 손가락의 관절이 뻣뻣하게 굳어 있다.(아침경직) 관절의 부종, 통증, 변형과 미열, 식욕 저하 등이 나타난다. |

| 치료 | 완치하는 치료법은 발견되어 있지 않다. 염증과 뼈의 파괴를 억제하기 위한 항류머티즘약과 스테로이드 약을 투여한다. |

근육의 구조

근육조직에는 몸을 움직이기 위한 뼈대근육, 혈관과 소화관 등에 있는 민무늬근육
그리고 심장근육이 있다. 일반적으로 근육이라 하면 뼈대근육을 지칭한다.

●DATA
근육량 (체중에서 차지하는
   비율) : 20%
하나의 뼈대근육섬유 (세포)
   지름 : 10~100μm
   길이 : 수mm~20cm 이상

온몸의 주요 근육

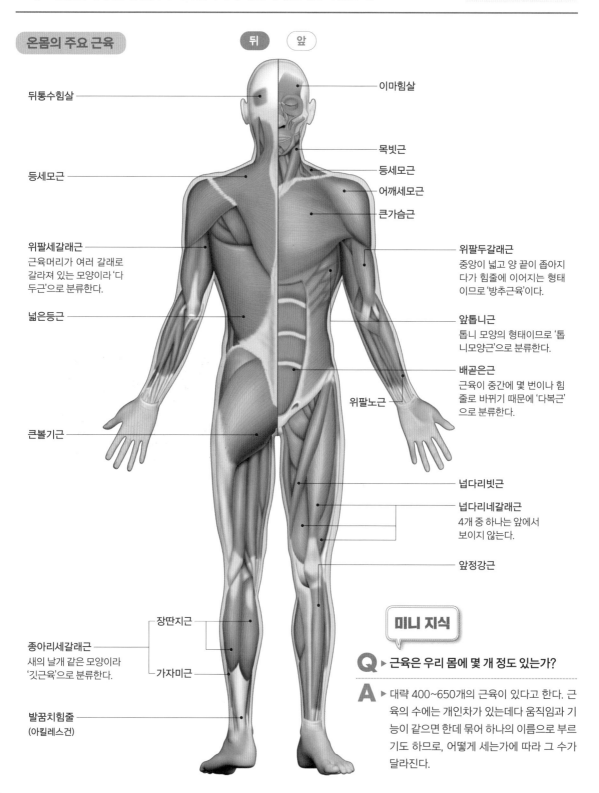

뒤   앞

뒤통수힘살

이마힘살

목빗근

등세모근

어깨세모근

큰가슴근

위팔세갈래근
근육머리가 여러 갈래로
갈라져 있는 모양이라 '다
두근'으로 분류한다.

넓은등근

위팔두갈래근
중앙이 넓고 양 끝이 좁아지
다가 힘줄에 이어지는 형태
이므로 '방추근육'이다.

앞톱니근
톱니 모양의 형태이므로 '톱
니모양근'으로 분류한다.

배곧은근
근육이 중간에 몇 번이나 힘
줄로 바뀌기 때문에 '다복근'
으로 분류한다.

위팔노근

큰볼기근

넙다리빗근

넙다리네갈래근
4개 중 하나는 앞에서
보이지 않는다.

앞정강근

장딴지근

종아리세갈래근
새의 날개 같은 모양이라
'깃근육'으로 분류한다.

가자미근

발꿈치힘줄
(아킬레스건)

미니 지식

Q ▶ 근육은 우리 몸에 몇 개 정도 있는가?

A ▶ 대략 400~650개의 근육이 있다고 한다. 근
육의 수에는 개인차가 있는데다 움직임과 기
능이 같으면 한데 묶어 하나의 이름으로 부르
기도 하므로, 어떻게 세는가에 따라 그 수가
달라진다.

근육의 종류

일반적으로 근육이라 하면 섬유처럼 가늘고 긴 모양의 근세포가 모인 뼈대근육을 가리킨다. 뼈대근육은 뼈와 뼈를 연결하고 있는 근육이며 수축, 이완을 통해 운동을 일으킨다. 또 바깥 충격으로부터 몸을 지키고 혈액순환(➡94쪽)을 보조하며 열을 발생하고 에너지를 소비하는 일도 한다. 뼈대근육 사이에는 관절(➡16쪽)이 있다.

뼈대근육 외에 다른 근육도 있는데 심장을 움직이는 심장근(➡97쪽), 내장 등의 벽을 구성하는 민무늬근육(➡135쪽)을 들 수 있다. 이들 근육은 인체 운동에 직접 관여하지 않는다.

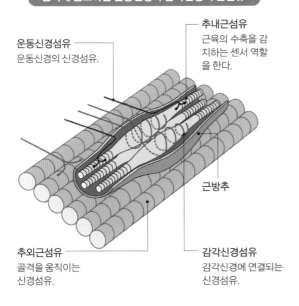

근육에 분포하는 운동신경과 감각신경의 근섬유

추내근섬유
근육의 수축을 감지하는 센서 역할을 한다.

운동신경섬유
운동신경의 신경섬유.

근방추

추외근섬유
골격을 움직이는 신경섬유.

감각신경섬유
감각신경에 연결되는 신경섬유.

대뇌(➡34쪽)에서 근육으로 운동 명령을 전달하는 운동신경(➡46쪽)의 말단은 근섬유에 닿는다. 손가락처럼 정밀하게 움직이는 근육은 하나의 신경이 담당하는 근섬유 수가 적다. 이와는 반대로, 움직임이 큰 근육은 하나의 신경이 대부분의 근섬유를 담당하고 있다.

근육이 받은 정보를 뇌에 전달하는 감각신경(➡46쪽)도 근육에 분포한다. 근육 내부 수용기인 근방추는 근육이 늘어나거나 줄어들거나 하는 상황을 감지해 뇌에 전달한다.

통증을 감지하는 신경은 근섬유에 있는 게 아니라 근육을 감싼 근막에 분포한다.

근육의 다양한 형태

가장 기본적인 근육의 형태는 중앙이 넓고 양끝이 좁아지다가 힘줄에 연결되는 방추근육으로, 위팔두갈래근 등에서 볼 수 있다. 근육이 뼈 등에 붙어 그다지 움직이지 않는 쪽(대부분이 중추 쪽)을 '이는 곳'(기시)이라고 하며, 반대편에 있으면서 기시보다 움직이는 쪽(대부분이 말초 쪽)을 '닿는 곳'(정지)이라고 한다. 또 근육의 이는 곳 쪽을 근두, 닿는 곳 쪽을 근미라고도 한다. 근두가 여러 갈래로 나뉘어있는 것을 다두근이라고 하며 위팔세갈래근과 넙다리네갈래근 등이 여기에 해당한다. 근육이 진행하다가 중간에 몇 번이나 힘줄로 바뀌는 것을 다복근이라고 하며 배곧은근이 대표적이다. 새의 날개 같은 형태의 깃근육은 종아리세갈래근 등 다리에 많이 보인다. 또 톱니 모양 같은 톱니모양근은 가슴의 앞톱니근 등에서 볼 수 있다.

질병 정보

근파열

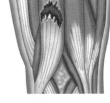

◀ 넙다리두갈래근 파열 모습

근조직이 찢어지거나 갈라져 터진 것을 말한다. 엄밀하게는 근육이 완전하게 끊어지는 것을 가리키는데 부분적 또는 심하지 않은 상태까지 포함할 때도 많다. 일반적으로 가벼운 상태를 '근손상'이라고 한다.

근육에 강하게 수축하던 중 갑자기 늘어나게 하는 힘이 가해지면 파열이 일어난다. 대부분은 단거리달리기나 축구, 럭비, 테니스처럼 순간적인 근수축을 필요로 하는 격렬한 스포츠에서 발생한다.

증상 갑자기 극심한 통증을 느끼며 그 근육이 관여하는 관절을 움직일 수 없게 된다. 환부에 내출혈과 부종이 보인다.

치료 발생한 직후는 얼음찜질과 압박·고정이 기본이다. 그 후 천천히 재활을 진행한다. 완전 파열의 경우 수술을 하기도 한다.

머리와 목의 뼈와 근육

생명의 중추인 뇌 그리고 감각기가 모여 있고 대화를 하고 복잡한 표정을 짓는 등 중요한 기능을 하는 머리와 목 부위는 그 골격과 근육에도 이러한 특징이 반영되어 있다.

●DATA
머리뼈를 구성하는 뼈
뇌머리뼈 : 합 8개
얼굴머리뼈 : 합 15개

머리뼈와 표정근

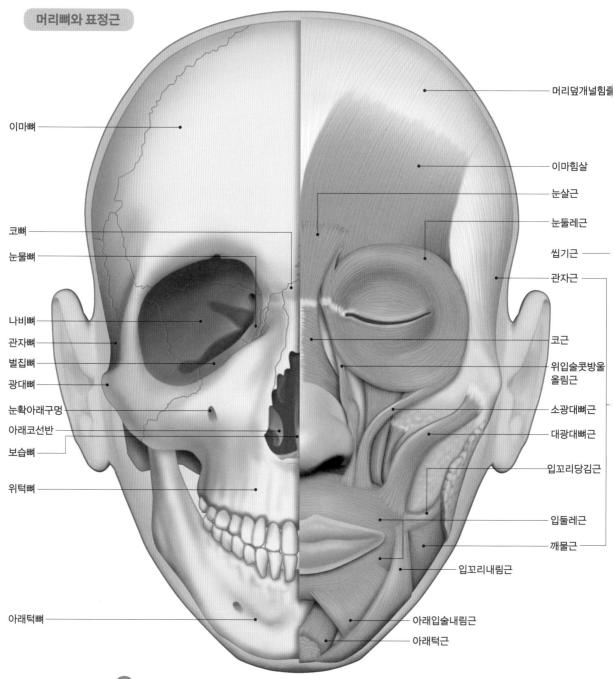

이마뼈
코뼈
눈물뼈
나비뼈
관자뼈
벌집뼈
광대뼈
눈확아래구멍
아래코선반
보습뼈
위턱뼈
아래턱뼈

머리덮개널힘줄
이마힘살
눈살근
눈둘레근
씹기근
관자근
코근
위입술콧방울올림근
소광대뼈근
대광대뼈근
입꼬리당김근
입둘레근
깨물근
입꼬리내림근
아래입술내림근
아래턱근

Q ▸ 턱의 비대칭은 어떤 영향을 주는가?

미니 지식

A ▸ 턱에 비대칭이 발생하는 원인은 선천성, 부정교합, 음식물을 한쪽으로만 씹는다든가 하는 생활습관 등 다양하다. 입을 벌리거나 씹을 때 통증이 생길 수 있으며 악화되면 개구장애나 퇴행성관절염으로 진행될 수 있다.

머리와 목 부위의 뼈

머리뼈는 뇌를 감싼 뇌머리뼈와 얼굴을 만드는 얼굴머리뼈로 나뉜다.

뇌머리뼈에는 이마뼈, 마루뼈(2개), 관자뼈(2개), 뒤통수뼈와 뇌의 아랫부분을 구성하는 나비뼈와 벌집뼈가 있다. 얼굴머리뼈에는 눈물뼈, 코뼈, 위턱뼈, 광대뼈, 아래코선반, 입천장뼈(이상 각 2개), 보습뼈, 아래턱뼈, 목뿔뼈가 있다.

좌우의 귀 안에 3개씩 있는 귀속뼈는 인체에서 가장 작은 뼈이며 골격을 구성하는 게 아니라 소리를 전달한다.

목에는 7개의 목뼈(➡24쪽)가 있다. 제1목뼈와 제2목뼈는 각각 고리뼈, 중쇠뼈라고도 불리는데 이름처럼 특별한 모양이다.

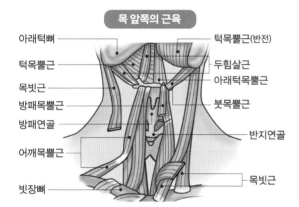

목 앞쪽의 근육

아래턱뼈 / 턱목뿔근 / 목빗근 / 방패목뿔근 / 방패연골 / 어깨목뿔근 / 빗장뼈 / 턱목뿔근(반전) / 두힘살근 / 아래턱목뿔근 / 붓목뿔근 / 반지연골 / 목빗근

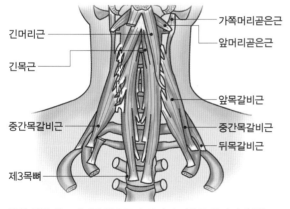

긴머리근 / 긴목근 / 중간목갈비근 / 제3목뼈 / 가쪽머리곧은근 / 앞머리곧은근 / 앞목갈비근 / 중간목갈비근 / 뒤목갈비근

목의 앞면에는 머리를 앞으로 숙이거나 좌우로 돌리거나 하는 근육군과 입을 벌리고 음식을 삼키는(연하) 등 음식 섭취와 관계되는 근육군이 있다. 목에 있는 목뿔뼈는 다른 뼈와 관절로 연결되는 게 아니라 그 위와 아래에 붙어 있는 근육군에 의해 지지되고 있다.

표정근과 씹기근

머리와 얼굴의 근육은 표정근과 씹기근으로 나눌 수 있다.

표정근은 얼굴의 표정을 만드는 근육으로 대부분은 피부에 붙기 때문에 피부근이라고도 불린다. 눈과 입 주변에는 동그란 모양의 근육이 있고 눈썹과 입꼬리에는 이들을 올리는 근육과 내리는 근육이 많아서 다양한 표정을 지을 수 있다. 머리에는 얇은 근육이 몇 종류나 있지만 애초에 동물이 주위를 경계하기 위해 귀 등을 움직이는 데 쓰던 근육이었기 때문에 사람은 이제 거의 쓰지 않는다.

씹기근이란 머리뼈에서 유일하게 움직이는 턱관절을 움직여서 음식을 씹게 하는 근육이다. 씹기근은 뺨과 관자부위 그리고 턱 안쪽에 붙어 있으며 아래턱뼈를 상하좌우로 움직인다.

질병 정보

기운목(사경)

기운목 종류	원인	특징
근성 기운목	목빗근의 단축	●유아에게 발생한다. ●둔위분만(엉덩이부터 태어남)으로 태어난 신생아, 조산아, 난산 사례에 많다.
눈탓기운목	사시	사물을 볼 때 머리를 기울인다.
염증성 기운목	림프절의 부종	통증이나 경직 때문에 머리를 기울인다.

▲ 기운목의 종류와 특징, 원인

어떤 이유에서 고개가 기울어지는 것이다. 대부분의 경우 목빗근이 딱딱하게 굳고 줄어 일어나는 근성 기운목이다. 목빗근에 생긴 혹이 원인이고 둔위분만으로 태어난 신생아나 조산아에 빈번해서 분만 때 어떤 손상이 있지 않았을까 의심되긴 하지만 원인은 확실하지 않다.

이 밖에 사시이기 때문에 고개를 기울이고 보는 눈탓기운목, 머리의 림프절이 부어서 통증과 경직으로 머리가 기우는 염증성 기운목 등이 있다.

증상 근성 기운목의 경우는 출생 직후부터 고개가 기울어져 있다. 목빗근에 생긴 혹은 점차 작아지지만 근육은 굳은 상태가 지속될 수 있다.

치료 자연적으로 치유되는 경우도 많으므로 당분간은 지켜본다. 어느 정도 경과해도 낫지 않을 때는 수술을 하기도 한다.

가슴·배 부위의 뼈와 근육

가슴과 배에는 인체 대부분의 장기가 있기 때문에 이것을 보호하는 구조로 되어 있다.
또 가슴과 배에는 호흡 운동을 하는 근육이 있다.

●DATA
등뼈 : 12개
복장뼈 : 1개
갈비뼈 : 24개

가슴·배 부위의 뼈

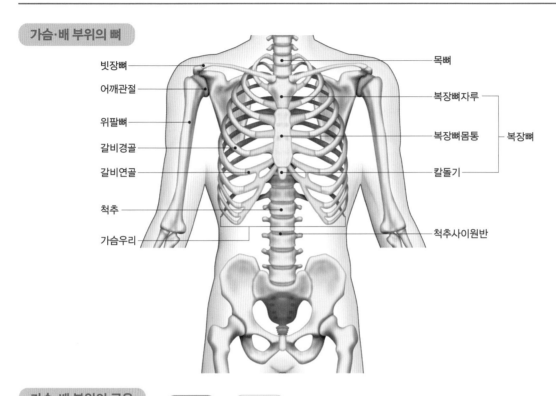

빗장뼈

어깨관절

위팔뼈

갈비경골

갈비연골

척추

가슴우리

목뼈

복장뼈자루

복장뼈몸통 ─ 복장뼈

칼돌기

척추사이원반

가슴·배 부위의 근육

깊은층　얕은층

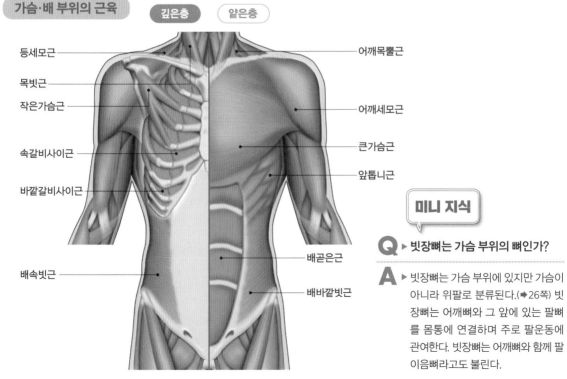

등세모근

목빗근

작은가슴근

속갈비사이근

바깥갈비사이근

배속빗근

어깨목뿔근

어깨세모근

큰가슴근

앞톱니근

배곧은근

배바깥빗근

미니 지식

Q ▶ 빗장뼈는 가슴 부위의 뼈인가?

A ▶ 빗장뼈는 가슴 부위에 있지만 가슴이 아니라 위팔로 분류된다.(➡26쪽) 빗장뼈는 어깨뼈와 그 앞에 있는 팔뼈를 몸통에 연결하며 주로 팔운동에 관여한다. 빗장뼈는 어깨뼈와 함께 팔이음뼈라고도 불린다.

가슴의 뼈가 가슴우리를 만든다

가슴의 중앙에는 단검 모양의 복장뼈가 있다. 복장뼈는 위에서부터 순서대로 복장뼈자루, 복장뼈몸통, 칼돌기의 세 부분으로 구성되어 있다.

등에는 12개의 등뼈(➡24쪽)가 위아래로 맞물려 이어져 있다. 하나의 등뼈에는 좌우 1개씩의 갈비뼈가 붙고 갈비뼈는 몸통을 빙 둘러 감싼다.

제1~제7갈비뼈까지는 몸 앞쪽으로 1개씩 갈비연골에 이어진 다음 복장뼈에 붙는다. 제8~제10 갈비뼈까지는 한 줄기의 갈비연골로 합쳐진 후 복장뼈에 붙는다. 제11, 12갈비뼈는 복장뼈에 닿지 않고 도중에 끝난다.

복장뼈와 갈비뼈, 등뼈로 구성된 바구니 모양의 구조를 가슴우리라고 부른다. 가슴우리는 심장과 폐, 굵고 큰 혈관을 외력으로부터 보호한다.

배 부위 근육의 또 다른 역할

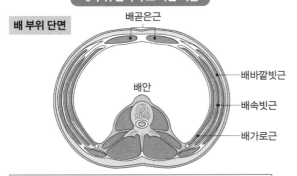

배 부위 단면

배곧은근

배안

배바깥빗근

배속빗근

배가로근

배 안의 장기를 보호한다
배에는 가슴우리 같은 골격이 없다. 여성의 임신을 위해서는 골격이 없어야 하겠지만 가슴 쪽 장기에 비해 어쨌든 무방비 상태다. 그래서 배의 근육이 층을 이루어 울타리처럼 장기를 보호하고 있다.

복압을 높인다
복압이란 배 안의 압력을 말한다. 적절한 복압에 의해 뱃속 장기의 위치가 유지된다. 배의 근육이 약하면 복압을 유지하지 못해 배 속 장기는 아래로 처져 아랫배가 돌출한다. 또 복압은 분만 때 진통의 원동력이 된다.

호흡을 돕는다
배호흡(복식 호흡)을 할 때는 배 근육들이 움직인다. 일반적으로 남성은 배호흡을 하는 경향이 있다고 한다. 또 숨을 강하게 내뱉을 때는 배 근육이 갈비뼈를 끌어내리고 복압을 높여서 가슴우리와 가로막에 의한 날숨을 돕는다.

가슴과 배 부위의 근육

가슴에는 팔운동을 실행하는 근육과 갈비뼈 운동을 실행하는 근육이 있다. 팔운동과 관련된 근육은 가슴이 아니라 팔근육으로 분류된다. 위아래의 갈비뼈 사이를 채우고 있는 바깥갈비사이근과 속갈비사이근 그리고 갈비뼈끼리 또는 갈비뼈와 복장뼈에 걸쳐진 근육은 가슴우리를 들어 올리거나 내리거나 해서 호흡 운동을 실행한다.

가슴과 배를 구분하는 가로막(➡87쪽)도 근육이다. 가로막이 수축하면 폐에 공기가 들어가게 된다.

배에는 넓은 면적을 가진 근육이 층을 이루고 있다. 배 중앙에는 갈비뼈와 두덩뼈를 잇는 배곧은근이 있고 그 양쪽에는 피부 표면층에서부터 순서대로 배바깥빗근, 배속빗근, 배가로근이 있으며 옆구리 부위를 덮고 있다.

질병 정보

허리 통증

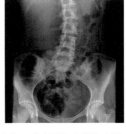

◀ 허리 통증 환자의 X선 사진

배 근육이 약해도 허리 통증의 원인이 된다. 갈비뼈와 두덩뼈의 사이가 늘어나고 골반이 앞쪽으로 기울어지면 이것을 바로잡고자 허리를 뒤로 젖힌 자세가 되기 때문이다. 평소 자세에 주의하고 배 근육을 단련해야 한다.

만성적인 허리 근육의 피로, 나쁜 자세, 이른바 허리를 삐끗했다거나 척추사이원반탈출증(➡25쪽), 척추의 질병, 뼈엉성증(➡15쪽), 감염증 등 원인은 다양하다. 허리 통증이 오래 지속될 때는 의사의 진찰이 필요하다.

> **증상** 어떤 때 아픈가, 어떤 통증인가 등에 따라 다르다. 다리가 저릿하거나 보행에 지장이 생길 경우도 있다.

> **치료** 원인을 특정해 그것에 대한 치료를 실행한다. 허리 부위의 안정과 고정, 재활, 진통제 투여 외에 수술을 하는 경우도 있다.

등·허리 부위의 뼈와 근육

등과 허리 부위에는 인체의 기둥이 되고 서고 걷는 데 중요한 척주가 위에서 아래까지 뻗어 있다. 그 양측에는 척주를 지탱하기 위한 근육들이 있다.

●DATA	
목뼈	7개
등뼈	12개
허리뼈	5개
엉치뼈	1개
꼬리뼈	1개 (+α)

등·허리 부위의 뼈

척주의 구조

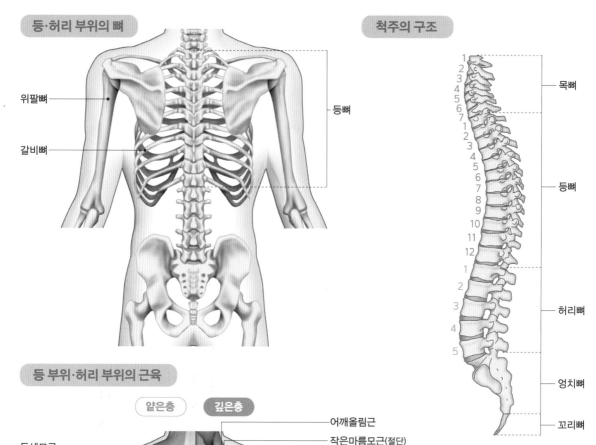

위팔뼈

갈비뼈

등뼈

목뼈

등뼈

허리뼈

엉치뼈

꼬리뼈

등 부위·허리 부위의 근육

얕은층   깊은층

등세모근
어깨세모근
가시아래근
작은원근
큰원근

넓은등근

등허리근막

어깨올림근
작은마름모근(절단)
가시위근
위뒤톱니근
어깨세모근
큰마름모근(절단)
큰원근
앞톱니근
가시아래근

척주세움근

아래뒤톱니근

미니 지식

Q ▶ 척수액 채취 등을 허리뼈에서 하는 이유는?

A ▶ 척수액 채취나 수술 등을 위한 마취를 허리뼈에 하는 이유는 극돌기의 형태가 바늘을 찔러 넣는 천자에 적합하기 때문이다. 등뼈의 극돌기는 길고 아래 방향으로 뻗어 있지만 허리뼈의 극돌기는 짧고 수평으로 나 있기 때문에 허리뼈에서 하는 것이다.

등·허리 부위를 지지하는 척주

등에서 보이는 갈비뼈는 가슴 부위로 분류하고 어깨뼈는 팔이음뼈(➡26쪽)로 분류한다.

등·허리 부위에 있는 척주는 7개의 목뼈, 12개의 등뼈, 5개의 허리뼈, 1개의 엉치뼈, 1개(개인차 있음)의 꼬리뼈로 구성되어 있다. 머리의 무게를 분산하기 위해 척주는 앞뒤로 완만한 곡선을 그리고 있다.

척추뼈는 위치에 따라 모양이 다르지만 원기둥 모양의 추체, 등쪽의 척추뼈고리, 그 사이에 있는 척추뼈구멍이라는 기본구조는 모두 동일하다.

위아래의 추체 사이에는 쿠션 역할을 하는 척추사이원반이 끼어 있다. 척추뼈구멍은 세로로 이어져 있으며 척수가 지나는 척주관이 된다. 척추뼈고리에서 나온 돌기들 중 일부는 위아래 척추뼈를 서로 연결하고, 나머지 일부는 갈비뼈와 연결된다.

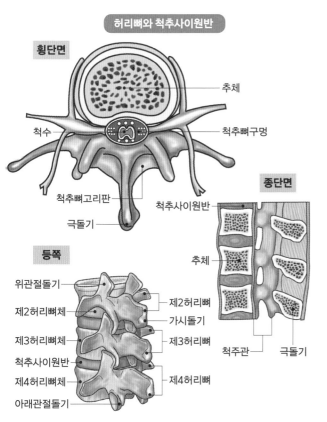

허리뼈와 척추사이원반

횡단면
- 추체
- 척수
- 척추뼈구멍
- 척추뼈고리판
- 극돌기

종단면
- 척추사이원반
- 추체
- 척주관
- 극돌기

등쪽
- 위관절돌기
- 제2허리뼈체
- 제3허리뼈체
- 척추사이원반
- 제4허리뼈체
- 아래관절돌기
- 제2허리뼈
- 가시돌기
- 제3허리뼈
- 제4허리뼈

허리뼈는 척주 중에서도 가장 큰 부하가 걸리는 부분이기 때문에 크고 튼튼한 구조를 하고 있다. 위관절돌기는 그 위에 있는 척추뼈와 연결되고 아래관절돌기는 그 아래의 척추뼈와 연결된다. 위아래 추체 사이에는 척추사이원반이 있다.

등과 허리 부위의 근육

등과 허리 부위의 근육은 얕은층 근육과 깊은층 근육으로 나눌 수 있다. 얕은층 근육에는 원래부터 피부 가까운 표층에 있는 등세모근과 넓은등근, 그 아래의 큰·작은마름모근, 어깨올림근 등이 있다. 그런데 이 근육들은 팔운동에 관여하기 때문에 본래는 팔 근육으로 분류한다.

깊은층에는 척추의 양쪽에서, 위아래 척추뼈의 돌기와 갈비뼈 사이를 연결하는 작은 근육과 가늘고 긴 근육이 많이 붙어 있다. 등근육은 허리·등 부위에 있는 근육을 말하며 고유배근이라고도 한다. 척주를 지탱하고 몸통의 운동을 실행하는 근육 무리 중에 특히 엉덩갈비근, 가장긴근, 가시근을 통틀어 척주세움근이라고 한다.

질병 정보

척추사이원반탈출증

탈출된 부분

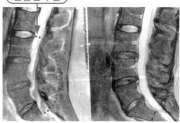

▲ 척추사이원반탈출증(좌)과 정상(우)의 MRI 사진

척추뼈와 척추뼈 사이에 있는 척추사이원반은 겉에 있는 질긴 섬유조직인 섬유고리가 속질핵을 감싼 구조를 하고 있다. 나이가 들면서 또는 강한 외력 등에 의해 섬유고리를 비집고 속질핵이 튀어나오거나 섬유고리 자체가 찢어져 척수나 척수신경을 압박해 저림, 마비 등이 일어나는 것이 척추사이원반탈출증이다.

원래부터 몸의 부하를 많이 받는 허리뼈에 일어나기 쉽고 그다음으로는 목뼈다. 등뼈에는 비교적 드물다.

증상 허리 척추사이원반탈출증에서는 다리 저림, 통증, 감각이상, 운동마비 등이 일어난다. 위쪽 허리뼈에 일어나면 허리 통증이 나타난다.

치료 증상의 정도와 생활습관 등에 따라 고정, 견인치료, 진통제 투여 등으로 보존적 치료를 하거나 수술을 결정한다.

팔의 뼈와 근육

팔이란 어깨 부분을 포함해 위팔, 아래팔, 손 부위까지 총칭한다. 팔은 온몸에서
가장 움직이는 영역이 크고 섬세한 동작이 가능한 부위다.

●DATA
한쪽 뼈의 개수
팔이음뼈 : 2개
위팔 : 1개
아래팔 : 2개
손 부위 : 27개

팔의 뼈와 근육의 구조

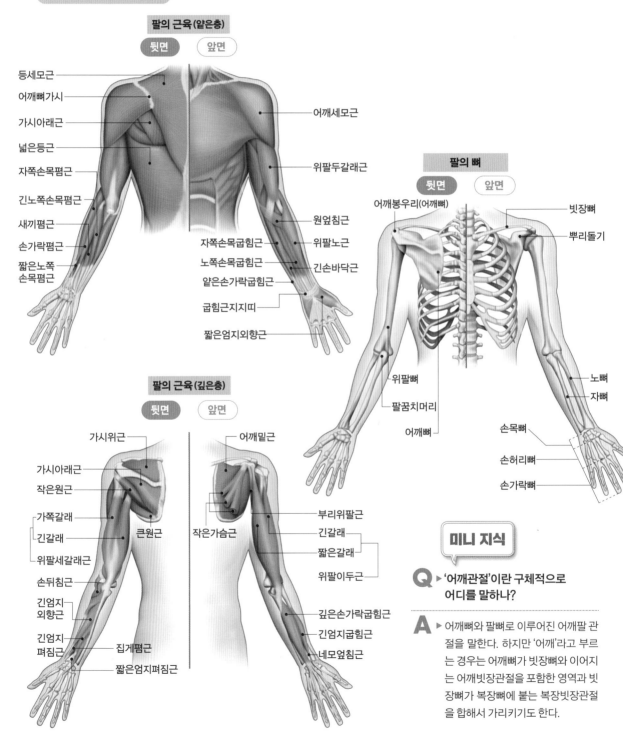

팔의 근육(얕은층)

뒷면 / 앞면

등세모근
어깨뼈가시
가시아래근
넓은등근
자쪽손목폄근
긴노쪽손목폄근
새끼폄근
손가락폄근
짧은노쪽손목폄근
어깨세모근
위팔두갈래근
원엎침근
자쪽손목굽힘근
노쪽손목굽힘근
얕은손가락굽힘근
굽힘근지지띠
짧은엄지외향근
위팔노근
긴손바닥근

팔의 근육(깊은층)

뒷면 / 앞면

가시위근
가시아래근
작은원근
가쪽갈래
긴갈래
위팔세갈래근
손뒤침근
긴엄지외향근
긴엄지펴짐근
큰원근
집게폄근
짧은엄지펴짐근
어깨밑근
작은가슴근
부리위팔근
긴갈래
짧은갈래
위팔이두근
깊은손가락굽힘근
긴엄지굽힘근
네모엎침근

팔의 뼈

뒷면 / 앞면

어깨봉우리(어깨뼈)
위팔뼈
팔꿈치머리
어깨뼈
빗장뼈
뿌리돌기
노뼈
자뼈
손목뼈
손허리뼈
손가락뼈

미니 지식

Q ▶ '어깨관절'이란 구체적으로 어디를 말하나?

A ▶ 어깨뼈와 팔뼈로 이루어진 어깨팔 관절을 말한다. 하지만 '어깨'라고 부르는 경우는 어깨뼈가 빗장뼈와 이어지는 어깨빗장관절을 포함한 영역과 빗장뼈가 복장뼈에 붙는 복장빗장관절을 합해서 가리키기도 한다.

팔이음뼈와 자유팔뼈

팔뼈는 **팔이음뼈**와 **자유팔뼈**로 나뉘어진다. 팔이음뼈란 팔을 몸통에 연결하는 부분이며 빗장뼈와 어깨뼈를 가리킨다. 팔뼈와 팔뼈가 연결되는 어깨뼈는 몸통에 직접 붙지 않는다. 어깨뼈가 어깨에서 빗장뼈로 이어지고 그 빗장뼈가 복장뼈 윗부분에 연결된 뒤 비로소 몸통에 붙는 것이다. 그렇기 때문에 어깨는 움직임의 영역이 큰 반면 불안정하다고 말할 수 있다. 어깨관절보다 아래쪽을 자유팔뼈라고 부른다. 자유팔뼈에는 위팔뼈와 아래팔의 요골과 척골이 있다. 손목에는 8개의 손목뼈가 나란하고 그 앞으로는 5개의 손허리뼈가, 또 그 앞으로 엄지손가락에 2개, 다른 손가락은 각 3개의 손가락뼈가 이어지고 있다.

팔 근육의 역할

어깨관절, 팔꿈관절, 아래팔, 손관절, 손과 손가락을 움직이는 근육이 팔 근육이다.

위팔뼈는 어깨를 동그스름하게 만드는 어깨세모근과 등의 넓은등근, 가슴의 큰가슴근 등에 의해 움직인다. 또 '어깨가 움직'이려면 팔이음뼈가 몸통 주변을 움직여야 한다. 따라서 이에 관련되는 **등세모근**과 **마름모근**, **작은가슴근** 등도 팔 근육의 친구다. 팔의 알통은 위팔이두근이 만들고 이 근육과 반대로 움직이는 것은 팔의 등쪽에 있는 위팔삼두근이다. 아래팔에는 팔꿈치와 아래팔, 손목을 움직이는 근육 외에 손가락을 움직이는 근육이 있고 힘줄은 손가락 끝까지 뻗어 있다. 손 부위에는 손가락과 손바닥을 움직이는 작은 근육이 있다.

팔의 바깥으로 돌림과 안쪽으로 돌림

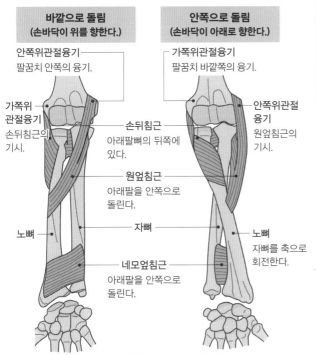

'앞으로 나란히'의 자세에서 손바닥을 위로 향하게 하는 아래팔의 움직임을 바깥으로 돌림(외회外回), 손바닥을 아래로 향하게 하는 아래팔의 움직임을 안쪽으로 돌림(내회內回)이라고 부른다. 아래팔에 있는 원엎침근과 네모엎침근이 아래팔의 안쪽으로 돌림을, 손뒤침근이 아래팔의 바깥으로 돌림을 실행한다. 안쪽으로 돌림을 할 때는 노뼈와 자뼈가 최대로 회전하는 동시에 서로 교차한다.

질병 정보

탈구

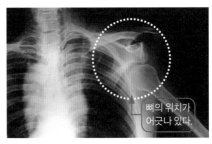

▲ 어깨관절 탈구의 X선 사진

관절을 구성하는 뼈의 위치 관계가 무너진 상태를 말한다. 완전하게 벗어난 것을 완전탈구, 옆으로 밀려나는 정도로 벗어난 것을 불완전탈구(아탈구)라고 한다. 주요 원인은 외상이다. 뇌졸중 등으로 근육에 마비가 일어나면 관절을 지지하는 힘이 약해져 탈구가 일어나기도 한다. 또 선천적으로 엉덩관절이 탈구되어 있기도 하다.

모든 관절에서 일어날 수 있지만 구조적으로 불안한 팔에 쉽게 일어난다.

증상 변형이나 통증, 부종이 나타난다. 스스로 움직이지 못할 때도 있으며 다른 사람이 그 부위를 움직이려다 뭐에 걸린 것 같은 느낌이 들기도 한다.

치료 관절을 가지런히 맞추고 안정될 때까지 고정한다. 관절의 변형, 운동영역의 이상, 재탈구의 가능성 등 문제가 남기도 한다.

다리의 뼈와 근육

골반을 구성하는 볼기뼈와 넓적다리, 종아리, 발 부위가 다리에 들어간다. 인체의 모든 체중을 지탱하고 보행 등의 운동을 하므로 크고 강한 근육이 많은 게 특징이다.

●DATA
한쪽 뼈의 개수
다리이음뼈 : 1개
넓적다리 : 1개+1개 (무릎뼈)
종아리 : 2개
발 부위 : 26개

다리의 뼈와 근육의 구조

다리의 뼈 (후면)

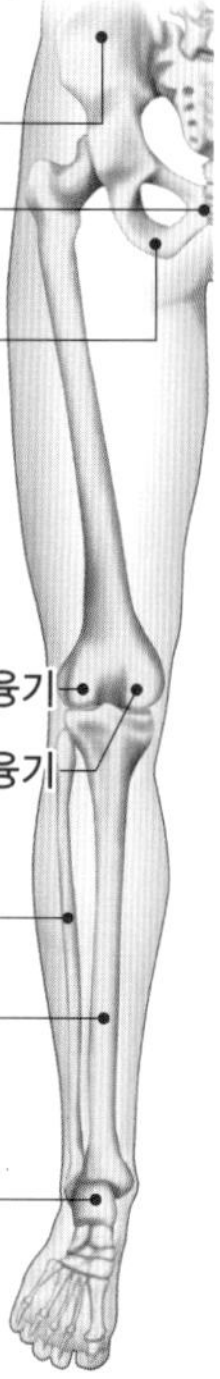

볼기뼈
두덩뼈
궁둥뼈결절
넙다리뼈가쪽관절융기
넙다리뼈안쪽관절융기
종아리뼈
정강뼈
발꿈치뼈

다리의 뼈 (전면)

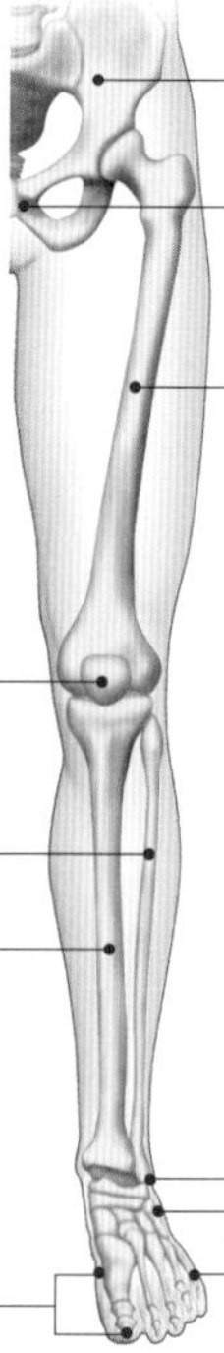

볼기뼈
두덩뼈
넙다리뼈
무릎뼈
종아리뼈
정강뼈
발목뼈
발가락뼈
발허리뼈

미니 지식

Q ▶ 무릎뼈는 어떤 역할을 하는가?

A ▶ 무릎뼈는 넙다리네갈래근의 힘줄 안에 파묻혀 있고 여기서부터 무릎힘줄이 정강뼈까지 뻗어 있다. 무릎뼈는 무릎관절을 굽혔을 때 넙다리네갈래근의 힘줄이 넙다리뼈와 정강뼈에 마찰로 손상되는 것을 막아준다.

다리의 근육 (후면·깊은층)

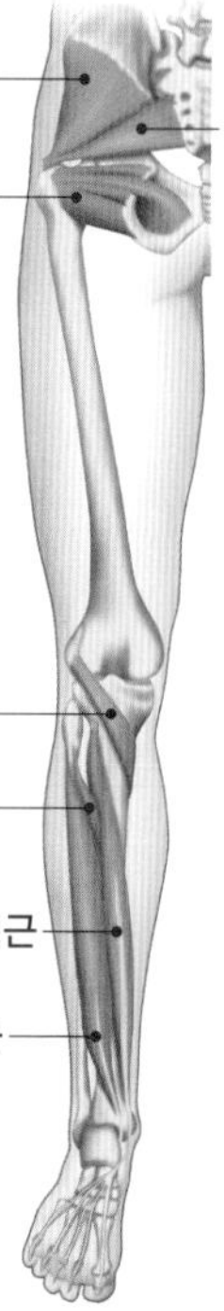

작은볼기근
궁둥구멍근
바깥폐쇄근
오금근
뒤정강근
긴발가락굽힘근
긴엄지굽힘근

다리의 근육 (후면·얕은층)

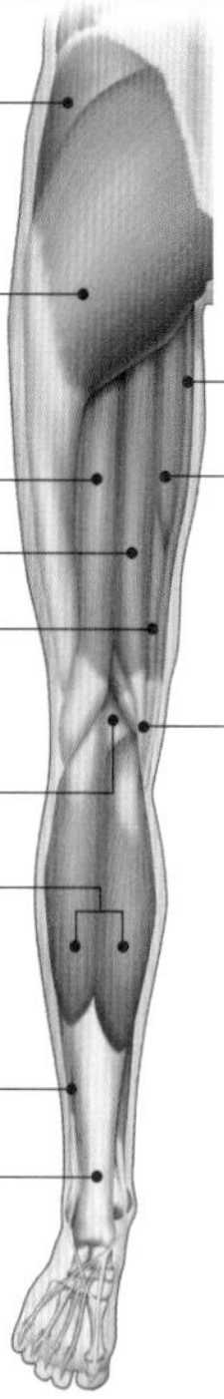

중간볼기근
큰볼기근
두덩정강근
넙다리두갈래근
반힘줄모양근
반막모양근
햄스트링
큰모음근
거위발 (아족)
다리오금
장딴지근
가자미근
발꿈치뼈건 (아킬레스건)

다리의 근육 (전면)

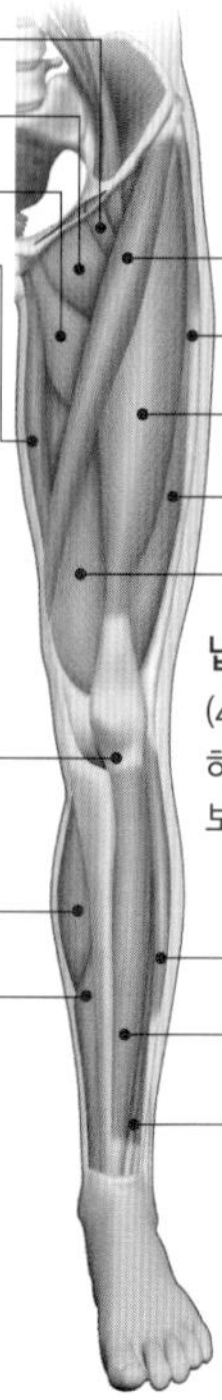

허리엉덩근
두덩근
긴모음근
두덩정강근
넙다리모음근군
넙다리빗근
엉덩정강근막띠
넙다리곧은근
가쪽넓은근
안쪽넓은근
넙다리네갈래근
(4개가 있고 그중 하나는 앞면에서 보이지 않는다.)
무릎인대 (무릎힘줄)
장딴지근
가자미근
종아리세갈래근
긴종아리근
앞정강근
긴발가락펴짐근

다리이음뼈와 자유다리뼈

다리의 뼈는 다리이음뼈와 자유다리뼈로 나눌 수 있다. 다리이음뼈란 다리를 몸통(척주)에 연결하는 부분이며 볼기뼈를 가리킨다. 볼기뼈는 엉치뼈의 양쪽에 붙는 골반(➡12쪽)을 구성하는 뼈를 말하는데 엉덩뼈, 두덩뼈, 궁둥뼈가 합쳐진 것이다. 볼기뼈의 바깥쪽에 있는 볼기뼈절구에 넙다리뼈의 뼈머리가 딱 들어맞아 엉덩관절을 구성한다.

엉덩관절부터 그 아래가 자유다리뼈다. 넓적다리에는 넙다리뼈, 종아리에는 정강뼈와 종아리뼈가 있다. 발뒤꿈치에 7개의 발목뼈가 있고 발등에는 5개의 발허리뼈가 있으며 엄지발가락에 2개, 다른 발가락은 각 3개의 발가락뼈가 발허리뼈와 이어지고 있다. 무릎에는 인체 최대의 종자뼈(손발의 인대나 힘줄 안의 뼈)인 무릎뼈가 있다.

발 부위의 뼈와 근육

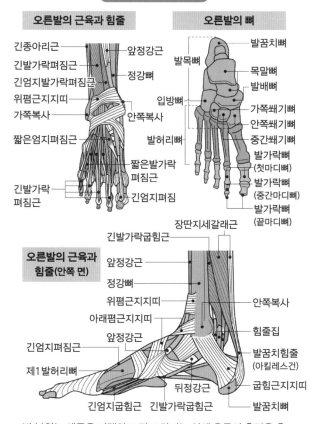

오른발의 근육과 힘줄

긴종아리근 / 앞정강근 / 긴발가락펴짐근 / 정강뼈 / 긴엄지발가락펴짐근 / 위폄근지지띠 / 가쪽복사 / 안쪽복사 / 짧은엄지펴짐근 / 짧은발가락펴짐근 / 긴발가락펴짐근 / 긴엄지펴짐

오른발의 뼈

발꿈치뼈 / 발목뼈 / 목말뼈 / 발배뼈 / 입방뼈 / 가쪽쐐기뼈 / 안쪽쐐기뼈 / 중간쐐기뼈 / 발허리뼈 / 발가락뼈(첫마디뼈) / 발가락뼈(중간마디뼈) / 발가락뼈(끝마디뼈)

오른발의 근육과 힘줄(안쪽 면)

장딴지세갈래근 / 긴발가락굽힘근 / 앞정강근 / 정강뼈 / 위폄근지지띠 / 아래폄근지지띠 / 앞정강근 / 안쪽복사 / 힘줄집 / 긴엄지펴짐근 / 제1발허리뼈 / 발꿈치힘줄(아킬레스건) / 뒤정강근 / 굽힘근지지띠 / 긴엄지굽힘근 / 긴발가락굽힘근 / 발꿈치뼈

발 부위는 체중을 지탱하고 걷고 달리는 신체 운동의 충격을 흡수하기 위해 강하고 튼튼한 구조를 가지며 수많은 인대가 뼈와 뼈를 잇고 있다.

다리의 근육과 역할

엉덩관절을 움직이는 근육에는 큰볼기근과 넙다리곧은근, 큰모음근 등 큰 근육이 많다. 배 안에 있는 허리엉덩근(큰허리근과 엉덩근의 총칭)은 걸을 때 넓적다리를 들어 올리는 데 중요한 근육이다.

무릎관절을 움직이는 근육에는 넓적다리 앞면에 있는 넙다리네갈래근과 넓적다리 뒤쪽에 있는 넙다리두갈래근, 반막모양근, 반힘줄모양근 등이 있다. 넓적다리 뒤쪽의 근육은 햄스트링이라고 불린다.

발 관절을 움직이는 주요 근육은 종아리에 있다. 발 관절을 몸쪽으로 굽히는 동작은 정강이의 앞정강근이, 발바닥을 바닥면으로 굽히는 것은 장딴지의 종아리세갈래근이 한다. 발가락을 움직이는 근육의 구성은 손가락 근육과 닮았다.

질병 정보

아킬레스건 파열

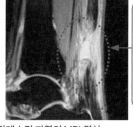

아킬레스건 파열 부분

▲ 아킬레스건 파열의 MRI 영상
(사진 제공 : 하치오지스포츠정형외과)

아킬레스건은 종아리세갈래근의 힘줄이며 그 끝이 발꿈치뼈에 붙기 때문에 발꿈치힘줄이라고도 불린다. 까치발로 설 수 있고 발로 지면을 차면서 앞으로 나갈 수 있는 건 종아리세갈래근이 있어서다. 종아리세갈래근이 강하게 수축해 있을 때 이와는 반대쪽인 발등 방향으로 힘이 세게 가해지면 아킬레스건이 끊어질 때가 있다. 갑자기 달리거나 강하게 점프를 했을 경우가 이에 해당하며 완전파열과 부분파열이 있다.

증상 끊어진 순간에 뚝 하고 소리가 나거나 발꿈치를 강하게 두들겨 맞은 것 같은 느낌이 든다. 보행 장애를 일으키며 통증이 있다.

치료 고정한 뒤 연결될 때까지 안정하고 이후 서서히 재활치료를 해서 회복을 돕는다. 파열 상태가 심한 경우는 수술로 힘줄을 연결한다.

운동기의 질병

운동기의 질병은 온몸에 관련되는 것부터 관절, 손끝, 발끝까지 다양하다.
운동기는 나이가 들면서 약해지기 쉬우므로 운동 습관을 가지는 것이 좋다.

운동기능저하 증후군

로코모티브 신드롬(Locomotive Syndrome)이라고도 불리는 운동기능저하 증후군은 관절, 뼈, 힘줄, 근육 등의 운동기관이 퇴화되어 일어서기 불편하거나, 걷거나 이동하는 기본 동작이 원활하지 않은 상태를 말한다. 'Locomotive'는 '운동의' 또는 '기관차'라는 뜻을 갖고 있는데, 쉽게 말해 이동하는 데 불편함을 느끼는 병이라고 할 수 있다.

운동기란 뼈와 근육, 관절 그리고 이들을 움직이게 하는 신경을 말한다. 로코모티브 신드롬은 운동기의 장애로 간병이 필요하게 되거나 그렇게 될 가능성이 높은 상태라고 정의한다.

고령자가 간병이 필요한 상태가 되는 대다수의 원인은 뇌졸중과 치매다. 그런데 다리만 관절 장애가 일어나 보행이 어려워진다거나 낙상이나 다른 곳에 골절이 생겨 간병이 필요하게 되는 경우도 많아서 그 수는 치매의 경우와 별반 차이가 없을 정도다.

로코모티브 신드롬에는 뼈엉성증, 변형성척추증, 변형성 무릎관절증, 척주관협착증, 관절류머티즘 같은 질병 말고도 골절 등의 외상이 포함된다. 노화와 활동량 저하에 따른 비사용증후군도 증상 사례의 하나다. 근력과 균형을 잡는 능력의 저하, 관절의 변형, 통증이나 저림 등에 의해 보행이 곤란해진다.

운동기능저하 증후군 체크

1. 한쪽 발로 서서 양말을 벗을 수 없다.
2. 집 안에서 뭔가에 걸려 넘어지거나 미끄러지곤 한다.
3. 계단을 올라가려면 손잡이가 필요하다.
4. 파란 신호 때 횡단보도를 다 건너갈 수 없다.
5. 15분 동안 계속 걸을 수 없다.
6. 2kg 정도의 물건(1ℓ의 우유팩 2개 정도)을 사서 집으로 들고 오는 게 곤란하다.
7. 다소 부하가 걸리는 일(청소기 사용, 이불을 장에 넣었다가 꺼내는 것 등)이 힘들다.

해당되는 항목이 하나라도 있으면 운동기능저하 증후군의 위험이 있다.

(출처 : 일본정형외과학회, 〈로코모 팸플릿〉, 2010년)

로코모티브 체크에 관하여

보행은 생활하는 데 빠질 수 없는 기본적인 동작이다. 보행이 어려워지면 화장실 사용이나 목욕 같은 일상 생활을 하는 데 도움이 필요하게 된다. 그 결과 본인만이 아니라 가족까지 생활의 질(QOL)이 현저하게 떨어지므로 로코모티브 신드롬은 조기 발견과 조기 대처가 중요하다.

일본정형외과학회는 로코모티브 신드롬의 징후를 미리 점검하기 위한 체크 표를 공개하고 있는데 이 중 하나라도 해당된다면 로코모티브 신드롬일 우려가 있다.

운동기의 문제는 40~50대 무렵부터 나타나는 경우도 적지 않다. 무릎이나 허리의 통증, 다리 저림 등은 단순한 운동 부족이나 나이 탓이 아니라 운동기에 장애가 일어나기 시작했다는 징후일 수도 있다.

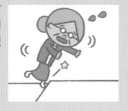

훈련법

로코모티브 체크에서 해당 항목이 있는 사람을 위한 훈련으로 일본정형외과학회에서는 '로코모티브 트레이닝'을 권한다. 로코모티브 트레이닝은 고령자라도 안전하고 손쉽게 할 수 있는 훈련으로, 책상 등을 붙잡고 한쪽 다리로 서는 운동과 천천히 하는 스쿼트 운동을 기본으로 한다. 맨손 체조나 워킹 외에 종목을 가리지 말고 자신에게 친숙한 운동을 하는 것도 권장한다.

허리나 무릎 등에 통증이나 부종이 있는 경우는 우선 전문의의 진찰을 받아서 증상을 개선하는 게 먼저다. 통증 등의 증상이 있으면 훈련을 할 수 없을 뿐 아니라 운동과 외출을 꺼리게 되고 그 결과 근력이 더욱 떨어지는 악순환에 빠지고 만다.

그렇다고 갑자기 격한 운동을 하는 것은 위험하다. 근육과 관절을 다치거나 넘어지는 등의 사고 위험이 있을 뿐 아니라 심혈관계에 심각한 질병을 일으킬 위험이 있기 때문이다.

골육종

골육종이란 골종양의 한 종류다. 골종양에는 뼈에서 발생한 원발성 골육종과 다른 부분의 암이 전이되어 일어난 전이성 골육종 등이 있다. 또 원발성 골육종에는 양성(골연골종)과 악성(육종)이 있고 원발성 악성 종양 중에 가장 많은 것이 골육종이다. 환자의 대부분이 10~20대인데 최근에는 중년과 노년에도 나타나고 있다. 남성에게 다소 많고 남녀 비는 3:2 정도라고 한다.

다른 암에 비해 발병율은 높지 않지만 원인은 밝혀지지 않았다.

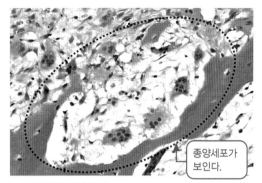

종양세포가 보인다.

▲ 골육종의 현미경 사진

증상

넙다리뼈의 하부나 정강뼈의 상부에 많이 발생한다. 초기 증상은 부분적 통증이지만 젊은 세대에서 많이 나타나기 때문에 스포츠에 의한 근육통과 착각해 그냥 놔두는 경우가 있다. 어린아이의 경우, 아프다고 보채지 않고 그저 보행이나 운동을 싫어한다거나 특정 부위가 닿는 걸 싫어하는 정도일 경우도 있다.

진행되면 국소의 부종, 보행곤란, 병적 골절 등이 일어난다. 허파로 혈행성 전이(혈액을 따라 이동)가 되는 경우도 있다.

치료

예전에는 기본적으로 골육종이 발생한 팔이나 다리를 절단했지만 최근에는 될 수 있으면 보존하는 수술을 선택하려고 한다. 절단 범위는 충분하면서도 필요최소가 원칙이지만 종양이 퍼져서 보존이 불가능할 경우는 절단하기도 한다.

수술 전·수술 후에 화학요법을 시행한다. 과거에는 예후가 나쁜 질병으로 인식됐지만 효과적인 항암제가 발견되어 5년 생존율이 크게 향상되었다.

턱관절증

턱관절은 얼굴 관자뼈의 턱관절오목과 아래턱뼈의 턱뼈머리로 구성되어 있다. 턱관절증이란 이 관절의 뼈, 인대, 관절주머니, 양쪽 뼈 사이에서 완충재의 역할을 하는 관절원반이나 씹기근 등에 문제가 일어나서 통증과 함께 입을 벌릴 수 없게 되는 등의 증상이 나타나는 만성적인 질병이다.

치아의 맞물림 상태가 좋지 않거나 이를 가는 습관, 스트레스, 좌우 한쪽으로만 씹는 습관, 턱을 괴는 버릇 등이 원인이다. 젊은 여성에게 많고 최근에 증가하는 경향이 있다.

▼ 입을 다물었을 때   ▼ 입을 열었을 때

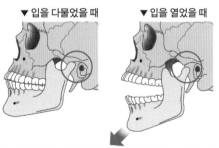

입을 벌렸을 때 통증이 생기거나 버걱버걱 하는 소리가 난다.

증상

턱과 그 주변의 뺨, 관자놀이 등이 씹는 동작을 할 때 통증이 있다. 또는 입을 크게 벌릴 수 없게 된다.(입벌림 장애) 통증으로 입을 벌릴 수 없는 경우와 관절의 문제로 벌릴 수 없는 경우로 나뉜다. 턱을 움직일 때마다 톡톡, 딱딱, 버걱버걱 하는 소리가 난다. 이런 증상이 갑자기 나타나기도 하고 반대로 서서히 나타나기도 한다.

어깨 결림, 두통, 현기증, 귀가 먹먹해지는 이폐감 등이 나타나기도 한다.

치료

확립된 치료법은 없으며 증상과 원인에 따라 대처하고 있다.(대증요법) 통증에는 진통제, 스트레스나 불면 등에는 수면제 등 약물치료를 시행한다. 치아의 맞물림에 문제가 있거나 이를 갈 때는 입에 마우스피스 같은 것을 끼우거나 치과 치료가 필수다.

또 나쁜 습관이나 스트레스 완화를 위해 심리요법이나 정신요법 등이 도입되기도 한다. 턱관절 자체에 염증이나 유착 등의 문제가 있는 경우는 수술을 시행한다.

주내장애

일반적으로 '팔이 빠졌다'라고 불리는 증상으로 자신의 의사에 반해 손이 강하게 잡아당겨져서 일어난다.

　팔꿈관절에서 위팔뼈와 자뼈는 확실히 맞물려 있지만 노뼈는 그 뼈머리가 이웃에 있는 자뼈에 고리인대로 탄탄하게 걸려 있는 정도다. 따라서 손이 강하게 잡아당겨지면 노뼈머리가 고리인대에서 빠지고 마는데 이것이 주내장애다. 이는 팔꿈관절의 탈구와는 다르다.

　관절의 구조가 미숙한 어린아이에게 많고(2~4세가 최다) 성인에게는 드물다.

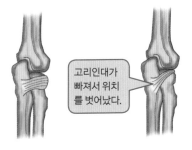

고리인대가 빠져서 위치를 벗어났다.

▲ 정상일 때(좌)와 주내장애일 때(우)의 팔꿈관절

증상

　　환자가 유아일 경우 손이 강하게 잡아당겨진 직후에 심하게 울기 시작하고 팔꿈치를 약간 굽혀 축 늘어뜨리며 아파서 움직이려 하지 않는다. 조금이라도 팔을 움직여 보려면 매우 심하게 아파한다. 부종이나 변형은 보이지 않는다. 반복되면 습관화될 우려가 있다. 원인이나 외력의 강도에 따라 골절이 동반될 수도 있으므로 초기에 의사의 진찰을 받아야 한다.

치료

　　의사가 비교적 간단하게 접골할 수 있으므로(도수접골) 될 수 있으면 빨리 접골치료를 받는 게 좋다. 치료가 늦어지면 낫더라도 손을 움직이는 데 시간이 걸리기도 한다. 대부분은 치료자가 노뼈머리 부분을 잡고 반대쪽 손으로 아래팔을 비틀면 뚝 하는 소리가 나면서 노뼈머리가 고리인대에 쏙 들어간다. 원상태로 돌아가면 통증도 금방 사라져서 보통의 일상생활을 할 수 있다. 치료가 간단해 보이겠지만 잘못 시행하면 상태가 악화될 수도 있으므로 반드시 주의가 필요하다.

근육퇴행위축(근디스트로피)

근육퇴행위축은 '근섬유의 변성·괴사를 주 병변으로 하고 진행성의 근력 저하를 보이는 유전성 질병이다'라고 정의되어 있다. 근섬유가 파괴되면서도 재생이 뒤따르지 않아 서서히 근육이 위축하고 근력이 떨어지는 진행성 질병이다. 양상에 따라 몇 가지 유형으로 분류되는데, 가장 많은 것이 X염색체 연쇄성열성유전 때문인 뒤시엔느형이며 남아에게 많이 일어난다. 이 밖에는 벡커형, 사지연결형 등이 있다.

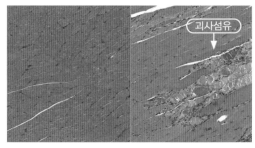

괴사섬유

▲ 보통의 근육(좌)과 근육퇴행위축(우)의 근섬유

증상

　　뒤시엔느형은 유아 때 걷기 시작하는 시기가 늦고 잘 넘어지며 달리지 못하는 등의 증상으로 양육자가 알아차리게 된다. 근력 저하 때문에 곧바로 일어서지 못하고 대신 엉덩이를 들고 손으로 무릎을 짚고서 손의 힘으로 상체를 일으키려는 특징적인 동작을 한다. 허벅지의 근육은 위축되고 반대로 종아리가 비대한 것이 특징이다. 10세 정도가 되면서 보행이 어려워지고 이윽고 침상에 누워서도 몸을 뒤척일 수 없게 된다. 점차 호흡근이 약해져 인공호흡기가 필요하게 된다.

치료

　　유효한 치료법은 아직 발견되지 않았다. 스테로이드약이 진행을 늦추는 데 효과가 있다. 근력 저하와 관절의 수축을 막기 위해 병증에 따라 보행 훈련이나 관절 마사지 등의 재활을 시행한다.

　　호흡근의 근력 저하로 호흡 장애가 나타난 경우는 인공호흡기를 사용한다. 예전에는 20세 전후에 호흡부전으로 사망하는 사례가 많았지만 최근에는 인공호흡기 등의 의료기기 발전으로 40세 정도까지 생존하는 사람도 적지 않다.

2장

뇌·신경계

신경계는 대뇌와 척수로 이루어진 중추신경과 뇌신경 및 척수신경으로 이루어진 말초신경으로 구성된다. 신경계는 인지와 기억, 사고, 판단 같은 고도의 기능과 온몸의 생리 기능을 조절하기 위한 정보 네트워크다.

대뇌

사람의 대뇌는 최첨단 컴퓨터라도 감히 범접할 수 없을 만큼 엄청난 정보처리 능력을 갖고 있지만 아직 전모가 밝혀지지 않았다.

●DATA
뇌의 무게
: 약 1,300~1,400g
대뇌겉질의 신경세포 수
: 약 140억 개
뇌척수액 : 약 150mL

대뇌의 각 부위

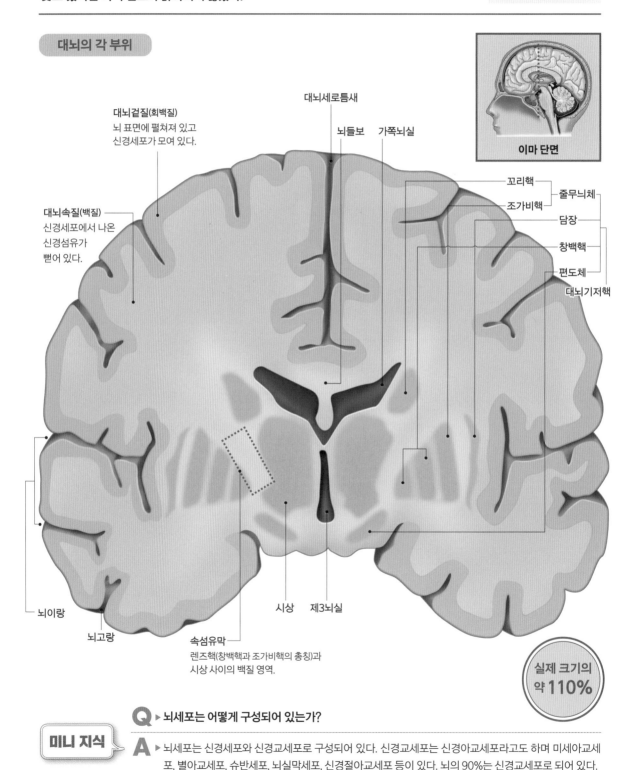

이마 단면

대뇌겉질(회백질)
뇌 표면에 펼쳐져 있고 신경세포가 모여 있다.

대뇌세로틈새

뇌들보   가쪽뇌실

꼬리핵
조가비핵
줄무늬체
담장
창백핵
편도체
대뇌기저핵

대뇌속질(백질)
신경세포에서 나온 신경섬유가 뻗어 있다.

뇌이랑

뇌고랑

속섬유막
렌즈핵(창백핵과 조가비핵의 총칭)과 시상 사이의 백질 영역.

시상   제3뇌실

실제 크기의 약 110%

Q ▶ 뇌세포는 어떻게 구성되어 있는가?

미니 지식

A ▶ 뇌세포는 신경세포와 신경교세포로 구성되어 있다. 신경교세포는 신경아교세포라고도 하며 미세아교세포, 별아교세포, 슈반세포, 뇌실막세포, 신경절아교세포 등이 있다. 뇌의 90%는 신경교세포로 되어 있다.

좌우 대뇌반구로 이루어진다

대뇌는 좌우 대뇌반구로 나뉘어 있고 뇌들보가 이 둘을 연결하고 있다. 대뇌 전체적으로 깊은 주름이 많은데 뇌의 표면적을 늘리는 역할을 한다. 대뇌 단면을 보면 표면에 색이 짙은 층이 있는데 이것을 대뇌겉질(회백질)이라고 부르며 신경세포가 모여 있다. 그 안쪽의 색이 옅은 부분은 대뇌속질(백질)이며 신경세포에서 나온 신경섬유(➡50쪽)가 뻗어 있다.

대뇌는 바깥쪽을 향해 순서대로 연질막, 거미막, 경질막이라는 세 장의 막(뇌척수막. ➡37쪽)으로 덮여 있다. 거미막밑공간과 좌우 대뇌반구의 안쪽 중앙에 있는 좌우 가쪽뇌실, 제3뇌실, 제4뇌실의 총 4개의 뇌실 그리고 척수 둘레로 뇌척수액이 순환하고 있다.

대뇌겉질의 기능 국재

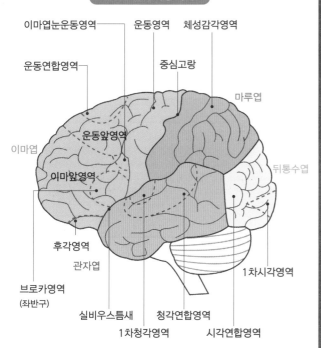

대뇌겉질은 부위에 따라 담당하는 기능이 구분되어 있는데 이것을 '대뇌겉질의 기능 국재'라고 부른다. 대부분의 기능 중추는 모두 좌우 대뇌반구에 있다. 하지만 언어 기능의 중추(언어 영역)는 대다수가 좌뇌에 있다. 단, 오른손잡이인 사람 중에 극히 소수 그리고 왼손잡이의 10~40%는 우뇌에 언어 영역이 있다고 한다.

생명을 영위하며 살 수 있도록 조절한다

신경계는 뇌와 척수로 이루어진 중추신경계와 뇌를 드나드는 뇌신경과 척수를 드나드는 척수신경으로 이루어진 말초신경계로 구성되어 있다. 뇌는 대뇌, 소뇌(➡40쪽), 사이뇌, 중간뇌, 다리뇌, 숨뇌(➡38쪽)로 구성되며 대뇌는 이들 모두의 중추라고 할 수 있다.

대뇌의 신경세포는 태어나자마자 증가하는 게 아니다. 성장과 함께 보행, 대화, 복잡한 문제의 해결 등이 가능해지는 까닭은 신경세포의 네트워크가 차차 발달하기 때문이다. 중년·노년 이후가 되면 신경세포는 서서히 파괴되지만 신경 네트워크의 발달은 멈추지 않아 질병 때문이 아닌 한 지능이 저하되는 일은 없다.

질병 정보

치매

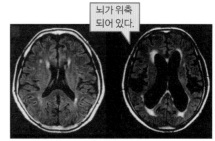

▲ 정상의 뇌(좌)와 치매의 뇌(우) MRI 영상
(사진 제공 : 나리토미 히로아키, 센리추오병원)

성장 과정에서 정상적으로 발달했던 지능이 후천적 뇌 장애로 인해 저하된 상태다. 뇌에 생긴 특수한 단백질 덩어리인 노인성반으로 인한 알츠하이머성 치매와 뇌경색 등에 의한 뇌혈관성 치매 등이 있다.

증상 물건 놓은 자리를 잊어버리거나 가족을 구별하지 못하는 기억 장애, 오늘이 며칠이고 지금 여기가 어딘지 모르는 지남력 상실, 판단력 저하, 말이 안 나오거나 일의 순서를 올바르게 할 수 없는 등의 증상이 나타난다.

치료 현시점에서 근본적인 치료법은 발견되지 않았다. 치매의 진행을 늦추는 약이나 증상을 억제하는 약을 투여한다. 뇌혈관성 치매는 뇌경색의 재발 예방과 지질 이상을 개선하는 약을 투여하기도 한다.

대뇌변연계

대뇌 중심부에 있는 사이뇌와 뇌실을 둘러싸듯 위치하는 대뇌변연계는 동물로서의
본능 행동, 정동, 기억 등의 기능을 담당하고 있다.

●DATA
단기기억 : 약 10~20초
단기기억으로 기억할 수 있
는 숫자 : 7자리 전후

대뇌변연계의 각 부위

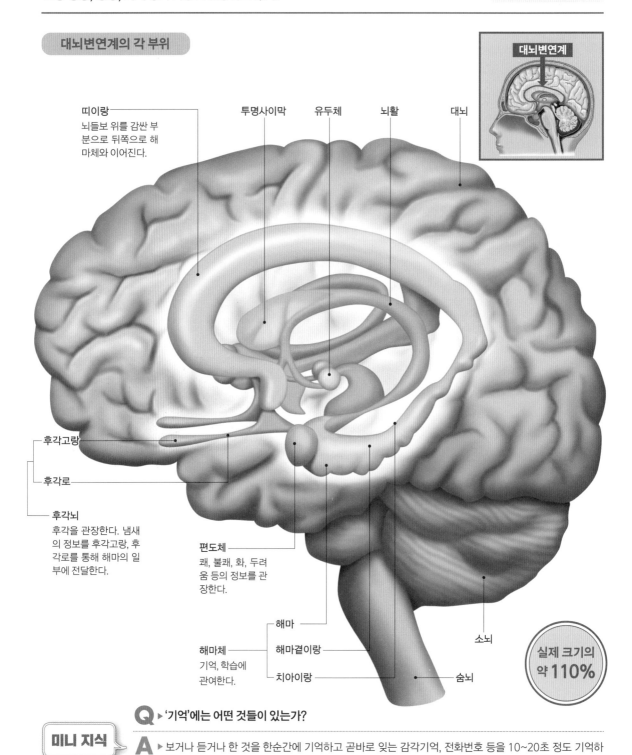

대뇌변연계

띠이랑
뇌들보 위를 감싼 부
분으로 뒤쪽으로 해
마체와 이어진다.

투명사이막

유두체

뇌활

대뇌

후각고랑

후각로

후각뇌
후각을 관장한다. 냄새
의 정보를 후각고랑, 후
각로를 통해 해마의 일
부에 전달한다.

편도체
쾌, 불쾌, 화, 두려
움 등의 정보를 관
장한다.

해마

해마체
기억, 학습에
관여한다.

해마곁이랑

치아이랑

소뇌

숨뇌

실제 크기의
약 110%

Q ▶ '기억'에는 어떤 것들이 있는가?

미니 지식

A ▶ 보거나 듣거나 한 것을 한순간에 기억하고 곧바로 잊는 감각기억, 전화번호 등을 10~20초 정도 기억하
는 단기기억, 깊이 이해하거나 반복해서 외우거나 해서 고착된 장기기억이 있다.

뇌들보를 둘러싼 대뇌변연계

좌우의 대뇌반구를 잇는 뇌들보를 둘러싼 부분을 대뇌변연계라고 부른다. 후각뇌, 띠이랑, 해마체, 편도체, 유두체 등의 부분이 포함된다.

후각뇌란 후각을 관장하는 부분으로 후각고랑과 후각로 등으로 구성되어 있다. 냄새의 정보는 코안 상부의 후각상피(➡64쪽)에서 감지되어 머리뼈아래면을 통과해서 후각고랑으로 들어가 후각로를 통해 해마의 일부로 전달된다.

띠이랑은 뇌들보(➡아래 그림) 앞부분부터 상부를 빙그르 감싸고 있다. 뒷부분에서는 해마곁이랑, 치아이랑, 해마로 이루어진 해마체로 이어진다. 해마체는 관자엽의 안쪽에 파묻히듯이 들어앉아 있고 해마체 앞에는 편도체가 있다.

본능과 정동의 중추

대뇌변연계는 본능과 정동의 중추라고 여겨지고 있다. 생식과 음식 섭취 등의 본능에 의한 행동, 쾌, 불쾌, 화, 두려움 등의 정동(情動)과 이에 자극되어 일어나는 반응 및 행동을 지배한다. 해마는 기억과 관계가 깊은 부분이다. 보거나 들은 정보는 일단 해마에 들어가고 거기서 정리된 후에 필요한 정보는 대뇌겉질(➡34쪽)로 보내져 확실한 기억(장기기억)으로 보존된다. 어떤 향기를 맡으면 기분이 확 바뀌거나 오래된 기억이 떠오르거나 할 때가 있는데 이것은 후각을 관장하는 후각뇌가 대뇌변연계의 일부를 구성하고 있기 때문이다.

뇌의 구조

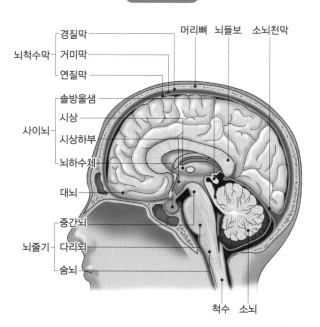

뇌는 머리 안의 대부분을 차지하고 있다. 크게 대뇌, 사이뇌, 소뇌, 뇌줄기로 구성되며 맨 위에 있는 커다란 부분이 대뇌다. 대뇌는 시각과 촉각 등의 정보처리를 한다. 대뇌의 아래쪽 뒤에는 소뇌가 있다. 소뇌는 운동조절을 행한다. 뇌의 중심부에는 사이뇌와 뇌줄기가 있고 대뇌와 소뇌에 둘러싸인 형태로 존재한다. 사이뇌는 감정을 일으키는 부분으로 솔방울샘, 시상, 시상하부, 뇌하수체로 구성된다. 뇌줄기는 호흡과 혈액순환 등 생명 활동에 관여하며 중간뇌, 다리뇌, 숨뇌로 구성된다.

질병 정보

조현병

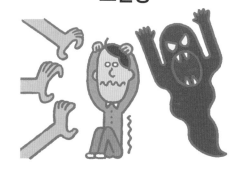

아무것도 없는데도 어떤 게 보인다거나 들린다거나 하는 환각, 사고의 혼란, 있을 수 없는 것을 생각하거나 자신의 생각을 누군가가 빼내간다고 여기는 피해망상 같은 정신 증상이 나타나는 질병이다. 원인은 확실하지 않다. 젊은 사람에게 많은 편이다.

증상 환청이 들려서 그 목소리에 휩쓸린다거나 없는데도 보인다는 환시 등의 환각, 누가 훔쳐보고 있다고 여기는 피해망상, 누군가에게 사랑받고 있다고 여기는 연애망상 같은 망상이 나타난다. 흥분 상태가 되거나 반대로 의욕이 극도로 떨어지기도 한다. 또 감정을 전혀 못 느끼거나 방에 틀어박히기도 한다.

치료 항정신병 약물 등을 사용하는 약물요법을 하며 특히 환각과 망상에는 효과가 있다고 한다. 정신의학과 의사에 의한 정신치료요법과 사회생활 기능훈련 등을 시행해 사회 복귀를 지향한다.

뇌줄기

뇌줄기는 호흡과 혈액순환 등의 기본적인 생명 활동을 조절하고 있다. 뇌 안에서도
원시적인 부분이며 대부분의 동물과 공통되는 기능을 한다.

●DATA
뇌줄기를 드나드는 뇌신경
:10쌍

뇌줄기의 외부 구조 뇌줄기에는 말초신경인 12쌍의 뇌신경 중에서 시신경, 후각신경
을 제외한 10쌍이 드나들고 있다.

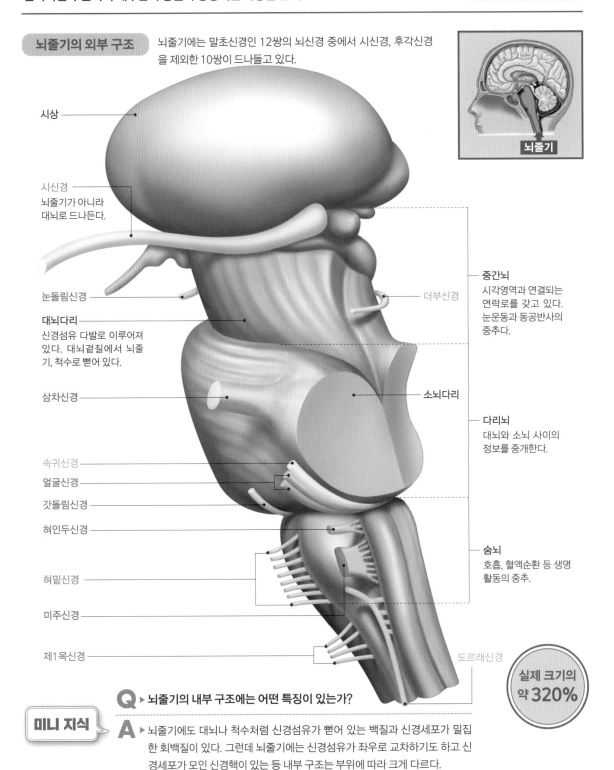

시상

시신경
뇌줄기가 아니라
대뇌로 드나든다.

눈돌림신경

대뇌다리
신경섬유 다발로 이루어져
있다. 대뇌겉질에서 뇌줄
기, 척수로 뻗어 있다.

삼차신경

속귀신경

얼굴신경

갓돌림신경

혀인두신경

혀밑신경

미주신경

제1목신경

뇌줄기

더부신경

중간뇌
시각영역과 연결되는
연락로를 갖고 있다.
눈운동과 동공반사의
중추다.

소뇌다리

다리뇌
대뇌와 소뇌 사이의
정보를 중개한다.

숨뇌
호흡, 혈액순환 등 생명
활동의 중추.

도르래신경

실제 크기의
약 320%

Q ▶ 뇌줄기의 내부 구조에는 어떤 특징이 있는가?

미니 지식

A ▶ 뇌줄기에도 대뇌나 척수처럼 신경섬유가 뻗어 있는 백질과 신경세포가 밀집
한 회백질이 있다. 그런데 뇌줄기에는 신경섬유가 좌우로 교차하기도 하고 신
경세포가 모인 신경핵이 있는 등 내부 구조는 부위에 따라 크게 다르다.

대뇌와 척수를 연결하는 뇌줄기

뇌줄기는 대뇌(➡34쪽)와 척수 사이에 위치하는 부분을 말하는데 중간뇌, 다리뇌, 숨뇌를 가리킨다. 중간뇌 위에 있는 사이뇌(➡37쪽)도 뇌줄기에 포함하는 경우가 있다.

사이뇌는 좌우의 대뇌반구의 내부에 있는 시상과 그 아래의 시상하부(➡172쪽), 또 그 아래에 있는 뇌하수체(➡174쪽)를 말한다.

중간뇌는 사이뇌 아래의 좁은 부분이다. 중간뇌의 앞쪽에는 대뇌다리가 있는데 이곳은 신경섬유가 다발로 있고 대뇌겉질에서 뇌줄기, 척수로 뻗어 있다.

중간뇌의 아래에 있는 다리뇌는 중간뇌보다 굵고 그 뒤쪽으로 소뇌(➡40쪽)가 붙는다.

다리뇌 아래에 있는 숨뇌는 척수로 이어지는 부분이다. 숨뇌 상부는 다소 굵은 편이다.

뇌사와 식물인간 상태의 차이

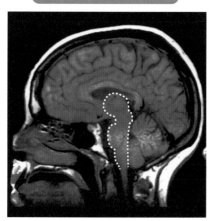

▲ 뇌줄기 단면(정상)의 MRI 영상
하얀 점선 부분이 뇌줄기다. 뇌줄기를 포함한 뇌 전체의 기능이 정지한 것을 '뇌사'라 하고 뇌줄기의 기능이 살아 있으면 '식물인간'이라 한다.

뇌줄기는 '뇌사'와 '식물인간'을 구분하는 데 깊이 관여한다. 호흡, 혈액순환 기능, 체온 조절, 의식의 전달 등을 관장하는 뇌줄기를 포함해 뇌 전체(대뇌, 소뇌, 뇌줄기)의 기능이 완전히 정지한 상태를 뇌사라고 부른다. 뇌사로 판정된 경우는 동공반사가 없고 뇌파도 평탄해지며 얼마 못 가 호흡과 심장도 정지해 사망한다.

한편 식물인간 상태란 대뇌겉질의 기능을 잃어 의식이 없지만 뇌줄기의 기능이 남아 있어서 스스로 호흡할 수 있고 혈액순환 등의 기능이 유지되고 있는 상태다. 회복할 가능성도 있다.

중추와 말초의 중계와 생명 기능의 중추

뇌에 드나드는 말초신경인 12쌍의 뇌신경(➡44쪽) 중 후각신경과 시신경 이외의 10쌍은 뇌줄기로 드나들고 있다. 중간뇌는 뇌신경의 눈돌림신경과 도르래신경이 나오고, 뒤쪽 윗부분에 대뇌의 시각영역(➡35쪽)으로 가는 연결로가 있으며 눈운동과 눈꺼풀, 동공반사의 중추이다.

다리뇌는 대뇌와 소뇌, 척수, 또는 말초신경과의 중개 역할을 한다. 특히 중요한 활동은 직접 연결되어 있지 않은 대뇌와 소뇌 사이에서 정보를 중개하는 것이다.

숨뇌는 호흡(➡86쪽)과 혈액순환(➡94쪽), 체온 조절, 삼킴운동 등 생명 활동의 중추다. 숨뇌의 기능이 정지한 경우는 생명을 유지할 수 없다.

질병 정보

파킨슨병

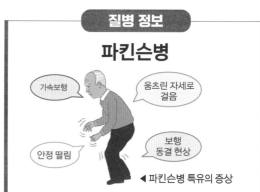

가속보행
움츠린 자세로 걸음
안정 떨림
보행 동결 현상

◀ 파킨슨병 특유의 증상

중간뇌의 흑질(신경핵)이 변성되어 여기에서 분비되는 도파민이 감소하는 질병이다. 몸의 운동에 관여하는 도파민이 줄어들면 팔다리의 움직임이나 보행 등에 문제가 생긴다. 도파민이 감소하는 이유는 밝혀지지 않았다.

증상 가만히 있을 때 팔이나 손이 규칙적이면서 작게 떨리는 안정 떨림, 걸음을 걸으려 할 때 발이 떨어지지 않는 보행 동결 현상, 다른 사람이 등을 밀면 앞으로 가속되어 스스로 멈추지 못하는 가속보행, 관절을 외부의 힘으로 움직이기라도 하면 뚝 뚝 하고 끊어질 듯한 경직이 나타나는 톱니바퀴 현상(근경직), 환자의 표정이 굳어져서 마치 가면을 쓴 것 같은 가면얼굴 등의 증상을 볼 수 있다.

치료 원인이 밝혀지지 않았기 때문에 근본적인 치료법이 없다. 부족한 도파민을 보급하는 약물치료가 기본이다. 약물치료로 개선을 보이지 않는 경우는 뇌수술을 하기도 한다.

소뇌

소뇌는 뒤통수 부위에 있고 운동 능력을 조절한다. 스포츠 등을 반복 연습하면
잘할 수 있게 되는 것은 소뇌 덕분이다.

●DATA
소뇌의 무게 : 약 130g
소뇌의 신경세포
: 약 1,000억 개

소뇌의 각 부위

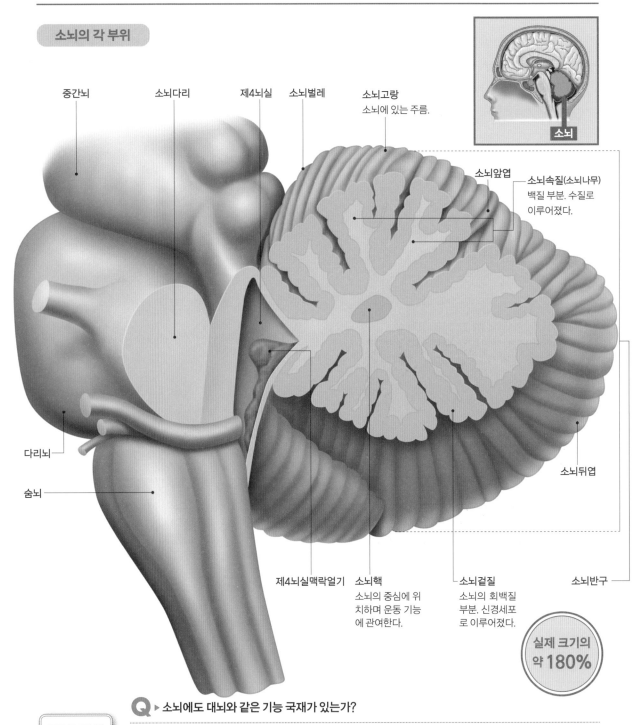

중간뇌

소뇌다리

제4뇌실

소뇌벌레

소뇌고랑
소뇌에 있는 주름.

소뇌앞엽

소뇌속질(소뇌나무)
백질 부분. 수질로
이루어졌다.

다리뇌

숨뇌

제4뇌실맥락얼기

소뇌핵
소뇌의 중심에 위
치하며 운동 기능
에 관여한다.

소뇌겉질
소뇌의 회백질
부분. 신경세포
로 이루어졌다.

소뇌뒤엽

소뇌반구

실제 크기의
약 **180%**

Q ▶ 소뇌에도 대뇌와 같은 기능 국재가 있는가?

미니 지식

A ▶ 소뇌반구의 옆부분을 신소뇌라고 하는데 운동 계획을 세우거나 시간을 재서 운동을 개시하는 등의 기능
을 담당한다. 또 소뇌벌레와 그 주변을 척수소뇌라고 하는데 팔다리와 몸통의 운동을 조절한다.

소뇌는 뇌줄기와 연결되어 있다

소뇌는 대뇌(→34쪽)의 뒤쪽 아래 그리고 다리뇌의 뒤쪽에 위치하고 있다. 대뇌와 소뇌의 사이에는 뇌를 감싼 경질막의 일부가 확장된 소뇌천막(→37쪽)이 자리 잡고 있다. 소뇌다리에서 중간뇌, 다리뇌, 숨뇌(→38쪽)로 이어지며 소뇌와 다리뇌 사이에는 제4뇌실이 있다.

소뇌는 좌우로 튀어나온 소뇌반구가 중앙의 소뇌벌레로 연결된 구조를 하고 있다. 표면의 주름은 대뇌의 주름과는 달리 가로 방향으로 좁게 나 있는데 이 주름을 소뇌고랑이라고 부른다. 표층에는 얇은 회백질인 소뇌겉질이, 안에는 백질로 된 소뇌속질(소뇌나무)이 있다. 소뇌의 회백질에 있는 신경세포의 수는 대뇌의 신경세포보다 훨씬 많다.

운동을 조절한다

소뇌의 역할은 운동 조절이다. 대뇌겉질의 운동 영역(→35쪽)에서 몸을 어떻게 움직일 것인가 하는 명령이 나와 목적지인 근육으로 전달된다. 소뇌는 그 명령의 내용을 받는 한편, 눈(→56쪽), 속귀의 세반고리관(→62쪽), 팔다리에 있는 위치각 수용체, 근육의 근방추와 힘줄의 힘줄방추 등의 감각기관에서 어떤 운동이 이루어졌는지 그 정보를 모아 파악한다. 운동의 명령과 실행을 대조해 목적대로 운동이 이루어졌는지를 분석하는 것이다. 대조 결과 명령과 운동이 맞지 않았을 때는 소뇌가 운동의 출력을 조절한다. 이 조절 과정 덕분에 특히 스포츠 분야에서 몇 번이나 반복 연습을 하면 결국 잘하게 되는 것이다.

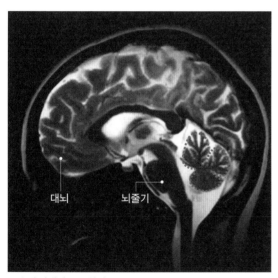

소뇌의 단면

▲ 소뇌 단면의 MRI 화면
붉은 점선 부분이 소뇌다. 대뇌의 뒤쪽 아래와 뇌줄기의 뒤쪽에 위치하는 것을 알 수 있다. 이 부분이 운동 기능을 관장한다.

소뇌의 단면을 보면 나뭇가지 모양을 볼 수 있는데 표층의 회백질과 내부의 백질층이 나뉘어 있기 때문이다. 또 표면의 주름(소뇌고랑)이 대뇌의 주름보다 좁으면서도 안쪽 깊숙한 곳까지 들어와 있기 때문에 이렇게 보인다.

소뇌의 크기는 대뇌의 10% 정도다. 하지만 신경세포 수는 대뇌가 약 140억 개인 것에 비해 소뇌는 약 1,000억 개나 된다. 그 많은 신경세포를 갖고 있기 위해 좁은 주름을 만들어 표면적을 늘릴 필요가 있는 것이다.

질병 정보

척수소뇌변성증

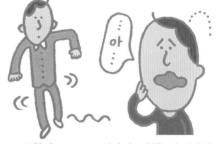

▲ 보행 때
비틀거린다.

▲ 말이 나오지 않는다. 혀가 잘
움직이지 않아서 발음이 이상하다.

소뇌의 위축 때문에 몸을 제대로 움직이지 못하는 운동실조가 서서히 진행하는 질병이다. 원인은 밝혀지지 않았고 병변이 뇌줄기나 척수로 확대되기도 한다. 유전성과 비유전성이 있다.

증상 증상은 질병에 따라 다르게 나타난다. 기립이나 보행 때 비틀거리거나 손발을 잘 움직이지 못하고 신체 떨림, 혀가 잘 움직이지 않는 등의 운동실조가 주요 증상이다. 또 파킨슨병(→39쪽)과 같은 증상이 나타날 경우도 있다. 증상은 천천히 진행한다.

치료 원인이 해명되지 않았다. 운동실조나 현기증 등의 증상을 완화하기 위한 약물치료가 중심이다. 진행을 멈추거나 근본적으로 치료하기 위한 방법을 찾는 중이다.

척수와 척수신경

뇌줄기 아래에서 이어지며 척주관 안을 타고 내려가는 척수는 중추신경이고 척수를
드나들면서 말초로 명령을 전달하고 정보를 모으는 척수신경은 말초신경이다.

●DATA
척수의 두께 : 약 1.0~1.2cm
척수의 길이 : 약 40~45cm
척수의 무게 : 약 25~27g
척수신경의 수 : 31쌍

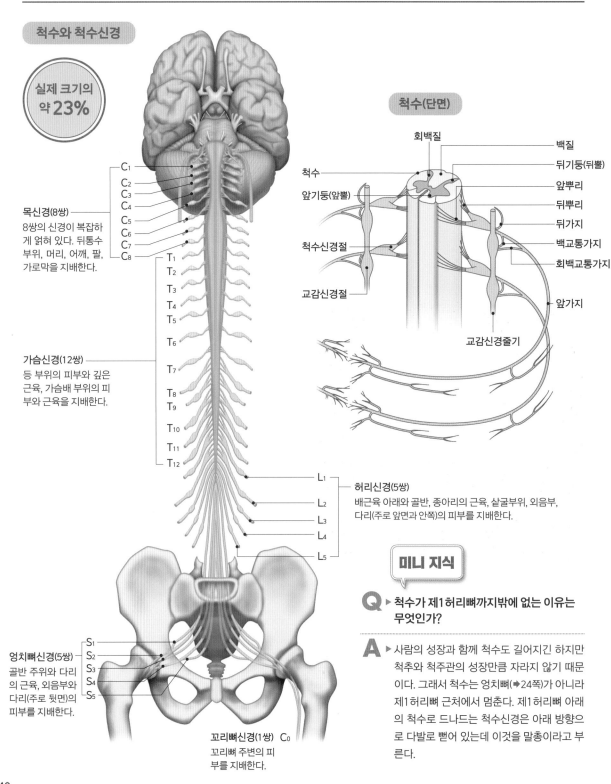

척수와 척수신경

실제 크기의
약 23%

C₁
C₂
C₃
C₄
C₅
C₆
C₇
C₈

목신경(8쌍)
8쌍의 신경이 복잡하
게 얽혀 있다. 뒤통수
부위, 머리, 어깨, 팔,
가로막을 지배한다.

T₁
T₂
T₃
T₄
T₅
T₆
T₇
T₈
T₉
T₁₀
T₁₁
T₁₂

가슴신경(12쌍)
등 부위의 피부와 깊은
근육, 가슴배 부위의 피
부와 근육을 지배한다.

L₁
L₂
L₃
L₄
L₅

S₁
S₂
S₃
S₄
S₅

엉치뼈신경(5쌍)
골반 주위와 다리
의 근육, 외음부와
다리(주로 뒷면)의
피부를 지배한다.

꼬리뼈신경(1쌍) C₀
꼬리뼈 주변의 피
부를 지배한다.

척수(단면)

회백질
백질
뒤기둥(뒤뿔)
척수
앞뿌리
앞기둥(앞뿔)
뒤뿌리
뒤가지
척수신경절
백교통가지
회백교통가지
교감신경절
앞가지
교감신경줄기

허리신경(5쌍)
배근육 아래와 골반, 종아리의 근육, 샅굴부위, 외음부,
다리(주로 앞면과 안쪽)의 피부를 지배한다.

미니 지식

Q ▶ 척수가 제1허리뼈까지밖에 없는 이유는
무엇인가?

A ▶ 사람의 성장과 함께 척수도 길어지긴 하지만
척추와 척주관의 성장만큼 자라지 않기 때문
이다. 그래서 척수는 엉치뼈(➡24쪽)가 아니라
제1허리뼈 근처에서 멈춘다. 제1허리뼈 아래
의 척수로 드드는 척수신경은 아래 방향으
로 다발로 뻗어 있는데 이것을 말총이라고 부
른다.

중추신경인 척수와 말초신경인 척수신경

척수는 숨뇌 아래에서 이어져 척주관 안을 타고 내려가 제1허리뼈 부근까지 뻗어 있다. 척수는 대뇌(➡34쪽)와 뇌줄기(➡38쪽), 소뇌(➡40쪽)와 함께 **중추신경**으로 분류된다.

척수는 앞뒤로 조금 찌그러진 원기둥 모양을 하고 있다. 단면을 보면, 알파벳 'H' 또는 나비가 날개를 펼치고 있는 모양의 회백질이 있고 그 바깥을 백질이 감싸고 있다. 회백질은 신경세포체의 집합이고 백질은 신경섬유로 구성되어 있다.

척수에는 31쌍의 척수신경이 드나들고 있다. 척수신경은 뇌신경과 함께 **말초신경**으로 분류된다. 척수신경은 위아래 척추뼈 사이의 **척추뼈사이구멍**을 통해 드나들고 있다.

명령은 앞쪽에서, 정보는 뒤쪽에서

척수는 뇌에서 나온 명령을 말초로 전달하거나, 말초에서 모인 정보를 대뇌로 중계한다.

뇌에서 말초로 향하는 운동신경은 척수 회백질의 앞기둥(앞뿔)에서 나온다. 척수의 앞쪽으로 나온 **앞뿌리**는 운동신경과 교감신경(➡48쪽)의 신경섬유 다발이다.

말초에서 뇌로 정보를 전하는 감각신경은 척수 뒤쪽의 뒤기둥(뒤뿔)에서 척수로 들어간다. 이 부분을 뒤뿌리라고 하며 감각신경의 신경섬유 다발이다. 뒤뿌리에는 다소 불룩하게 부풀어 있는 척수신경절이 있는데 여기에는 감각신경의 신경섬유 세포체가 있다. 앞뿌리와 뒤뿌리는 합류한 후 몸의 앞쪽으로 앞가지, 뒤쪽으로 뒤가지를 뻗고 있다.

척수반사의 구조

감각신경(지각신경)

운동신경

무릎힘줄을 두드린다.

무릎이 펴진다.

자극 → 무릎힘줄
↓
반응 ← 감각신경
↑ ↓
운동신경 ← 척수

'척수반사'는 위험을 회피하기 위한 기능이다.

무릎 아래의 무릎힘줄을 두드리면 무릎이 쭉 뻗는 '무릎반사'도 척수반사의 하나다. 무릎힘줄을 두드리면 힘줄이 갑자기 잡아당겨졌다고 감지되고 그 정보가 일단 척수에 도달한다. 힘줄과 근육이 잡아당겨지다가 끊어지기라도 하면 안 되므로, 정보가 뇌에 전달되기 전에 척수가 운동신경에 '넙다리네갈래근을 수축시켜라'라는 명령을 내려 무릎이 펴지는 것이다.

질병 정보

척수손상

	완전형	불완전형
상태	척수가 완전히 분리되어 신경전달 기능이 끊어진 상태	척수의 일부가 손상, 압박 등을 받아 기능이 부분적으로 남아 있는 상태
증상	●손상 부위 이하는 운동 기능을 잃는다 ●감각지각 기능을 잃는다 ●이상감각 ●환상팔다리통증(수술 등으로 인해 소실된 팔, 다리, 유방 등에서 느껴지는 통증으로 때로는 가려움이나 무감각으로 나타날 수 있다) 등	운동 기능이 남아 있는 경증부터 감각지각 기능만 남는 중증이 있다

▲ 완전형과 불완전형의 차이

사고나 격렬한 스포츠 때문에 척수가 손상된 것이다. 척추뼈의 골절이나 척추사이원반의 탈출 등을 동반하기도 한다. 손상이 심한 경우는 손상 부분보다 아래에 있는 척수나 척수신경이 담당하는 감각, 운동 등의 기능을 잃는다.

증상 어느 척수가 손상을 입었는지 또 완전형인지 불완전형인지에 따라 증상이 다르다. 목척수 주변이 완전히 끊어진 경우는 머리부터 아래가 움직이지 않고 감각도 없다. 자율신경에도 영향이 있기 때문에 체온조절을 할 수 없게 된다.

치료 척수가 단절되는 등의 완전 손상이라면 원래로 돌아가지 않는다. 손상이 경도이고 불완전한 경우는 재활로 어느 정도 회복을 보이기도 한다. 최근에 줄기세포를 활용한 척수재생 관련 연구가 진행되고 있다.

뇌신경

●DATA
뇌신경의 수 : 12쌍

뇌에 직접 드나드는 말초신경이 뇌신경이다. 주로 머리와 얼굴의 감각과 운동, 시각,
후각, 청각, 미각의 각 감각기를 지배한다.

뇌신경과 각 부위의 연결
뇌신경에는 12쌍이 있고 뇌의 머리뼈아래면으로 드나든다. 주로 머리와 목 부위의 운동 기능과
감각 기능을 지배한다.

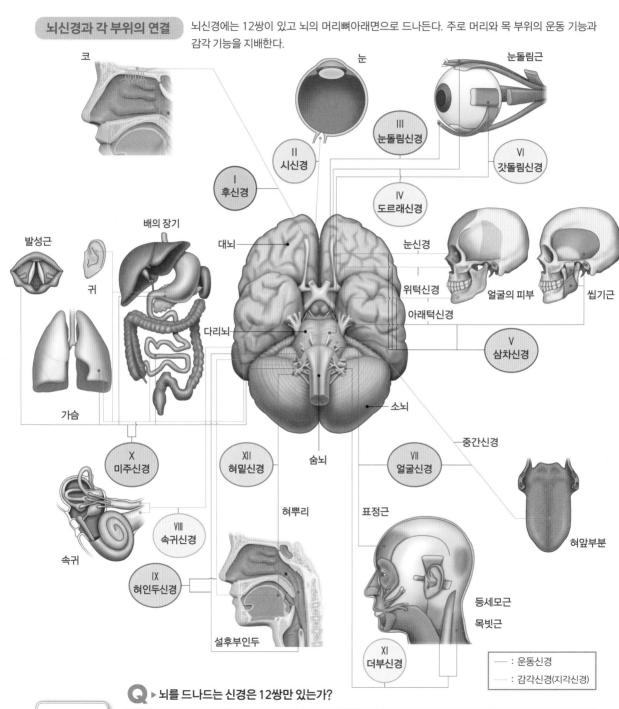

코
눈
눈돌림근
III 눈돌림신경
II 시신경
VI 갓돌림신경
I 후신경
IV 도르래신경
배의 장기
대뇌
눈신경
발성근
위턱신경
얼굴의 피부
씹기근
귀
아래턱신경
다리뇌
V 삼차신경
가슴
소뇌
X 미주신경
XII 혀밑신경
숨뇌
중간신경
VII 얼굴신경
혀뿌리
표정근
VIII 속귀신경
혀앞부분
속귀
IX 혀인두신경
등세모근
목빗근
설후부인두
XI 더부신경

— : 운동신경
--- : 감각신경(지각신경)

Q ▶ 뇌를 드나드는 신경은 12쌍만 있는가?

미니 지식

A ▶ 동물에게는 12쌍 말고 추가로 페로몬과 관계된 종말신경과 보습코신경[서골비 기관 또는 야콥슨 기관이다.
보조적인 후각 기관으로 페로몬의 수용기관으로 알려져 있다]이 있다. 사람의 경우 종말신경과 보습코신경이
태아기에는 보이지만 성인에게는 특정되지 않으며, 존재와 기능에 대한 연구가 진행되고 있다.

목 위 부위의 운동과 감각을 지배한다

뇌신경에는 12쌍이 있고 뇌로 드나드는 장소 앞쪽부터 순서대로 번호가 붙어 있다. 번호는 일반적으로 로마숫자로 표기한다. 제Ⅰ뇌신경인 후신경과 제Ⅱ뇌신경인 시신경은 대뇌(➡34쪽)이고 그 이외에는 뇌줄기(➡38쪽)로 드나든다.

뇌신경은 주로 머리와 얼굴, 목에 있는 다양한 기관의 기능을 조절한다. 뇌신경에는 표정근과 씹기근·혀·눈돌림근의 움직임에 관한 명령을 전하는 운동신경과 머리와 얼굴 피부의 감각·후각·시각·청각·미각의 정보를 뇌로 전하는 감각신경이 있다. 또 운동신경섬유와 감각신경섬유 둘 다 섞인 뇌신경도 있다.(➡아래 표)

자율신경의 기능을 갖는 뇌신경

뇌신경에는 운동신경과 감각신경 외에 내 의지와 관계없이 내장과 기관을 조절하는 자율신경섬유도 있다. 이들은 동공의 크기, 귀밑샘과 혀밑샘 등에서 침샘 분비, 눈물샘의 분비 등을 조절한다. 자율신경 기능을 지닌 뇌신경 중에는 제Ⅹ뇌신경인 미주신경이 중요한 역할을 한다. 뇌줄기에서 나와서 목을 지나 가슴과 배의 장기까지 뻗어 있으며 골반부의 내장을 제외한 심장(➡96쪽), 기관지(➡82쪽), 식도(➡134쪽), 위(➡136쪽), 잘록창자(➡144쪽)의 윗부분 등 장기·기관의 기능을 조절하고 있다. 그렇기 때문에 목신경(경수)을 다쳐 손발 운동과 감각이 장애를 입더라도 가슴과 배에 있는 장기의 기능 대부분은 유지된다.

뇌신경의 역할

Ⅰ	후신경	후각을 전한다 (감각)
Ⅱ	시신경	시각을 전한다 (감각)
Ⅲ	눈돌림신경	눈을 움직인다 (운동) 동공의 움직임에 관여 (자율)
Ⅳ	도르래신경	눈을 움직인다 (운동)
Ⅴ	삼차신경	안면의 감각 (감각) 씹기근의 활동 (운동)
Ⅵ	갓돌림신경	눈을 움직인다 (운동)
Ⅶ	얼굴신경	표정근을 움직인다 (운동) 미각을 전한다 (감각) 눈물샘과 침샘의 기능 (자율)
Ⅷ	속귀신경	청각과 평형감각을 전한다 (감각)
Ⅸ	혀인두신경	목의 움직임에 관여 (운동) 미각과 입의 감각을 전한다 (감각) 혈압 조절에 관여 (자율)
Ⅹ	미주신경	목, 가슴, 배에 있는 장기의 기능을 조절 (자율) 일부 운동신경, 감각신경이 섞인다
Ⅺ	더부신경	목구멍과 턱의 근육을 움직인다 (운동)
Ⅻ	혀밑신경	혀를 움직인다 (운동)

질병 정보

얼굴신경마비

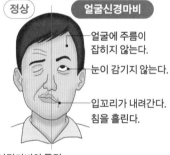

정상　　얼굴신경마비

얼굴에 주름이 잡히지 않는다.

눈이 감기지 않는다.

입꼬리가 내려간다.
침을 흘린다.

▲ 얼굴신경마비의 특징

얼굴 표정근의 움직임을 지배하는 얼굴신경에 장애가 일어나 마비되는 질병이다. 대뇌겉질 등 상위 부분의 장애 때문에 일어난 중추성과 하위의 장애로 일어나는 말초성이 있다. 그중 말초성의 '벨마비'라고 불리는 형태가 많다.

증상 얼굴 근육이 움직이지 않는다. 눈을 감을 수 없고 입꼬리가 내려간다. 침을 흘린다. 좌우 중 한쪽에서 입이 마비된 반대쪽으로 돌아가는 증상이 나타난다. 또 말초성 마비에서는 이마에 주름을 잡을 수 없다.

치료 외상이나 종양, 대상포진, 외이염 등 원인이 되는 질병이 있는 경우는 그 치료를 한다. 원인 불명도 될 수 있으면 빨리 치료를 시작하는 게 좋다. 스테로이드 약 등에 의한 약물요법 외에 한방약에 의한 치료도 한다.

운동신경과 감각신경의 전도로

●DATA
하행성 전도로의 신경세포
: 2개 (예외 있음)
상행성 전도로의 신경세포
: 3개 (예외 있음)

전도로란 신경섬유가 지나는 길을 말한다. 운동신경과 감각신경의 전도로는
목적지에 따라 길이 분리되어 있다.

상행성 전도로
(감각신경)

감각 정보를 대뇌로 전하는 신경섬유의
길이다. 자극의 방향이 아래에서 위를 향
하기 때문에 '상행성 전도로'라고 한다.

하행성 전도로
(운동신경)

대뇌겉질에서 뼈대근육에 운동명령을 전
하는 길이다. 자극이 위에서 아래로 향하기
때문에 '하행성 전도로'라고 한다.

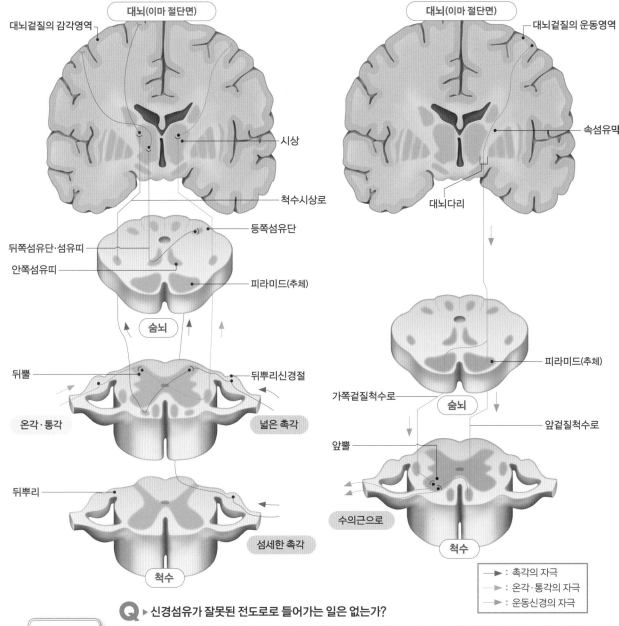

Q ▶ 신경섬유가 잘못된 전도로로 들어가는 일은 없는가?

미니 지식

A ▶ 운동신경의 전도로와 감각신경의 전도로는 달리는 장소와 방향이 다르기 때문에 잘못 들어가지 않는다.
또 같은 전도로 안이라 해도 목적지에 따라 지나는 장소가 구분되어 있기 때문에 중간에 잘못된 전도로로
들어가는 일은 없다.

감각신경의 전도로

감각 정보를 대뇌(➡34쪽)로 전하는 전도로는 자극의 방향이 '상향'만 있으므로 상행성 전도로라고 부른다. 다양한 전도로가 있지만 그림에서는 대표적인 척수시상로와 뒤쪽섬유단·섬유띠를 나타내고 있다.

부위를 특정할 수 없는 넓은 감각이나 온각·통각은 척수의 뒤뿔로 들어와 척수의 신경세포에 전달된다. 그런 다음 반대쪽으로 교차하고 앞 또는 가쪽척수시상로에서 상행해 시상에서 신경세포를 갈아탄 후 대뇌겉질에 도착한다.

부위를 명확히 알 수 있는 섬세한 감각은 척수의 뒤뿌리로 들어와 척수의 뒤쪽을 상행해 숨뇌에서 신경세포를 갈아탄 뒤 등쪽섬유단에서 대각선에 있는 안쪽섬유띠로 교차하고 다시 상행해 시상에서 신경세포를 갈아탄 다음 대뇌겉질에 도달한다.

말초신경의 기능적 분류

말초신경은 체성신경과 자율신경으로 나뉜다. 각각의 기능에 따라 분류한 것이 아래의 그림이다. 이들 말초신경 중 감각신경의 전도로는 상행성이고 다른 신경의 전도로는 하행성이다.

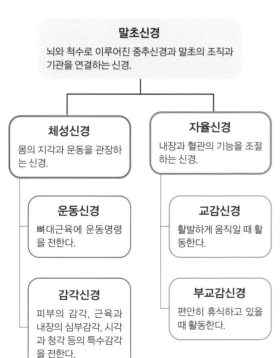

말초신경
뇌와 척수로 이루어진 중추신경과 말초의 조직과 기관을 연결하는 신경.

체성신경
몸의 지각과 운동을 관장하는 신경.

자율신경
내장과 혈관의 기능을 조절하는 신경.

운동신경
뼈대근육에 운동명령을 전한다.

교감신경
활발하게 움직일 때 활동한다.

감각신경
피부의 감각, 근육과 내장의 심부감각, 시각과 청각 등의 특수감각을 전한다.

부교감신경
편안히 휴식하고 있을 때 활동한다.

운동신경의 전도로

운동 명령은 대뇌겉질의 운동영역(➡35쪽)에서 나와 척수를 하행해 척수의 앞뿔에서 말초신경의 신경세포에 전달된 후 목적지인 뼈대근육으로 전해진다. 전달 방향은 중추에서 말초로 '하행'만 있으므로 하행성 전도로라고 한다.

주요 하행성 전도로는 겉질척수로라고 불리는 것이다. 대뇌겉질에서 나온 신경섬유는 대뇌의 속섬유막, 대뇌다리를 거쳐 숨뇌(➡38쪽) 앞쪽에서 피라미드를 만든다. 피라미드에서 한가운데를 가로질러 반대 측으로 교차해 척수의 가쪽겉질척수로를 하행하고 앞뿔의 말초신경 신경세포에 전달한다. 일부는 숨뇌에서 교차하지 않고 곧바로 앞겉질척수로가 된 다음 말초신경에 전달하기 직전에 반대 측으로 교차한다.

질병 정보

마비 (운동마비, 감각마비)

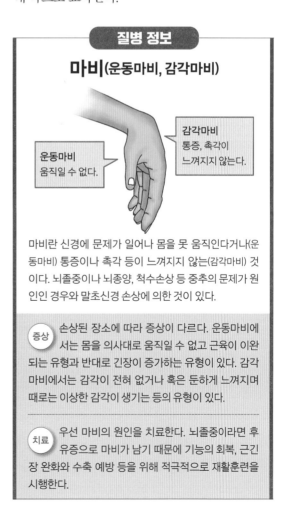

운동마비
움직일 수 없다.

감각마비
통증, 촉각이 느껴지지 않는다.

마비란 신경에 문제가 일어나 몸을 못 움직인다거나(운동마비) 통증이나 촉각 등이 느껴지지 않는(감각마비) 것이다. 뇌졸중이나 뇌종양, 척수손상 등 중추의 문제가 원인인 경우와 말초신경 손상에 의한 것이 있다.

증상 손상된 장소에 따라 증상이 다르다. 운동마비에서는 몸을 의사대로 움직일 수 없고 근육이 이완되는 유형과 반대로 긴장이 증가하는 유형이 있다. 감각마비에서는 감각이 전혀 없거나 혹은 둔하게 느껴지며 때로는 이상한 감각이 생기는 등의 유형이 있다.

치료 우선 마비의 원인을 치료한다. 뇌졸중이라면 후유증으로 마비가 남기 때문에 기능의 회복, 근긴장 완화와 수축 예방 등을 위해 적극적으로 재활훈련을 시행한다.

자율신경계

자율신경은 자신의 의사와는 관계없이 내장과 혈관의 기능을 조절한다. 교감신경과 부교감신경이 있고 대부분의 장기와 기관은 이 두 신경의 지배를 받고 있다.

●DATA
교감신경에 관련된 척수의 수 : 15개
부교감신경에 관련된 척수의 수 : 3개

자율신경계와 각 부위의 연결

교감신경계는 모든 가슴척수와 세 개의 허리척수에서 나와서 교감신경줄기로 들어가 목적지인 기관에 닿는다. 부교감신경계는 뇌줄기와 세 개의 엉치척수에서 시작해 뇌신경, 척수신경의 다발에서 섞이고 목적 기관에 닿는다.

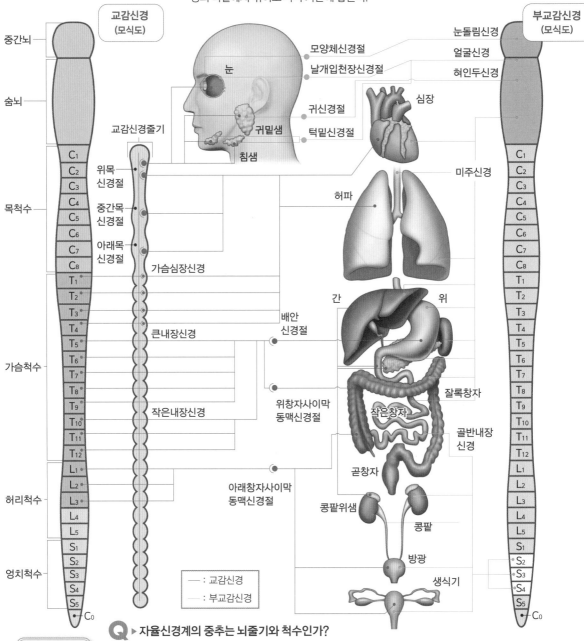

교감신경 (모식도)

부교감신경 (모식도)

중간뇌

숨뇌

목척수

가슴척수

허리척수

엉치척수

C₁ C₂ C₃ C₄ C₅ C₆ C₇ C₈
T₁ T₂ T₃ T₄ T₅ T₆ T₇ T₈ T₉ T₁₀ T₁₁ T₁₂
L₁ L₂ L₃ L₄ L₅
S₁ S₂ S₃ S₄ S₅ C₀

교감신경줄기
위목신경절
중간목신경절
아래목신경절
가슴심장신경
큰내장신경
작은내장신경

모양체신경절
날개입천장신경절
눈
귀신경절
귀밑샘
턱밑신경절
침샘

눈돌림신경
얼굴신경
혀인두신경

심장
미주신경
허파

간
위

배안신경절
위창자사이막동맥신경절
아래창자사이막동맥신경절

잘록창자
작은창자
골반내장신경
곧창자
콩팥위샘
콩팥
방광
생식기

─ : 교감신경
─ : 부교감신경

Q ▶ 자율신경계의 중추는 뇌줄기와 척수인가?

미니 지식

A ▶ 자율신경계의 최상위 중추는 시상하부이다. 뇌줄기와 척수는 시상하부에서 나온 명령을 받아 온몸으로 명령을 보내는 하위 중추이다. 하지만 시상하부의 어느 부분이 교감신경과 부교감신경의 중추인지는 명확히 밝혀지지 않았다.

흥분의 교감신경과 안정의 부교감신경

자율신경계는 말초신경계로 분류되며 자신의 의사와는 관계없이 몸의 장기와 기관을 조절하는 신경계다. 자율신경계에는 교감신경과 부교감신경이 있다.

교감신경은 인체가 흥분이나 긴장을 일으킬 만한 상황일 때 우위로 활동해 몸의 기능을 활동적이고 준비 태세가 되도록 조절한다.

부교감신경은 인체가 휴식할 수 있는 상황일 때 우위로 활동해서 몸을 쉬게 하고 에너지를 축적하도록 조절한다.

많은 장기와 기관은 상반된 기능을 지닌 교감신경과 부교감신경의 지배를 받고 있는데 이것을 이중지배라고 부른다.

자율신경계의 신경전도

교감신경은 제1가슴척수에서 제3허리척수의 회백질 가쪽기둥에서 시작하며, 척수(➡42쪽)의 앞뿌리에서 나와 척주의 양측에서 세로로 뻗어 있는 교감신경줄기로 들어간다. 많은 수가 여기에서 신경세포를 갈아타고, 일부는 배안의 신경절에서 신경세포를 갈아탄 뒤 온몸의 장기와 기관에 명령을 전하는 신경섬유를 뻗는다.

부교감신경은 뇌줄기(➡38쪽)와 제2부터 제4엉치척수에서 시작하는데 여기에서 나온 신경섬유는 지배하는 장기 근처에 있는 신경절에서 신경세포를 갈아탄 다음 그 신경섬유를 장기와 기관으로 뻗는다. 즉 교감신경과 부교감신경은 같은 장기와 기관에 분포하고 있더라도 그 지나는 길은 다르다.

자율신경계의 활동

	교감신경	부교감신경
동공	확대	축소
눈물샘	짠 눈물	싱거운 눈물
심박수	증가	감소
근육의 혈관	확장	수축
피부의 혈관	수축 또는 확장	–
기관지	확장	수축
소화샘	분포하는 혈관 수축	위액분비 과잉
장연동	억제	과잉
혈당치	상승	–
방광 벽	이완	수축
방광조임근	수축	이완
대사	과잉	–

위 표는 자율신경계인 교감신경과 부교감신경의 활동을 나타낸 것이다. 표만 봐도 알 수 있듯이 교감신경과 부교감신경은 서로 반대로 움직인다.

질병 정보

자율신경실조증

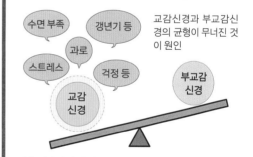

교감신경과 부교감신경의 균형이 무너진 것이 원인

자율신경계와 관련한 다양한 증상을 호소하지만 염증이나 종양 등의 기질적인 질병이 없는 상태를 말한다. 스트레스나 수면 부족 등 때문에 자율신경의 교감신경과 부교감신경의 균형이 깨진 것을 원인으로 보고 있다.

증상 두통, 현기증, 호흡곤란, 두근거림, 가슴통증, 식욕부진, 위처짐, 피로감, 변비, 설사, 불면, 월경불순 등 다양한 증상이 나타난다. 우울증, 과다호흡증후군, 정서불안정 등의 정신 증상이 나타날 때도 있다.

치료 충분한 수면을 취하고 균형 잡힌 식사를 하며 스트레스를 해소하는 등 생활습관을 개선한다. 그리고 항불안제나 한방약 등의 약물요법을 시행한다. 증상에 따라서는 행동요법이나 자율훈련법, 심리 상담을 시행한다.

시냅스에서의 신경전달

신경계의 기본적인 단위는 신경세포(뉴런)다. 신경세포가 서로 복잡한 신경망을 구성해
엄청난 양의 정보를 초고속으로 처리하고 있다.

●DATA
시냅스의 크기
: 지름 약 1~2㎛
시냅스 틈새의 크기
: 약 20~40nm

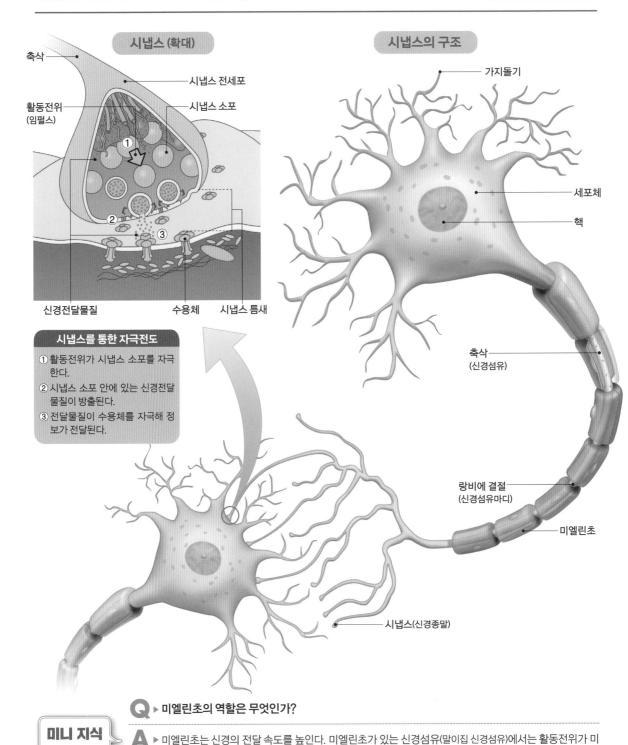

시냅스 (확대)

축삭

시냅스 전세포

활동전위
(임펄스)

시냅스 소포

① ② ③

신경전달물질   수용체   시냅스 틈새

시냅스를 통한 자극전도

① 활동전위가 시냅스 소포를 자극
한다.
② 시냅스 소포 안에 있는 신경전달
물질이 방출된다.
③ 전달물질이 수용체를 자극해 정
보가 전달된다.

시냅스의 구조

가지돌기

세포체

핵

축삭
(신경섬유)

랑비에 결절
(신경섬유마디)

미엘린초

시냅스(신경종말)

Q ▸ 미엘린초의 역할은 무엇인가?

미니 지식

A ▸ 미엘린초는 신경의 전달 속도를 높인다. 미엘린초가 있는 신경섬유(말이집 신경섬유)에서는 활동전위가 미
엘린초를 건너뛰며 이루어지므로 빠르게 전달되고 미엘린초가 없는 신경섬유(민말이집 신경섬유)에서는
전달 속도가 극단적으로 느려진다.

신경세포(뉴런)의 기본 구조

인체에서 발생한 정보는 **신경세포**(뉴런)가 전달한다. 신경세포는 세포체와 가지돌기, 축삭으로 이루어진다. 축삭과 가지돌기 중 유난히 길게 뻗어 있는 것을 신경섬유라고 부른다.

가지돌기는 정보를 신경세포에 입력하기 위한 돌기다. 이에 비해 축삭은 정보를 다음 신경세포로 전달하기 위해 출력하는 돌기다. 축삭에는 신경교세포의 일종이 축삭을 둘러싼 말이집(수초)이 있는 것과 없는 것이 있다. 육안으로 보이는 굵은 '신경'은 이 축삭이 모여 굵직한 다발이 된 것이다. 또 뇌와 척수에서 신경섬유가 모인 부분을 백질이라 하는데 이는 말이집이 하얗기 때문이다.

활동전위가 전달된다

신경세포가 자극을 받으면 **활동전위**(임펄스)가 발생하고 이것을 흥분이라고 부른다. 이 흥분이 세포 내에서 차례차례 퍼지면서 정보가 전달되는 것이다.

축삭의 끝부분과 다음 세포의 접촉 부분인 시냅스에는 시냅스 틈새라는 아주 좁은 간격이 있다. 즉 시냅스(신경종말)와 다음 세포는 서로 딱 붙어 있는 게 아니다. 그런데도 정보가 전달될 수 있는 것은 **신경전달물질**이 제 역할을 하는 덕분이다. 활동전위가 시냅스의 시냅스 소포를 자극하면 그 안에 있는 신경전달물질이 시냅스 틈새에 방출되고 이것이 다음 세포막에 있는 수용체를 자극해 활동전위를 일으킨다.

주요 신경전달물질

분류	명칭	특징
아세틸콜린	아세틸콜린	부교감신경, 운동신경에 관계한다. 기억, 학습, 렘수면에 관여하고 있다.
아미노산	글루탐산	흥분 작용이 있다. 기억과 학습에 관계한다.
	γ(감마)-아미노부티르산	GABA라고 불린다. 억제성이 있다. 불안과 긴장, 경련을 진정시킨다.
모노아민류	도파민	운동 조절. 행동을 일으킬 때의 동기부여. 쾌락과 기쁨의 감각을 일으킨다.
	노르아드레날린	교감신경의 말단에서 분비된다. 스트레스호르몬으로도 기능한다. 불안, 공포를 일으키거나 기억, 집중, 각성에 관여한다.
	세로토닌	각성 상태를 유지한다. 정신안정 작용이 있다.
	멜라토닌	수면 유도, 생체리듬 조절을 한다.
	히스타민	각성·흥분 작용이 있다.
펩티드	엔도르핀	뇌내마약이라고도 불린다. 안도감과 쾌감, 강한 진정 작용이 있다.
	옥시토신	스트레스 경감, 학습, 통증에의 내성 작용이 있다.

위 표는 주요 신경전달물질의 특징을 분류한 것이다. 체내에서 필요할 때 분비되고 있다.

질병 정보
약물의존

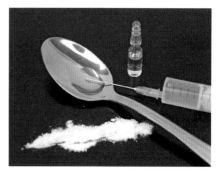

알코올, 대마, 헤로인, 각성제, 유기용제 등의 약물에 탐닉하고 지속적으로 의존하는 정신의존, 심한 과다 행동과 환각, 초조함, 떨림 등이 자주 나타나는 섬망, 경련 같은 이탈 증상이 나타나는 신체 의존 상태.

증상 취한 상태, 흥분, 환각 등의 증상은 약물에 따라 다르다. 유기용제 의존자의 경우 말이집이나 신경세포가 파괴되고 대뇌겉질의 위축, 뇌실의 확장을 볼 수 있으며 망상, 환각 등의 정신 장애가 나타난다.

치료 약물을 중지한다. 또는 물질에 따라서는 작용이 약한 것을 쓰거나 원인 물질을 사용했을 때 기분이 되레 나빠지게 하는 약을 투여해 서서히 의존증에서 벗어나게 한다. 집단정신요법 등을 시행하기도 한다.

뇌·신경계의 질병

뇌·신경계의 질병은 갑자기 일어나고 상태가 급변한다는 점이 특징이다. 생명을 위협하는 위험도가 높으며 경우에 따라서는 후유증이 남는다. 여기서는 뇌졸중(뇌출혈, 거미막밑출혈, 뇌경색)과 신경통을 살펴본다.

뇌졸중

뇌의 혈관(주로 동맥)이 갑자기 터지거나 막히면 정상적인 혈류가 멈추고 산소가 결핍되어 뇌조직이 손상된다. 그 결과 마비나 의식 장애 등이 오거나 심하면 사망하기도 하는데 이러한 질병을 통틀어 뇌졸중이라고 한다. 뇌출혈, 뇌경색(뇌혈전과 뇌색전), 거미막밑출혈 등이 있다.

고혈압, 지질이상증, 비만, 당뇨병 등과 관계가 깊고 중장년 이후에 많이 발병한다. 한편 생활습관병과 관계 없는 비교적 젊은 사람에게 일어나기도 한다.

대개 갑자기 발병하며 생명을 구하기 위해 그리고 뇌손상이 최소화되도록 응급 치료가 필요하다. 생명을 구했더라도 뇌손상 정도에 따라서는 중대한 후유증이 남아 일상생활에 간병이 필요해질 수 있다.

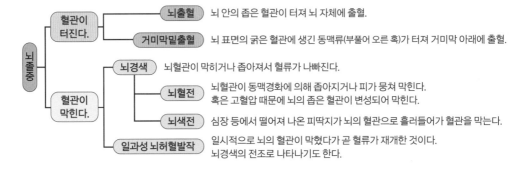

- **혈관이 터진다.**
  - **뇌출혈** 뇌 안의 좁은 혈관이 터져 뇌 자체에 출혈.
  - **거미막밑출혈** 뇌 표면의 굵은 혈관에 생긴 동맥류(부풀어 오른 혹)가 터져 거미막 아래에 출혈.
- **혈관이 막힌다.**
  - **뇌경색** 뇌혈관이 막히거나 좁아져서 혈류가 나빠진다.
    - **뇌혈전** 뇌혈관이 동맥경화에 의해 좁아지거나 피가 뭉쳐 막힌다. 혹은 고혈압 때문에 뇌의 좁은 혈관이 변성되어 막힌다.
    - **뇌색전** 심장 등에서 떨어져 나온 피딱지가 뇌의 혈관으로 흘러들어가 혈관을 막는다.
  - **일과성 뇌허혈발작** 일시적으로 뇌의 혈관이 막혔다가 곧 혈류가 재개된 것이다. 뇌경색의 전조로 나타나기도 한다.

뇌출혈

뇌의 혈관이 터져서(파열돼서) 뇌 자체로 피가 고이는 질병이다. 뇌내출혈이라고도 한다. 고혈압, 동맥경화에 의해 약해진 혈관 파열이 가장 많다고 보고되어 있다.(이를 고혈압성 뇌출혈이라고도 부른다.) 또한 뇌동정맥기형이라는 뇌혈관의 선천적 이상이나 혈액 자체의 이상(혈소판 이상, 응고 기능의 이상)이 원인일 경우도 있다. 이 밖에 노령, 흡연, 음주, 당뇨병 등도 원인이다. 50~60대에 많이 발병한다.

출혈된 혈액이 뇌조직을 압박하고 심하면 뇌부종이 일어나 뇌 기능 장애가 생긴다. 출혈량이 많으면 생명 기능의 중추인 뇌줄기가 압박되어 사망하기도 한다.

출혈 부위는 시상과 그 옆에 있는 대뇌기저핵의 조가비핵에 많고 대뇌겉질 밑, 다리뇌, 소뇌 등에도 일어난다.

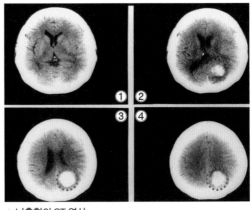

▲ 뇌출혈의 CT 영상
왼쪽 위(정상)에서 오른쪽 아래로 갈수록 뇌출혈부(빨간 점선부)가 서서히 넓어지고 있는 것을 알 수 있다.

증상

평소처럼 활동하고 있는데 갑자기 두통이나 구토, 의식 장애, 얼굴이나 손발의 한쪽 마비 등이 일어난다. 단, 출혈 부위나 출혈의 정도에 따라 증상이 다르다. 조가비핵이나 시상, 소뇌의 출혈에서는 검은 눈동자가 한쪽 또는 안쪽 아래 방향으로 쏠리기도 한다. 또 두통과 현기증은 소뇌출혈에서 특히 강한 경향이 있다.

손상된 뇌조직은 원래로 돌아가지 않기 때문에 운동마비나 감각 장애, 언어 장애 등의 후유증이 남기도 한다.

치료

발작 직후인 급성기에는 생명을 구하는 치료가 최우선이다. 기도를 확보하고 지혈제를 투여하며 강압제로 혈압을 컨트롤한다. 출혈 부위에 따라서는 고여 있는 혈종을 제거하는 수술을 할 수 있다. 시상이나 뇌줄기 출혈의 경우 또는 출혈이 지극히 소량인 경우는 수술을 적용하지 않는다.

급성기를 벗어나면 가능한 한 빨리 재활을 시작한다. 남은 기능을 최대한으로 활용해 일상 동작이 가능하게 하는 것과 사회 복귀가 재활의 목적이다.

거미막밑출혈

뇌를 둘러싸고 있는 세 장의 막 중에 한가운데 있는 거미막과 가장 안쪽에 있는 연질막 사이의 출혈을 말한다. 이곳에는 뇌 척수액이 있기 때문에 혈액은 뇌척수액과 섞이며 응고하지는 않는다. 뇌의 동맥 분기점 등에서 생긴 혹(뇌동맥류)이나 선천성 뇌동정맥기형 부분이 파열돼서 출혈하는 게 원인이다.

거미막밑출혈은 연간 1만 명 중 2명꼴로 발병한다. 40~60대에 많고 흡연과 고혈압, 과음, 감염병 등도 발병의 원인이 된다. 사망률이 높고 생명을 구하더라도 중대한 후유증이 남기도 한다.

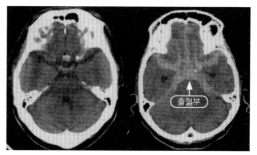

▲ 정상(좌)과 거미막밑출혈의 뇌 CT 영상
(영상 제공 : 일본뇌신경외과학회)

증상
갑자기 극심한 두통이 일어난다. 마치 망치로 얻어맞은 것 같은 극심한 통증이 특징이다. 메슥거림이나 구토를 동반하거나 목 근육이 뻣뻣하게 굳어 고개를 숙이기 힘들어진다.(목경직) 의식 장애를 일으킬 수 있지만 마비나 언어 장애는 드물다.

치료
급성기이면서 중증일 때는 생명을 구하는 것이 최우선이다. 혈압과 두개내압을 컨트롤하고 재출혈을 예방한다. 뇌동맥류 파열이 원인일 때는 머리뼈를 절개해서 파열된 동맥류를 클립으로 묶거나 혈관 내부로 들어가 동맥류가 일어난 부분에 코일을 넣어 지혈하는 방법을 쓸 수 있다.

뇌경색

뇌혈관에 무언가가 쌓여 혈액이 지나가지 못해 뇌에 산소 공급이 끊겨 뇌조직이 죽는 질병이다. 크게 뇌혈전과 뇌색전으로 나뉘며 발병 배경에는 동맥경화가 많고 고혈압, 비만, 흡연, 음주, 당뇨병, 지질이상증, 탈수, 심장 질환 등도 원인이다.

뇌경색 증상이 나타났으나 몇 분 또는 길어도 24시간 이내에 사라지는 것을 일과성 뇌허혈발작이라고 한다. 뇌경색의 전조 증상으로 보기도 하며 일부에서는 이후에 실제로 뇌경색이 일어난다.

뇌혈전

뇌색전

혈전

혈관

▲뇌혈전과 뇌색전의 차이 (모식도)

뇌혈전

증상
동맥경화로 혈관 안쪽이 좁아지고 여기에 피가 덩어리(혈전)져 혈관이 막히는 질병이다. 증상은 서서히 진행하며 술에 취한 듯 발음을 잘하지 못하거나 실어증 등의 언어 장애, 손발의 마비가 일어난다. 중증의 경우 혼수상태에 빠진다.

치료
중증이며 급성기 때는 생명을 구하는 것이 최우선이다. 혈전을 녹이는 약과 혈액이 응고되지 않게 하는 약을 투여한다. 샅굴 부위에 카테터를 넣어 혈전을 제거하거나 직접 혈전을 녹이는 약을 투여하기도 한다.

뇌색전

증상
심장 등 다른 장소에 생겼던 혈전 등의 덩어리(색전)가 혈류를 타고 뇌에 들어와 쌓인 것이다. 갑자기 발작이 일어나고 뇌혈전과 같은 증상이 몇 분 후에 나타난다. 증상이 뇌혈전보다 곧바로 나타나고 중증일 경우가 많은 게 특징이다.

치료
뇌에 쌓인 것이 혈전일 경우 이를 녹이는 약을 투여한다. 심한 뇌부종을 개선하고 뇌를 보호하는 약을 투여한다. 재발을 예방하기 위해 항응고제를 투여하고 혈전의 공급원이 된 심근경색이나 판막증 같은 심장 질환을 관리한다.

신경통

신경통이란 어떤 원인으로 말초신경이 자극되어 통증을 느끼는 증상으로, 병명은 아니다. 갑자기 통증이 있다가도 잠시 가만히 있으면 나아지고 그러다 다시 아프고 하는 일이 반복된다. 삼차신경통, 갈비뼈사이신경통, 궁둥뼈신경통 등이 있다.

외상이나 감염병, 변형된 뼈나 종양, 척추사이원반탈출증 등 때문에 말초신경이 압박되거나 당겨지는 게 원인이다. 원인을 알 수 없는 경우도 있다.

삼차신경통

증상

일명 얼굴신경통이다. 뇌신경의 얼굴신경에서 나온 감각신경인 삼차신경이 자극되어 일어난다. 한쪽 얼굴에 갑자기 극심한 통증을 느낀다. 잇몸이나 귀에 통증이 나타나기도 한다. 비교적 여성에게 많은 경향이 있다.

치료

항간질제나 진통제 등에 의한 약물치료를 한다. 그래도 충분한 효과가 나타나지 않는 경우 통증을 일으키고 있는 신경에 마취약을 직접 주입하는 신경차단술이나 신경을 압박하고 있는 혈관을 절제하는 수술을 시행하기도 한다.

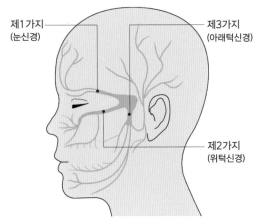

제1가지
(눈신경)

제3가지
(아래턱신경)

제2가지
(위턱신경)

▲ 삼차신경이 뻗은 모양

궁둥뼈신경통

증상

궁둥신경이 뻗어 있는 엉덩이와 허벅지 뒤쪽, 종아리에 극심한 통증이 있다. 궁둥신경의 뿌리에 해당하는 허리뼈의 척추사이원반탈출증이나 궁둥신경이 근육의 압박을 받았기 때문이다. 원인이 불명인 것도 있다.

치료

종양이나 척추사이원반탈출증 등 명확한 원인이 있는 경우는 그 치료를 시행한다. 진통제 등 약물치료 외에 신경차단술, 허리에 코르셋 착용, 핫팩 등을 이용한 온열요법, 침과 뜸 등을 시행하기도 한다.

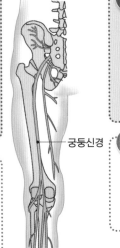

궁둥신경

▲ 궁둥신경이 뻗은 모양

갈비뼈사이신경통

증상

갈비 사이를 따라 위치하는 갈비사이신경에 극심한 통증이 있다. 대부분은 한쪽이 아프며 호흡, 기침, 배에 힘을 강하게 준다거나 자세를 갑자기 변경하는 것 등이 원인이다. 대상포진이나 암의 전이가 원인일 경우도 있다. 협심증의 통증과 닮았기 때문에 절대 가볍게 보지 말아야 한다.

치료

진통제 투여가 기본이다. 신경차단술을 시행하기도 한다. 습포제를 붙이거나 갈비뼈 고정, 온열요법, 침과 뜸 등을 시행한다. 경증이라면 발병 계기가 될 만한 것을 하지 않는 등 조심하면서 자연 치유를 기다린다.

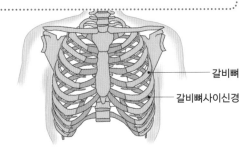

갈비뼈

갈비뼈사이신경

▲ 갈비뼈사이신경이 뻗은 모양

3장

감각기

시각, 청각, 후각, 평형감각, 미각과 피부감각을 감지
하고 그 정보를 뇌에 전달하는 감각기의 구조와 기능
을 해설한다. 피부감각의 수용기는 온몸의 피부에 있
고 그 외의 감각 수용기는 머리에 있다.

눈의 구조

눈은 시각 정보를 감지하는 감각기다. 눈 안쪽에 있는 망막에는 시세포가 분포해 있는데
색깔을 감지하는 원추세포와 명암을 감지하는 막대세포가 나란히 늘어서 있다.

●DATA
눈의 지름 : 약 2.5cm
눈의 부피 : 약 8cm²
시세포의 수
 막대세포 : 1억 개 이상
 원추세포 : 400만~700만 개

눈과 그 주변의 구조 (오른쪽 눈)

실제 크기의
약 280%

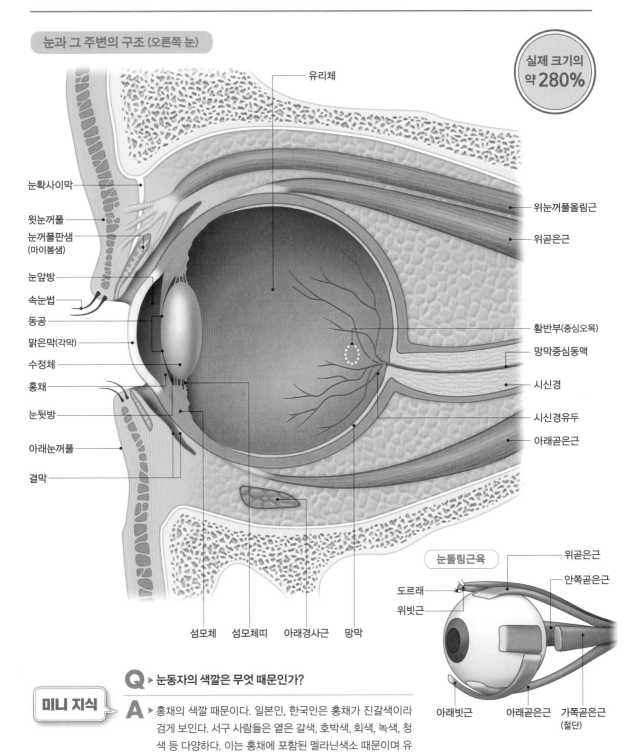

유리체

눈확사이막
윗눈꺼풀
눈꺼풀판샘
(마이봄샘)
눈앞방
속눈썹
동공
맑은막(각막)
수정체
홍채
눈뒷방
아래눈꺼풀
결막

위눈꺼풀올림근
위곧은근

황반부(중심오목)
망막중심동맥
시신경
시신경유두
아래곧은근

섬모체   섬모체띠   아래경사근   망막

눈돌림근육

도르래
위빗근

위곧은근
안쪽곧은근

아래빗근   아래곧은근   가쪽곧은근
(절단)

Q ▶ 눈동자의 색깔은 무엇 때문인가?

미니 지식

A ▶ 홍채의 색깔 때문이다. 일본인, 한국인은 홍채가 진갈색이라
검게 보인다. 서구 사람들은 옅은 갈색, 호박색, 회색, 녹색, 청
색 등 다양하다. 이는 홍채에 포함된 멜라닌색소 때문이며 유
전자에 의해 결정된다.

눈확에 담겨 있는 눈의 구조

눈은 머리뼈의 이마뼈와 광대뼈, 나비뼈 등으로 둘러싸인 눈확이라 부르는 오목한 곳에 들어앉아 있다.

눈의 표면은 맑은막(각막)으로 덮여 있다. 맑은막 안쪽으로 홍채가 있고 홍채가 둘러싼 구멍이 동공이다. 홍채 안쪽에 수정체가 있고 수정체는 그 주변의 모양체와 모양체소대에 연결돼 있다. 맑은막과 홍채 사이를 눈앞방, 홍채와 수정체 사이의 좁은 공간을 눈뒷방이라고 한다.

수정체 안쪽의 넓은 공간에는 젤 형태의 유리체가 있다. 눈의 가장 안쪽에 있는 망막에는 혈관이 펼쳐져 있다. 눈의 가장 끝 중앙에서 약간 유리체 쪽 지점에는 시신경과 혈관이 한곳으로 모이는 시신경유두가 있다.

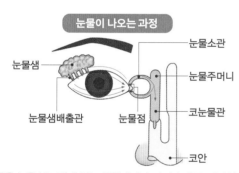

눈물이 나오는 과정

눈물샘 · 눈물소관 · 눈물주머니 · 눈물샘배출관 · 눈물점 · 코눈물관 · 코안

눈물은 눈을 부드럽게 하는 윤활제이며 먼지와 세균, 자외선 등으로부터 눈을 보호하는 역할도 한다. 눈물은 윗눈꺼풀의 바깥쪽 가장자리에 있는 눈물샘에서 분비된다. 눈이 촉촉하도록 언제나 조금씩 분비되고 있으며 때로는 울거나 웃는 등의 감정에 따라 많은 눈물이 나온다. 분비된 눈물은 눈앞머리의 눈물점에서 눈물소관으로 들어가 눈물주머니와 코눈물관을 통과해 코안으로 흐른다.

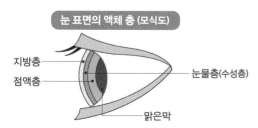

눈 표면의 액체 층 (모식도)

지방층 · 점액층 · 눈물층(수성층) · 맑은막

눈의 표면을 덮고 있는 눈물은 3중으로 구성되어 있다. 표면에는 눈썹 뿌리에 있는 샘에서 분비되는 지방층, 그다음에는 눈물샘에서 나오는 눈물층, 가장 안쪽에는 결막의 세포에서 분비되는 점액층이 있다.

빛을 감지하는 세포인 막대세포와 추상세포

눈의 바깥에는 6개의 눈돌림근육이 붙어 있으며 이 근육들에 의해 눈은 상하좌우로 움직일 수 있다. 눈돌림근육은 눈돌림신경과 도르래신경의 명령을 받는다.(➡44쪽)

눈에 들어온 빛은 일단 맑은막을 지나 수정체에서 굴절해 망막에 도달하는데 망막에는 빛을 감지하는 시세포가 나란히 있다. 시세포에는 명암을 감지하는 막대세포와 색을 감지하는 추상세포가 있으며, 추상세포는 적, 녹, 청 각각의 빛을 감지한다. 눈을 통해 들어온 빛이 상을 맺는 망막의 중심부에는 살짝 들어간 중심오목과 그 주변인 황반부가 있고 여기에 추상세포가 집중 분포한다. 이에 비해 막대세포는 망막의 주변부에 많이 분포한다.

질병 정보

녹내장

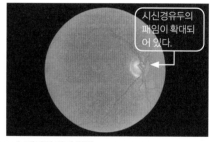

시신경유두의 파임이 확대되어 있다.

▲ 녹내장의 안저 사진

녹내장은 안압이 높아지고 시신경이 모이는 시신경유두의 함몰이 확대된 것이다. 중증의 경우에는 실명하기도 한다. 노화 혹은 유전적 소인 등이 관여한다고 여겨지나 확실히 밝혀지지 않았다.

증상 안압이 높은 것 말고는 자각 증상이 없을 수도 있다. 눈의 피로, 시력 저하, 침침함 등의 증상이 있다. 시야의 주변이 희미하고 이지러지게 보이기도 한다. 갑자기 안압이 높아지면 극심한 두통이나 메슥거림 등이 나타난다.

치료 안압을 낮추기 위해 내복약과 점안약을 투여한다. 급격하게 안압이 올랐을 때는 그 원인이 되는 안구방수[전안방과 후안방을 가득 채운 투명한 액체]를 배출하기 위해 레이저로 동공을 여는 수술이나 홍채의 일부를 절개하는 수술을 하기도 한다.

시각의 구조

사물을 본다는 뜻은 눈으로 감지한 시각 정보를 대뇌겉질에서 통합, 분석해 무엇을 봤는지 인지하는 것을 말한다.

●DATA
망막의 두께
: 약 0.1~0.5mm
망막의 지름
: 약 4cm

사물이 보이는 방식

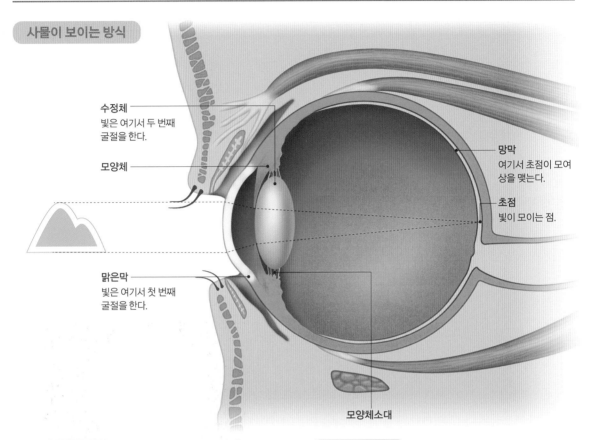

수정체
빛은 여기서 두 번째 굴절을 한다.

모양체

망막
여기서 초점이 모여 상을 맺는다.

초점
빛이 모이는 점.

맑은막
빛은 여기서 첫 번째 굴절을 한다.

모양체소대

가까운 것을 볼 때 모양체근이 수축하면 모양체소대는 느슨해지고 수정체는 두꺼워져 가까운 대상물에 초점을 맞춘다.

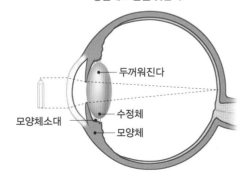

두꺼워진다

모양체소대

수정체

모양체

먼 것을 볼 때 모양체근이 이완되면 모양체소대가 당겨지고 수정체가 얇아져 먼 곳의 대상물에 초점을 맞춘다.

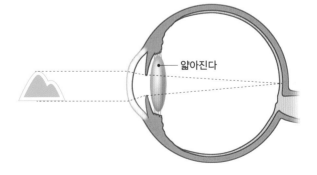

얇아진다

Q ▶ 근시와 원시의 차이는 무엇인가?

미니 지식

A ▶ 근시는 각막의 굴절률이 너무 높아서 혹은 눈의 안쪽 길이가 길기 때문에 초점이 망막보다 앞부분에서 맺히는 것이다. 한편 원시는 각막의 굴절률이 낮아서 혹은 눈의 안쪽 길이가 짧기 때문에 초점이 망막보다 뒤에서 맺히는 것이다.

망막에 초점을 맞춘다

눈에 들어온 빛이 맑은막과 수정체에서 굴절해 망막에 초점이 딱 맞으면 사물이 또렷하게 보인다. 하지만 사물과의 거리가 변했다면 동일한 굴절률로는 초점을 맞출 수 없을 것이다. 맑은막의 두께와 수정체의 위치는 바꿀 수 없으므로 초점을 맞추기 위해서는 수정체의 두께를 변화시켜야 한다. 수정체의 두께는 **모양체**(민무늬근육)로 조절한다.

모양체에 의해 수정체의 두께를 두껍게 하면 가까운 것에, 수정체를 얇게 하면 먼 사물에 초점이 맞는다. 나이가 들면 가까운 것이 보기 어려워지는 노안은 수정체의 탄력성이 낮아져서 두께 조절이 어려워지기 때문이다.

사물은 본다는 것은

눈에 들어온 빛을 망막에서 감지하는 것만으로는 '보인다'라고 할 수 없다. 망막에서 감지된 정보가 눈 속에 있는 시신경을 통해 대뇌(➡34쪽) 뒤통수 부위에 있는 시각영역(➡35쪽)에 도달해야 하고 대뇌가 그 정보를 기억과 다른 정보와 비교·대조해서 이것이 무엇인지를 분석, 판단해야 비로소 '○○이 보인다'라고 인지할 수 있다.

사람은 2개의 눈이 좌우에 조금 떨어져 위치하고 있기 때문에 눈에 비치는 상은 똑같지 않고 조금 어긋나 있다. 이 어긋나 있는 정보를 대뇌에서 재구성해 해석한 덕분에 사물이 입체적으로 보이고 사물까지의 거리까지 파악할 수 있는 것이다. 이것을 입체시라고 한다.

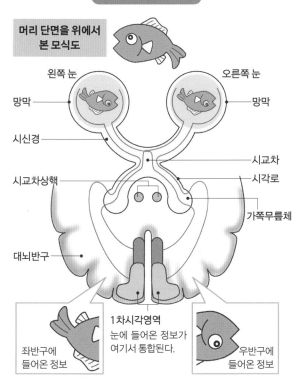

시신경교차의 방식

머리 단면을 위에서 본 모식도

왼쪽 눈 / 오른쪽 눈
망막 / 망막
시신경
시교차
시교차상핵
시각로
가쪽무릎체
대뇌반구
1차시각영역
눈에 들어온 정보가 여기서 통합된다.
좌반구에 들어온 정보
우반구에 들어온 정보

시신경은 뇌바닥 부분에서 교차한다. 이것을 시신경교차 또는 시교차라고 부른다.

망막에서는 상하좌우가 역전한 상으로 감지된다. 좌우의 눈 바깥쪽에서 감지한 정보는 같은 쪽의 대뇌반구로, 눈 안쪽에서 감지한 정보는 시신경교차에서 교차되어 반대쪽 대뇌반구로 전송된다. 그런 다음 대뇌가 좌우의 시각영역에 들어온 정보를 통합·재구성해 올바른 사물로 인식한다.

질병 정보
망막박리

증상	특징
날파리증	눈앞에 검은 점이나 벌레가 날아다니는 것처럼 보인다.
광시증	시야에서 반짝거리는 빛 혹은 강하게 번쩍거리는 빛이 보인다.
시야 결손	사물의 일부가 안 보인다.
시력 저하	시야가 흐릿하다.

▲ 망막박리의 주요 초기 증상

망막이 눈의 벽면에서 벗겨져 시력에 문제가 생기는 질병이다. 망막에 생긴 구멍 부위부터 벗겨지는 경우와 구멍 없이 망막이 축 늘어지면서 벗겨지는 경우가 있다. 전자는 고도의 근시나 고령자, 후자는 염증이나 종양 등이 원인이다.

증상 통증이 없다. 초기에는 눈앞에 작은 벌레가 많이 날아다니는 것처럼 보이는 날파리증이나 빛이 없는데도 빛이 보이는 광시증이 있을 수 있다. 시야의 일부분이 결손되거나 시력이 저하된다.

치료 망막의 구멍을 레이저로 응고하거나 안구 바깥에 무언가를 대어 망막과 눈의 벽면을 밀착하는 수술을 시행한다. 또 눈 안에 가스를 넣어서 망막을 원래의 위치로 되돌리기도 한다. 종양 등이 원인인 경우는 그에 해당하는 치료를 한다.

귀의 구조와 청각의 방식

귀는 청각 정보와 평형감각을 감지하는 감각기다. 소리 진동의 주파수와 크기를 감지해
다양한 소리를 구별할 수 있다.

●DATA
바깥귀길의 길이 : 약 2~3cm
고막의 길이 : 약 8~10mm
고막의 두께 : 약 0.1mm
달팽이관 전체의 길이
  : 약 30mm

귀의 구조

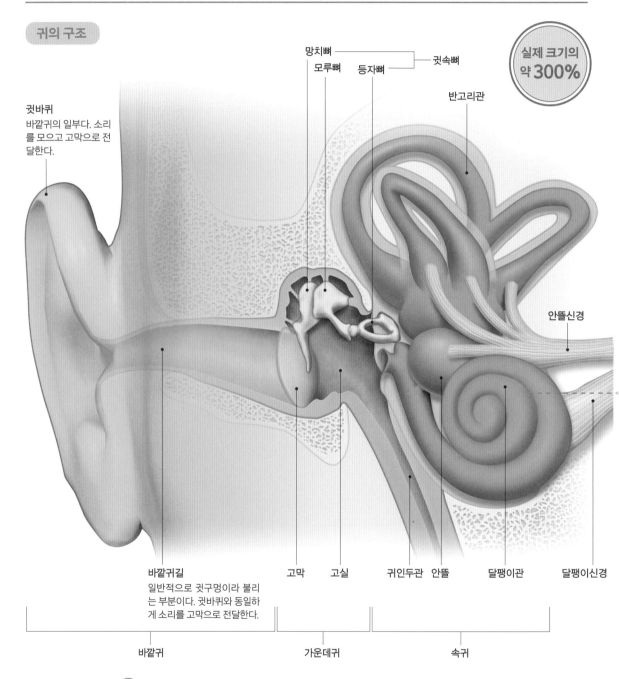

실제 크기의
약 300%

망치뼈
모루뼈 등자뼈 귓속뼈
반고리관

귓바퀴
바깥귀의 일부다. 소리
를 모으고 고막으로 전
달한다.

안뜰신경

바깥귀길
일반적으로 귓구멍이라 불리
는 부분이다. 귓바퀴와 동일하
게 소리를 고막으로 전달한다.

고막   고실   귀인두관 안뜰   달팽이관   달팽이신경

바깥귀   가운데귀   속귀

Q ▸ 난청에는 어떤 유형이 있는가?

미니 지식

A ▸ 난청에는 바깥귀, 고막, 가운데귀의 귓속뼈처럼 소리를 전달하는 부위에 발생한 전도성 난청, 속귀의 달팽
이관 혹은 청각 정보를 대뇌에 전달하는 신경에 발생한 감음성 난청 그리고 양쪽의 특징을 갖는 복합성 난
청이 있다.

바깥귀, 가운데귀, 속귀로 구성된다

귀는 바깥귀, 가운데귀, 속귀로 나뉜다. 바깥귀는 얼굴의 좌우에 나와 있는 귓바퀴와 귀의 구멍인 바깥귀길로 구성된다. 그 안쪽으로는 고막이 있고 고막 안쪽 공간이 가운데귀다. 가운데귀에는 망치뼈, 모루뼈, 등자뼈라는 귓속뼈가 있다. 귓속뼈는 인체에서 가장 작은 뼈로 모두 3mm 정도의 크기다. 가운데귀는 귀인두관에 의해 인두와 이어져 있다. 그 부분을 귀인두관인두구멍(➡80쪽)이라고 부른다.

가운데귀의 안쪽인 속귀는 관자뼈(➡20쪽)의 추체 내부에 있다. 속귀의 중앙에 있는 안뜰에 가운데귀의 등자뼈가 연결된다. 안뜰의 앞부분에는 달팽이 등껍질 모양의 달팽이관이, 뒤쪽에는 3개의 반고리관이 붙어 있다.

소리를 듣는 방식

귓바퀴에 잡힌 소리는 바깥귀길을 지나 고막을 흔들어 진동을 일으킨다. 진동은 3개의 귓속뼈를 거쳐 속귀의 안뜰 그리고 달팽이관의 코르티기관이라 불리는 장치를 통해 신경세포에 감지된다. 감지된 정보는 속귀신경을 통해 대뇌의 관자 부위에 있는 청각영역(➡35쪽)에 전달되며 기억과 다른 정보와 비교하고 분석한 결과, 'OO이 들렸다'라고 인지한다.

귀는 얼굴 좌우 끝에 있기 때문에 음원의 방향에 따라 귀에 도달하는 시간에 차이가 발생한다. 이 차이를 뇌가 분석해 음원의 방향을 알아낸다.

달팽이관의 내부 구조

달팽이관의 단면

- 달팽이신경
- 고실계단
- 안뜰계단
- 달팽이세관
- 코르티기관

달팽이관은 달팽이 등껍질처럼 생긴 기관이다. 이것의 내부는 안뜰계단, 달팽이세관, 고실계단으로 나뉘어 있고 각각 림프액으로 가득 차 있다.

코르티기관

- 속털세포
- 덮개막
- 청각섬모
- 바깥털세포
- 바닥막
- 달팽이신경

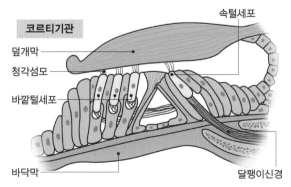

달팽이관의 달팽이세관에 코르티기관이 있다. 고실계단과 달팽이세관 사이에 있는 바닥막 위에 소리의 진동을 감지하는 세포(바깥털세포·속털세포)가 나란히 있고 그 세포에서 나온 청각섬모가 덮개막의 진동을 감지한다.

질병 정보

돌발성 난청

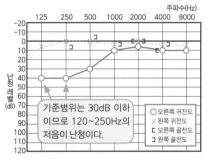

| 주파수(Hz) |
| 125 250 500 1000 2000 4000 8000 |

기준범위는 30dB 이하이므로 120~250Hz의 저음이 난청이다.

○오른쪽 귀전도
×왼쪽 귀전도
[오른쪽 골전도
] 왼쪽 골전도

▲ 돌발성 난청(오른쪽 귀 저음형)의 검사표

난청이란 귀가 잘 들리지 않는 상태이며 돌발성 난청은 귀에 염증이나 종양 등의 질병이 없는데도 갑자기 소리가 들리지 않는 질병을 말한다. 원인은 아직 밝혀지지 않았으나 중년 이후에게 많아서 스트레스와 관계가 깊지 않을까 여겨진다.

증상 갑자기 한쪽 귀가 아예 안 들리거나 희미하게 들린다. 노인성 난청과는 달리 한쪽 귀만 안 들린다는 점이 특징이다. 소리를 감지하는 과정에 문제가 있고 귀울림, 메슥거림·구토를 동반하기도 한다.

치료 증상이 나타난 후 2주 이상 방치하면 청력 회복이 어려우므로 빨리 치료를 시작한다. 스테로이드제나 혈관확장제 등에 의한 약물요법이 중심이고 고압산소요법 등도 시행한다.

평형감각의 방식

평형감각이란 신체의 방향, 기울임, 움직이는 속도 등에 관한 감각이다. 속귀에는
머리의 기울기와 신체의 회전운동을 감지하는 기관이 있다.

●DATA
반고리관의 굵기 : 약 0.4mm
반고리관의 지름 : 약 6.5mm

앞뜰의 내부 구조

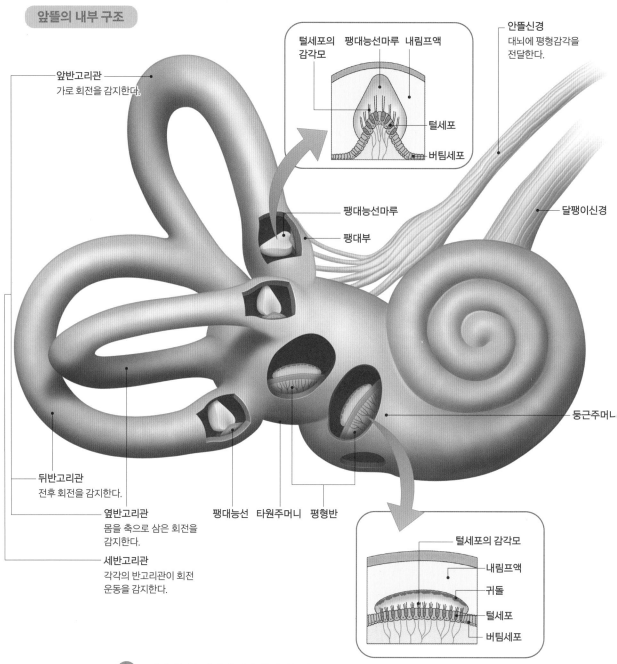

털세포의 감각모 팽대능선마루 내림프액

안뜰신경
대뇌에 평형감각을
전달한다.

앞반고리관
가로 회전을 감지한다.

털세포

버팀세포

팽대능선마루

팽대부

달팽이신경

둥근주머니

뒤반고리관
전후 회전을 감지한다.

옆반고리관
몸을 축으로 삼은 회전을
감지한다.

세반고리관
각각의 반고리관이 회전
운동을 감지한다.

팽대능선 타원주머니 평형반

털세포의 감각모

내림프액

귀돌

털세포

버팀세포

Q ▶ 어지럼증은 어떻게 해서 일어나는가?

미니 지식

A ▶ 어지럼이 일어나는 원인은 다양한데 반고리관 안에 있는 이동성 결석(귀돌)이 원인일 수도 있다.
이것이 반고리관 내부에 있는 림프의 흐름을 변화시켜 비정상적인 회전 감각을 일으키기 때문에
어지럼을 느끼는 것이다.

회전운동을 감지하는 방식

몸의 회전운동은 속귀에 있는 3개의 반고리관(세반고리관)이 감지한다.

반고리관 뿌리 쪽의 불룩한 부분에는 안쪽으로 융기한 팽대능선이 있으며 반고리관과 팽대능선 안에는 내림프액이 가득 차 있다. 팽대부에는 털세포를 품은 고깔 모양의 젤리 같은 팽대능선마루라는 장치가 있다.

머리(몸)가 회전하면 내림프액이 움직이고 그에 따라 팽대능선마루도 흔들린다. 이 움직임을 팽대능선마루의 털세포가 감지해 대뇌에 전달하면 대뇌는 이를 분석해 회전운동을 인식한다. 한편 반고리관의 고리는 서로 직교하기 때문에 모든 방향의 회전운동을 입체적으로 감지한다.

회전운동과 기울기

회전운동을 감지하는 팽대능선

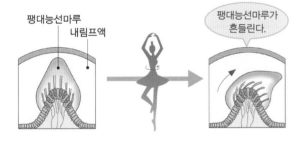

회전운동이 있으면 내림프액이 움직이고 이에 따라 팽대능선마루가 흔들린다. 그 방향과 강도가 대뇌에 전달되고 분석되어 회전 방향과 속도를 인지할 수 있다.

기울기를 감지하는 평형반

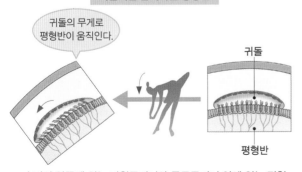

속귀의 안뜰에 있는 타원주머니와 둥근주머니 안에 있는 평형반은 그 위에 놓인 귀돌의 무게로 움직인다. 그 상태와 정도로 머리의 기울기만이 아니라 가속도도 감지할 수 있다.

머리의 기울기를 감지하는 방식

머리의 기울기는 속귀의 중앙부에 있는 안뜰이 감지한다. 안뜰은 가운데귀의 등자뼈가 붙는 부분으로, 소리를 전달하는 역할도 하고 머리의 기울기를 감지하는 장치인 2종류의 주머니도 갖고 있다.

안뜰 안에 있는 타원주머니와 둥근주머니도 림프액으로 가득 차 있으며 주머니 안에는 평형반이 있다. 평형반은 젤리 같은 평형석막 위에 탄산칼슘인 작은 귀돌이 많이 올려진 구조다. 머리가 기울어져 귀돌이 어느 한쪽으로 쏠리면 림프액과 함께 평형반도 움직이며 평형석막에 나란한 털세포가 그 움직임을 감지해 대뇌에 전달한다. 대뇌는 정보를 분석해 머리가 기울어졌음을 인지한다.

질병 정보

메니에르병

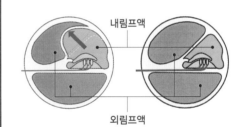

| 메니에르병의 달팽이관 | 정상의 달팽이관 |

속귀에 있는 달팽이관의 달팽이세관(중앙계) 안을 흐르는 내림프액이 증가해(내림프부종) 심한 어지럼 등의 증상이 반복적으로 일어나 일상생활에 지장을 일으키는 질병이다. 내림프액이 증가하는 이유는 밝혀지지 않았다.

> **증상** 세상이 빙글빙글 회전하는 것 같은 극심한 어지럼, 귀울림, 저음이 잘 안 들리는 난청이라는 3가지 증상 또는 귀가 먹먹한 것을 추가한 4가지 증상이 반복된다. 구토, 메슥거림, 안면창백, 두근거림 등을 동반하기도 한다.

> **치료** 증상이 나타났을 때는 안정을 취한다. 심한 구토를 할 때는 구토를 멈추게 하는 약을 수액으로 맞는다. 내림프부종 개선에는 이뇨제, 불안과 스트레스에 대해서는 정신안정제, 난청에 대해서는 스테로이드제 등을 투여한다.

코안의 구조

코는 호흡기이면서 후각을 감지하는 감각기이기도 하다. 코는 들어오는 공기의
온도와 습도를 조절하는 역할도 한다.

●DATA
코의 길이
: 이마에서 턱까지 길이의
1/3 정도
코 안의 온도 조절
: 약 25~37℃

코안의 구조(왼쪽 코안의 안쪽 벽)

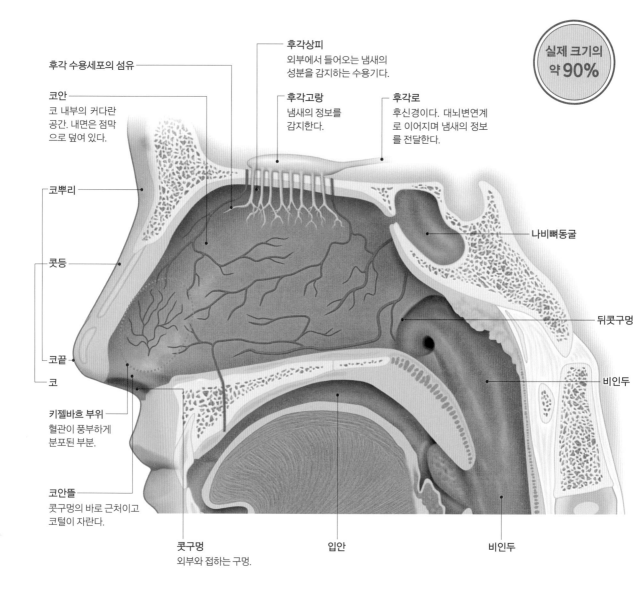

후각 수용세포의 섬유

코안
코 내부의 커다란
공간. 내면은 점막
으로 덮여 있다.

코뿌리

콧등

코끝

코

키젤바흐 부위
혈관이 풍부하게
분포된 부분.

코안뜰
콧구멍의 바로 근처이고
코털이 자란다.

후각상피
외부에서 들어오는 냄새의
성분을 감지하는 수용기다.

후각고랑
냄새의 정보를
감지한다.

후각로
후신경이다. 대뇌변연계
로 이어지며 냄새의 정보
를 전달한다.

실제 크기의
약 90%

나비뼈동굴

뒤콧구멍

비인두

콧구멍
외부와 접하는 구멍.

입안

비인두

미니 지식

Q ▶ 코피가 날 때 올바르게 처치하는 방법은?

A ▶ 흥분하거나 콧구멍을 심하게 만져서 나오는 코피는 대부분이 코사이막의 키젤바흐 부위에서 나온 출혈
이다. 혈액이 목구멍으로 넘어가지 않도록 머리를 약간 앞으로 숙이고 콧방울을 쥐어 외부에서 키젤바흐
부분을 압박하는 방법을 권한다.

좌우의 코안은 의외로 좁다

얼굴 한가운데에서 위아래로 뻗은 부분이 코인데 눈과 눈의 사이를 **코뿌리**, 거기에서 뻗은 콧날을 **콧등**, 입술과 가까운 부분을 **코끝**이라고 부른다. 콧등의 중간까지는 내부에 **코뼈**가 있고 그 아래부터는 연골이다.

코끝에 있는 구멍은 **콧구멍**이고 거기로 들어가자마자 있는 코털이 있는 부분이 **코안뜰**이다. 좌우의 콧속 공간을 **코안**, 이곳을 나누고 있는 가운데의 벽을 **코사이막**이라고 부른다. 코안은 높이는 높지만 바깥의 벽부터 차례대로 **상·중·하 코선반**이 뻗어 있어서 공간은 좁다. 좌우의 코안은 코 안쪽 깊은 곳에서 합쳐져 비인두(➡80쪽)로 이어진다. 코안을 뒤에서 봤을 때 좌우의 콧구멍에 해당하는 부분을 **뒤콧구멍**이라고 한다.

코점막이 하는 일

코안의 벽면은 점막으로 덮여 있다. 점막은 바깥에서 들어온 공기를 가온·가습하므로 코안 공기의 습도는 약 100%다. 콧구멍으로 들어오자마자 곧바로 만나는 코사이막의 점막에는 혈관이 풍부하게 분포된 곳이 있는데 이곳을 **키젤바흐 부위**라고 부르며 코로 들어온 공기의 가온·가습에도 이바지하고 있다.

코점막은 공기에 포함된 바이러스나 꽃가루 등의 이물질을 걸러내는 역할도 한다. 점막 표면의 섬모가 이물질을 밖으로 혹은 식도를 지나 위로 보내거나 이물질에 반응해 재채기를 일으켜 아예 코 밖으로 내보낸다.

코안의 천장 부분에는 냄새를 감지하는 수용기인 **후각상피**가 있다.

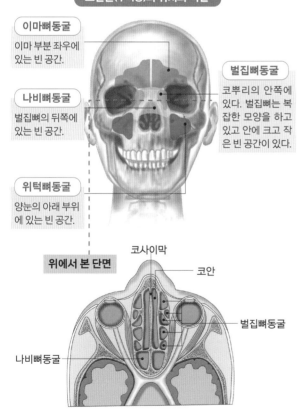

코곁굴(부비동)의 위치와 역할

이마뼈동굴
이마 부분 좌우에 있는 빈 공간.

나비뼈동굴
벌집뼈의 뒤쪽에 있는 빈 공간.

위턱뼈동굴
양눈의 아래 부위에 있는 빈 공간.

벌집뼈동굴
코뿌리의 안쪽에 있다. 벌집뼈는 복잡한 모양을 하고 있고 안에 크고 작은 빈 공간이 있다.

위에서 본 단면

코사이막 / 코안 / 벌집뼈동굴 / 나비뼈동굴

코의 안쪽에 있는 빈 공간으로 코안과 연결되는 부분을 코곁굴이라고 한다. 코곁굴은 머리뼈의 경량화와 소리를 울리기 위한 장치로 여겨진다.

코곁굴염 (부비동염)

급성 코곁굴염
- 농이 섞여서 냄새나는 콧물이 나온다.
- 뺨과 이마, 눈 안쪽 등에 통증이 있으며 머리가 무겁고 멍하게 느껴진다.
- 한쪽에만 일어날 때가 많다.

만성 코곁굴염
- 양쪽 코에 지속적인 콧물과 코막힘이 있다.
- 콧물이 목구멍으로 넘어가는 후비루가 일어난다.

▲ 급성 코곁굴염과 만성 코곁굴염의 차이

코곁굴의 중간 부분을 덮는 점막은 코안의 점막과 이어지기 때문에 감기 등으로 인해 코안에 일어난 감염이 코곁굴에 퍼져 염증이 생기기도 한다. 급성과 만성이 있고, 만성인 것을 축농증이라고 한다.

증상 코막힘, 누렇거나 푸르스름한 콧물 또는 농성 콧물이 흐르고(비루) 냄새를 맡지 못하는 등의 증상이 나타난다. 머리가 무겁고 멍한 느낌, 두통, 언제나 이상한 냄새가 나고 눈 아래나 위턱, 윗니에 묵직한 통증 등이 나타난다.

치료 급성 코곁굴염에는 항생제나 해열진통제 등을 먹고 네블라이저[약물을 에어로솔로 만드는 기구]에 의한 투여, 혈관수축제를 코 안으로 한 방울씩 떨어뜨리는 점비 등을 시행한다. 만성 코곁굴염은 항생제 등의 장기 투여, 내시경에 의한 코곁굴 수술을 한다.

후각의 방식

후각의 감지는 코안 상부에 있는 후각상피가 한다. 후각을 대뇌로 전달하는 후각망울은
사람의 정동과 기억을 관장하는 대뇌변연계의 일부이기도 하다.

●DATA
후각상피의 면적 :
　약 3~5cm^2
후각 수용세포 : 약 500만 개
후세포의 수명 : 약 1개월

냄새를 느끼는 구조

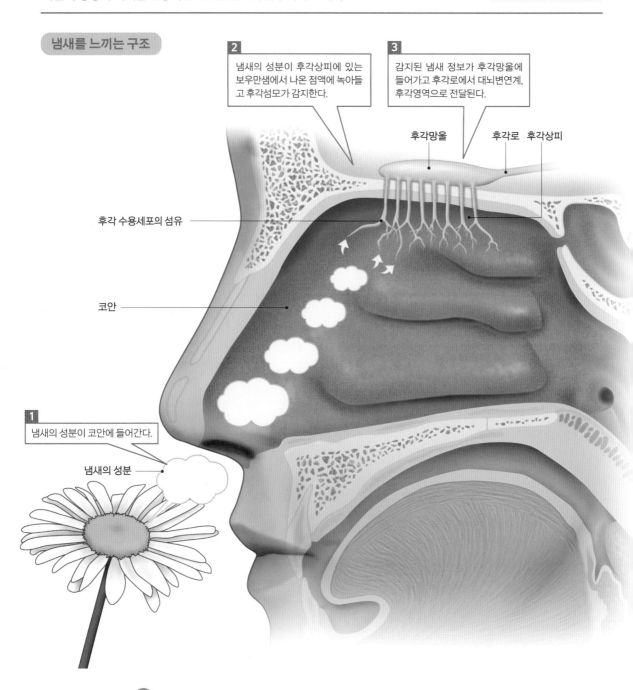

2 냄새의 성분이 후각상피에 있는
보우만샘에서 나온 점액에 녹아들
고 후각섬모가 감지한다.

3 감지된 냄새 정보가 후각망울에
들어가고 후각로에서 대뇌변연계,
후각영역으로 전달된다.

후각망울

후각로　후각상피

후각 수용세포의 섬유

코안

1 냄새의 성분이 코안에 들어간다.

냄새의 성분

미니 지식

Q ▶ 아로마 테라피란 무엇인가?

A ▶ 식물의 향에 있는 성분을 이용해서 심신의 건강 유지·증진을 위한 방법이다. 이 향에는 기분을 전환하는
효과가 있는데 집중력 향상 혹은 휴식 등을 위해 많이 쓰인다. 임상에서도 임산부나 암환자 등의 케어에
활용하고 있다.

냄새는 코안의 후각상피에서 감지한다

냄새 정보는 코안 점막이 아니라 코안의 천장 부분에 있는 손가락 끝 정도 크기의 **후각상피**에서 감지한다. 후각상피에는 점액을 분비하는 **보우만샘**과 냄새 정보를 감지하는 **후각 수용세포**가 있다.

코로 들어온 공기에 포함된 냄새 성분과 입으로 들어온 음식의 냄새 성분은 후각상피의 보우만샘에서 분비된 점액에 녹고 후각 수용세포에서 뻗어 나온 **후각섬모**가 그 분자를 감지한다. 확보된 냄새 정보는 벌집뼈를 뚫고 나온 신경섬유를 통해 머리뼈바닥에 있는 **후각망울**로 들어가고 여기서 신경섬유를 갈아탄 다음 대뇌변연계(➡36쪽)를 거쳐 이마엽의 **후각영역**(➡35쪽)에 전해진다.

후각은 순화가 쉽게 일어난다

후각은 본래 먹이를 찾거나 위험을 감지해야 하는 동물에게 중요한 감각이지만 사람에게는 그다지 필요하지 않게 되었다. 그래서 사람의 후각은 동물보다 둔하지만 1만 종류나 되는 냄새를 구별할 수 있다. 후각은 같은 냄새 자극을 지속적으로 받으면 그것을 느끼지 못하게 되는 순화가 일어나기 쉬운 감각이다. 단, 어떤 냄새에 순화가 일어나더라도 이와 별도의 냄새는 느낀다. 게다가 순화가 일어난 냄새도 시간이 지나면 다시 느끼게 된다.

후각의 정보는 대뇌변연계로 들어가기 때문에 기억이나 기분과 깊은 관계가 있다. 그래서 집중력 향상과 긴장 완화, 휴식 등에 향기를 이용하는 다양한 방법이 널리 활용되고 있다.

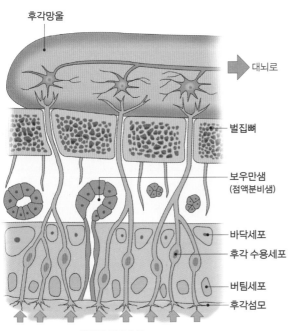

후각상피와 후각망울의 구조

후각망울

대뇌로

벌집뼈

보우만샘
(점액분비샘)

바닥세포

후각 수용세포

버팀세포

후각섬모

냄새의 전달 흐름

후각상피에는 후각 수용세포와 그것을 지지하는 버팀세포가 가지런히 늘어서 있고 드문드문 보우만샘이 배치되어 있다. 보우만샘에서 분비된 점액이 후각상피를 덮고 있으며 이 점액 안으로 냄새의 성분을 감지하는 후각 수용세포의 후각섬모가 뻗어 있다. 후각 수용세포의 축삭은 머리뼈에 있는 벌집뼈를 뚫고 들어가 머리뼈 안에 있는 후각망울로 들어간다.

질병 정보

후각 장애

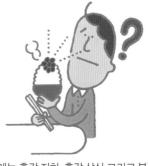

후각 장애에는 후각 저하, 후각 상실 그리고 본래의 냄새가 아닌 다른 냄새로 느끼는 이취증, 냄새가 없는데도 난다고 느끼는 착취증 등이 있다. 후각 저하는 코막힘이나 비염, 뇌졸중, 뇌종양, 두부외상 등이 원인이다.

증상 후각 장애의 종류에 따라 증상이 다양하다. 냄새를 맡지 못하거나 많은 사람이 좋은 냄새라고 느끼는 향기를 악취로 느끼며, 아무 냄새도 나지 않는데 난다고 느끼기도 한다. 자신에게서 냄새가 난다고 여기거나 또는 냄새에 과민해지는 등의 증상이 나타난다.

치료 비염이나 코곁굴염 같은 코의 질병, 뇌종양 등의 중추신경에 질병이 있으면 가능한 한 그 치료를 시행한다. 심리적인 문제가 원인인 경우는 심리요법 등을 시행한다. 원인이 확실하지 않아 효과적인 치료법이 없는 경우도 있다.

혀의 구조와 미각의 방식

혀는 미각을 감지하는 감각기다. 근육 덩어리인 혀는 입안에서 음식물을 이리저리
움직이게 하고 언어를 말하는 등의 역할을 한다.

●DATA
맛봉오리의 크기 : 약 50μm
맛봉오리의 수
 : 약 2천~3천 개
미각세포의 수명 : 약 10일

혀의 구조

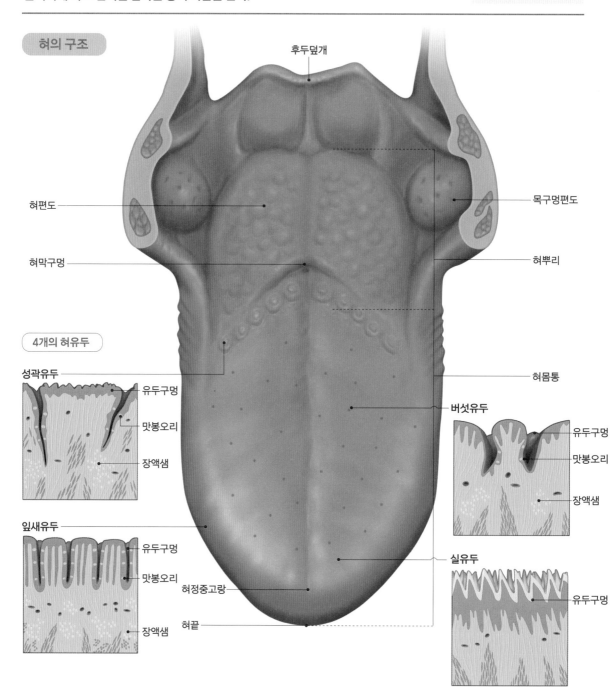

후두덮개

혀편도

혀막구멍

4개의 혀유두

성곽유두
유두구멍
맛봉오리
장액샘

잎새유두
유두구멍
맛봉오리
장액샘

목구멍편도

혀뿌리

혀몸통

버섯유두
유두구멍
맛봉오리
장액샘

실유두
유두구멍

혀정중고랑
혀끝

Q ▶ 혀의 부위에 따라 느끼는 맛이 다른가?

미니 지식

A ▶ 예전에는 혀의 부위에 따라 느끼는 맛이 다르다고 했지만 현재 이 말은 사실이 아닌 것으로 밝혀졌다. 맛
에는 단맛, 짠맛, 쓴맛, 신맛, 감칠맛이 있고 혀의 어느 부분에서도 이 맛들을 감지할 수 있다.

혀의 내부와 표면의 구조

혀는 앞 3분의 2의 혀몸통과 뒤 3분의 1의 혀뿌리로 나눌 수 있고 혀뿌리에는 면역 기능에 관계하는 혀편도와 목구멍편도가 있다.

혀는 근육 덩어리다. 혀에는 이는 곳(기시)과 닿는 곳(정지)이 모두 혀몸통에 있는 설내근과 이는 곳이 아래턱뼈와 목뿔뼈, 측두골에 있는 설외근이 있다.

혀의 표면에는 혀유두라 불리는 돌기가 빽빽하게 차 있다. 혀유두에는 혀 전체에 가장 많이 있는 작은 돌기인 실유두, 그 안에 흩어져 있는 둥그런 버섯유두, 혀몸통와 혀뿌리의 경계에 V자형으로 늘어선 커다란 성곽유두, 혀의 양쪽 가장자리에 있는 잎새유두가 있다.

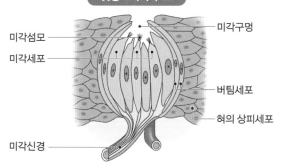

맛봉오리의 구조

맛봉오리 안에는 미각세포와 이를 지지하는 버팀세포가 가득 들어차 있고 위쪽으로 열려 있는 구멍을 미각구멍이라고 부른다. 미각세포의 끝에는 미각섬모가 뻗어 있어서 이 부분으로 맛의 분자를 감지한다. 맛봉오리의 안쪽으로 미각세포의 축삭이 뻗어 있다.

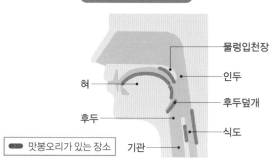

맛봉오리가 있는 장소

맛봉오리는 혀의 버섯유두 표면, 성곽유두 주변의 고랑과 잎새유두의 고랑 벽에 있다. 또 위턱과 인두에도 흩어져 있다. 구강 전체에는 수천 개의 맛봉오리가 있다고 한다.

미각을 감지하고 식사와 대화에도 관여한다

혀의 주요 역할은 맛을 감지하는 것이다. 맛은 혀 표면의 버섯유두, 성곽유두, 잎새유두에 있는 맛봉오리에서 감지한다. 맛봉오리 안에는 미각세포가 있고 그 끝에 뻗어 있는 미각섬모가 맛의 분자를 감지하며 그 정보는 혀인두신경과 얼굴신경, 미주신경에 의해 대뇌관자엽(➡35쪽)의 미각영역에 전달된다. 그런데 '맛'에는 후각과 시각, 청각, 온도와 식감 등도 연관되어 있다.

혀는 식사와 대화에도 관여한다. 입에 들어온 음식을 씹고 삼킬 때, 음식 덩어리를 오른쪽이든 왼쪽이든 씹고 싶은 장소로 이동시킨다거나 목구멍 쪽으로 보내거나 할 때 혀를 쓴다. 또 혀가 없으면 발음을 제대로 할 수가 없다. 특히 치조음('ㄷ', 'ㅌ' 같은 소리.)은 혀의 움직임이 필수다.

질병 정보

혀암

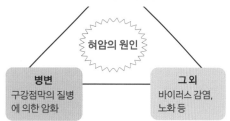

만성 자극
음주, 흡연, 물리적인 자극, 향신료나 염분이 높은 음식 등의 과다 섭취

혀암의 원인

병변
구강점막의 질병에 의한 암화

그 외
바이러스 감염, 노화 등

구강암 중 가장 많고 중년과 노년의 남성에게 많은 경향이 있다. 구강 위생 상태가 좋지 않고 과음, 흡연, 충치나 의치 등에 의한 반복적인 자극 등이 원인으로 여겨진다.

증상 혀 표면이 짓무르거나 궤양이 생긴다. 혀의 옆면 점막이 하얗고 문질러도 없어지지 않는 혀백반증 또는 붉게 되는 적반증이 일어난다. 혀를 움직이기 힘들 수도 있다. 비교적 빨리 림프절 전이를 일으킨다.

치료 암이 발병한 부분을 절제하는 게 기본이다. 방사선요법이나 항암제에 의한 화학요법을 시행한다. 혀가 결손되면 대화에 지장이 생기므로 몸의 다른 부위에서 근육조직을 떼어 와 재건한다.

피부의 구조와 역할

성인의 피부는 면적이 1.5~2m², 총량이 2~4kg 정도라고 한다. 피부가 없으면 사람은
외부의 많은 자극으로부터 신체를 지킬 수 없다.

●DATA
표피의 두께
 : 약 0.1~0.2mm
진피의 두께 : 약 1~3mm
피부의 무게 : 약 3kg
피부의 수명 : 약 15~30일

피부의 구조(외피)

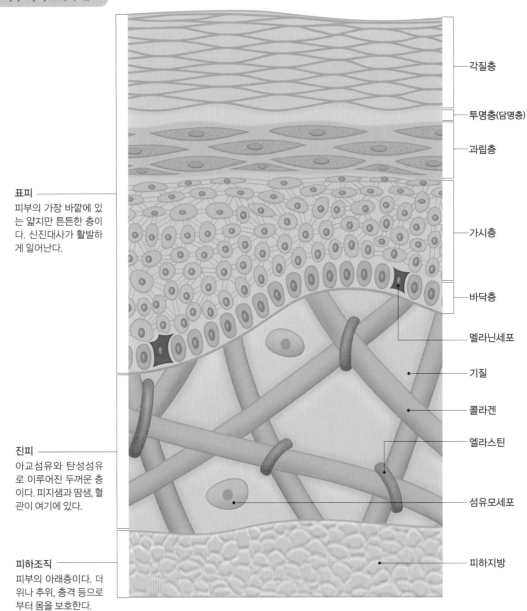

표피
피부의 가장 바깥에 있
는 얇지만 튼튼한 층이
다. 신진대사가 활발하
게 일어난다.

진피
아교섬유와 탄성섬유
로 이루어진 두꺼운 층
이다. 피지샘과 땀샘, 혈
관이 여기에 있다.

피하조직
피부의 아래층이다. 더
위나 추위, 충격 등으로
부터 몸을 보호한다.

각질층

투명층(담명층)

과립층

가시층

바닥층

멜라닌세포

기질

콜라겐

엘라스틴

섬유모세포

피하지방

Q ▶ 물속에 오래 있으면 피부가 쭈글쭈글해지는 이유는?

미니 지식

A ▶ 표피가 긴 시간 동안 젖어 있으면 물이 스며들어 부푸는데 이것을 침연이라고 한다. 침연된 피부는 약해져
서 약간의 마찰에도 손상된다. 게다가 세포 간 지질도 잃기 때문에 수분이 마르면 이전보다 더 건조한 상
태가 된다.

피부는 표피와 진피로 이루어진다

피부는 표면의 표피와 그 아래의 진피로 이루어지고 그 아래의 피하조직까지를 피부로 포함하기도 한다.

표피는 표면에서 순서대로 각질층, 과립층, 가시층, 바닥층이 층층이 쌓인 구조다. 손바닥과 발바닥에는 각질층 아래에 **투명층**(담명층)이 있다. 표피에는 혈관이 없고 신경도 일부의 말단이 도달해 있을 뿐이다.

진피에는 혈관과 신경이 풍부하게 분포해 있다. 땀을 내는 땀샘, 체모를 만드는 털주머니와 소름이 돋으면 피부를 울퉁불퉁하게 하는 털세움근도 진피에 있다. 진피는 콜라겐과 엘라스틴이라는 단백질의 섬유가 그 조직을 지지하고 있다.

피하조직에는 피하지방이 있고 굵은 혈관과 신경 등도 뻗어 있다.

체온 조절의 방식

더울 때의 피부

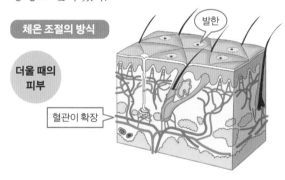

발한

혈관이 확장

외부 기온이 높을 때는 체온이 너무 올라가지 않도록 피부의 혈관을 확장하고 털구멍을 열어서 열을 발산한다. 땀을 내어 기화열을 이용해 체온을 내린다.

추울 때의 피부

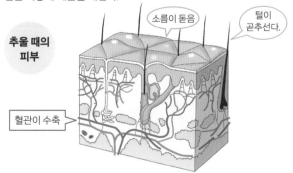

소름이 돋음

털이 곤두선다.

혈관이 수축

추울 때는 체온을 빼앗기지 않도록 피부의 혈관을 수축시킨다. 추우면 소름이 돋아 오톨도톨해지는 것은 털세움근의 수축 때문이다. 털이 많은 동물은 털을 곤두세워서 공기층을 만들어 보온효과를 얻지만 털이 적은 사람에게 그런 효과는 거의 없다.

몸의 보호막인 피부

표피의 바닥층에서는 언제나 새로운 세포가 만들어지기 때문에 낡은 세포는 위로 밀려 올라간다. 그러다 표면 근처에서 세포는 죽고 케라틴이라는 단백질로 된 비늘 모양처럼 되었다가 최후에는 때나 비듬이 되어 떨어져 나간다. 표피의 세포가 생성부터 떨어질 때까지의 기간은 4~6주라고 한다.

피부는 밖에서의 기계적 자극이나 세균·바이러스 등으로부터 인체를 지킨다. 필요 이상으로 체내의 수분이 증발하지 않도록 보호하는 한편 피부 내의 혈관을 확장·수축하고 땀을 내서 체온을 조절한다. 표피의 바닥층에 만들어진 멜라닌색소는 자외선으로부터 인체를 보호한다. 또 피부는 **표면감각**(촉각, 통각, 온도각)의 수용기이기도 하다.

질병 정보

아토피성 피부염

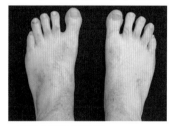

▲ 아토피성 피부염 환자

진드기나 음식, 꽃가루, 동물의 털 등으로 인한 알레르기 때문에 피부에 만성적인 가려움이나 피부에 발진이 생기는 질병으로, 유전적인 아토피 요인이 관여하고 있다. 대부분은 유·아동기에 발병하지만 성인이 되어 나타나는 경우도 있다.

증상 피부에 붉은 발진과 심한 각질이 생기고 강한 가려움을 호소한다. 머리, 얼굴, 목에서 시작할 때가 많고 팔꿈치나 무릎 관절의 안쪽 등 팔다리나 몸통으로 확대된다. 이윽고 피부가 가죽처럼 두꺼워지는 태선화가 된다.

치료 생활습관과 환경을 개선하고 알레르기 항원을 할 수 있는 만큼 제거한다. 피부의 염증과 가려움에 대해서는 스테로이드제나 항히스타민제 등을 투여한다. 피부를 청결히 하고 충분히 보습하는 기본적인 스킨케어가 매우 중요하다.

피부감각의 방식

피부가 감지하는 감각을 피부감각 또는 표면감각이라고 한다. 피부감각에는
통각, 온각, 냉각, 촉각, 압각의 5가지 감각이 있다.

●DATA
촉점 (1cm²) : 약 100개
온점 (1cm²) : 1개
냉점 (1cm²) : 10개 이하
통점 (1cm²) : 100~200개

피부(얼굴)의 감각 수용기

피부는 다양한 감각을 수용하고
체온을 조절한다.

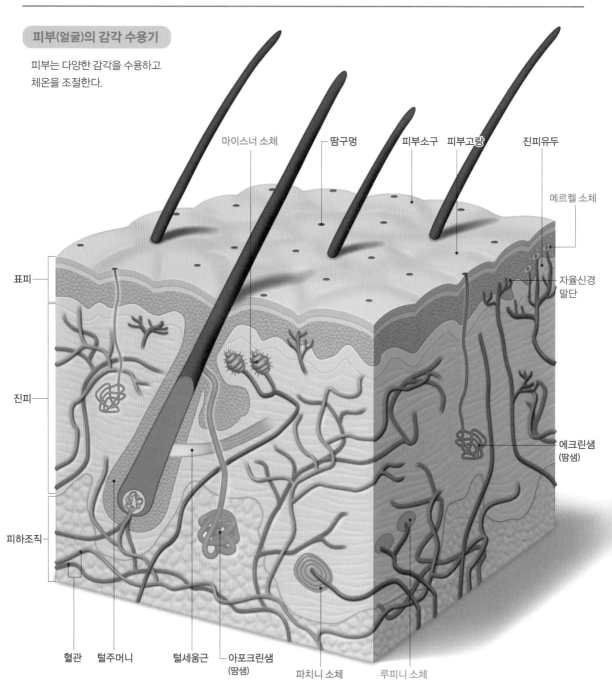

마이스너 소체　　땀구멍　　피부소구　피부고랑　　진피유두

메르켈 소체

표피

진피

피하조직

자율신경
말단

에크린샘
(땀샘)

혈관　털주머니　　털세움근　아포크린샘　　파치니 소체　　루피니 소체
　　　　　　　　　　　　　　(땀샘)

Q ▶ 인체에서 감지하는 감각은 피부감각만 있는가?

미니 지식

A ▶ 몸의 감각을 체성감각이라고 하며 여기에는 피부감각과 심부감각이 있다. 피부나 점막에서의 통각이나
온각 등이 피부감각이고 진동이나 팔다리의 위치와 그 움직임 감각, 내장 등 인체 깊은 곳의 통증 등이 심
부감각이다.

수용기에는 몇 종류가 있다

피부는 체성감각 중 피부감각(표면감각)을 감지하는 수용기다. 피부감각의 **감각 수용기**는 몇 종류가 있다. 자율신경말단은 온몸의 피부에 넓게 분포하고 있으며 통각, 온각, 냉각, 촉각, 압각 같은 다양한 감각을 감지할 수 있다.

표피 바로 아래에 있는 **마이스너 소체**는 통각에 민감한 수용기이고 손가락 끝, 입술, 혀, 외성기 등에 많이 분포하고 있다.

이 밖에 피부의 깊은 곳에 있으며 압력을 감지하는 **루피니 소체**, 피부의 깊은 곳과 관절 등에 있고 진동과 압력을 감지하는 **파치니 소체** 등이 있다.

수용기의 밀도가 민감도를 결정한다

피부감각의 수용기가 온몸에 균일하게 분포하고 있는 건 아니다. 손가락 끝처럼 민감함이 필요

한 부분에는 촘촘하게, 반대로 그리 민감할 필요가 없는 등에는 띄엄띄엄 분포하고 있다. 수용기의 분포 정도는 끝이 가느다란 두 개의 막대기로 두 지점을 동시에 찔렀을 때 얼마만큼의 거리까지 두 개 지점이라고 판별할 수 있는지를 조사하는 두 점 식별 테스트로 쉽게 알 수 있다.

머리와 얼굴의 감각은 뇌신경의 삼차신경(➡44쪽)을 통해, 몸통과 팔다리의 감각은 척수신경의 감각신경(➡46쪽)을 통해 대뇌에 있는 체성감각영역(➡35쪽)에 도달한다.

체성감각영역에는 담당하는 인체 부위가 따로 정해져 있고 손가락 끝처럼 민감한 부위는 다른 인체 부위보다 넓은 범위가 참여하고 있다.

5개 감각의 특징

명칭	특징
온각	따뜻하다고 느끼는 감각이다. 자율신경말단, 루피니 소체에서 감지한다.
냉각	차갑다고 느끼는 감각이다. 자율신경말단에서 감지한다.
통각	통증을 느끼는 감각이다. 자율신경말단에서 감지한다.
촉각	어떤 것이 피부에 닿았다고 느끼는 감각이다. 자율신경말단, 메르켈 소체, 마이스너 소체, 루피니 소체에서 감지한다.
압각	눌리고 있다거나 또는 누르고 있다고 느끼는 감각이다. 자율신경말단, 루피니 소체, 파치니 소체에서 감지한다.

온각을 느끼는 점을 온점, 냉각을 느끼는 점을 냉점, 통각을 느끼는 점을 통점, 촉각(압각을 포함)을 느끼는 점을 촉점이라고 부른다. 통증은 위험을 알리는 중요한 감각이므로 온몸에는 통점이 더 많이 분포하고 있다.

질병 정보

지각 장애

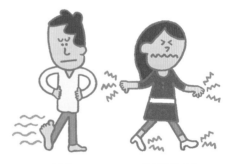

▲ 냉감   ▲ 욱신욱신 저림

지각 장애란 피부감각에 이상이 있는 상태를 말하는데 감각이 없어지는 마비(➡49쪽)만이 아니라 과민 같은 비정상적인 감각을 모두 포함한다. 대뇌 등의 중추의 이상, 말초신경의 이상, 혈류의 이상, 약물이나 독극물 등이 원인이다.

증상 피부의 특정 부위에서 통각이나 온각 등을 느끼지 못하거나 둔감하게 느낀다. 또는 지극히 가벼운 자극에 대해 강한 통증을 느끼는 지각 과민, 자극이 없는데도 통증 등을 느끼는 이상 지각, 욱신거리는 저림, 심한 냉감 등이 있다.

치료 원인이 되는 질병이 있으면 그에 대한 치료를 한다. 피부감각이 없으면 상처가 생겨도 알아채지 못하기 때문에 자신도 모르는 사이에 중증으로 확대되는 일이 많다. 따라서 지각 장애를 앓고 있다면 부상을 방지하고 지각 이상을 보이는 피부를 늘 살펴야 한다.

체모와 손발톱

체모와 손발톱 모두 뿌리에서 서서히 만들어진 세포가 각화해 자란 것이다.
주요 성분은 피부와 동일한 케라틴이다.

●DATA
모발이 자라는 속도
 : 약 0.3~0.5mm/일
손발톱이 자라는 속도
 : 약 0.1mm/일
※계절에 따라 다르다.

체모(모발)의 구조

털기질이 세포분열을 반복해서 체모가 자란다.

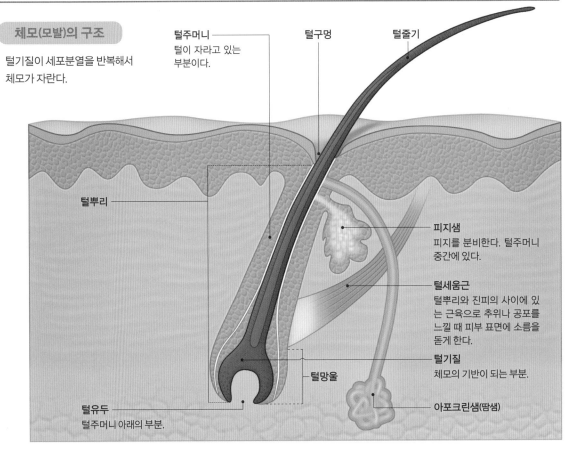

털주머니
털이 자라고 있는 부분이다.

털구멍

털줄기

털뿌리

피지샘
피지를 분비한다. 털주머니 중간에 있다.

털세움근
털뿌리와 진피의 사이에 있는 근육으로 추위나 공포를 느낄 때 피부 표면에 소름을 돋게 한다.

털기질
체모의 기반이 되는 부분.

털망울

아포크린샘(땀샘)

털유두
털주머니 아래의 부분.

손톱의 구조

손톱의 구조 (단면도)

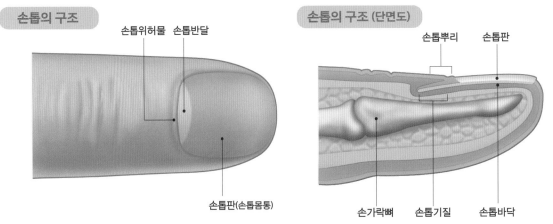

손톱위허물   손톱반달

손톱뿌리   손톱판

손톱판(손톱몸통)

손가락뼈   손톱기질   손톱바닥

Q ▶ 체모는 온몸에 있는가?

미니 지식

A ▶ 체모는 거의 온몸의 피부에 있지만 손바닥, 발바닥, 입술, 유두 등에는 없다. 체모의 본래 역할은 피부의 보호와 보온인데, 사람의 경우 그 필요성이 낮아져 모발과 겨드랑이털, 음모 이외는 적어졌다.

체모의 기반은 털기질세포

체모가 자라는 곳을 털주머니라고 부른다. 털주머니의 중간에는 피질을 분비하는 **피지샘**과 소름이 돋았을 때 피부 표면이 좁쌀처럼 되게 하는 **털세움근**이 있다. 털주머니 아래의 **털유두**가 체모의 근원인데 이 부분을 **털기질**이라고 부른다. 털기질에서 **털기질세포**가 세포분열을 반복하고 그 세포가 각화하면서 먼저 만들어진 체모를 밀어 올려 털이 자라는 것이다. 즉 체모의 시작도 세포라는 뜻이다. 체모의 주성분은 표피의 각질과 동일한 케라틴이며 체모의 색은 털기질세포 사이에 있는 멜라닌세포에 의해 정해진다.

머리의 체모가 모발이다. 모발은 다른 부분의 체모와는 달리 굵고 길게 자란다. 모발에는 체내에 들어온 수은 같은 중금속을 배출하는 작용도 있다.

손발톱은 뿌리 부분의 손톱기질에서 만들어진다

손발톱은 손가락 끝과 발가락 끝에 있고 손가락과 발가락을 보호한다. 특히 손톱은 물건을 잡을 때 손가락을 지지해서 힘을 전달하는 역할도 한다. 손발톱 밑에는 모세혈관이 풍부하기 때문에 혈액의 건강 상태가 손톱의 색, 딱딱한 정도, 자라는 속도 등에 영향을 준다.

밖으로 부분을 **손톱판**(손톱몸통), 피부 안으로 들어가 있는 부분을 **손톱뿌리**라고 하며 손톱뿌리에는 손톱을 만드는 **손톱기질**이 있다. 손톱기질에서 빈번하게 세포분열이 일어나고 세포가 각화하면서 먼저 만들어진 손톱을 밀어내기 때문에 손톱이 자란다. 손톱도 피부 각질층이나 모발처럼 케라틴으로 이루어져 있다. 손톱뿌리 부근에 하얗게 보이는 **손톱반달**은 이제 갓 만들어진 손톱이다.

모발의 성장

성장기
모발은 털유두의 털기질에서 항상 만들어져 성장한다. 성장기는 2~5년 정도라고 한다.

털기질

털유두

비활동기
털기질세포의 분열이 정지해 비활동기에 들어가면 모발의 성장도 멈추고 털주머니들이 들어 올려진다. 이때의 털주머니는 성장기 때보다 2분의 1~3분의 2 정도의 깊이에 있다.

털주머니

비활동기 탈모
털기질세포의 활동이 재개되고 모발이 만들어지기 시작하면 먼저 만들어졌던 모발이 떠밀려 올라가다 빠진다. 비활동기는 3~4개월 정도라고 한다.

질병 정보
손발톱의 질병

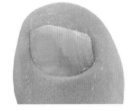

◀ 발톱백선증

손발톱의 질병에는 손발톱백선증(손발톱무좀)과 손발톱 모서리가 살 속으로 파고들어 염증을 일으키거나 손발톱밑 연부조직을 파고들어 회오리처럼 자라는 내향성 손발톱 등이 있다. 또 손톱 모양 이상과 손톱에 나타나는 가로선(손발톱보우선) 등은 전신성 질병을 간접적으로 드러내기도 하므로 평소에 관찰이 필요하다.

증상 손발톱백선증은 손발톱이 두꺼워지고 하얗게 되거나 검게 된다. 또 내향성 발톱은 통증, 부종, 출혈이 있다. 이 밖에 숟가락처럼 움푹 패이는 숟가락손톱은 빈혈, 손가락 끝과 손톱이 곤봉처럼 둥그렇게 되는 곤봉지는 폐의 만성 질환, 손발톱보우선은 손발톱에 물리적 부담이 있었거나 신체의 질병, 영양불량 등으로 생긴다.

치료 각각의 원인에 대해서 약물치료와 외과적 치료 등을 시행한다. 손발톱의 질병은 환자가 다 나았다고 생각해 치료를 임의로 중단하지 않는 게 중요하다.

통증의 메커니즘

통증은 감각신경에 의해 감지되는데 그 과정에서 침해수용성 통증과
신경장애성 통증으로 나눌 수 있다.

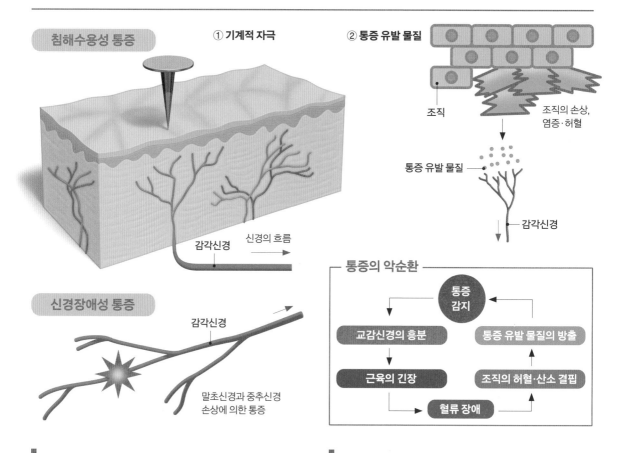

침해수용성 통증

① 기계적 자극

② 통증 유발 물질

조직

조직의 손상,
염증·허혈

통증 유발 물질

감각신경

감각신경
신경의 흐름

신경장애성 통증

감각신경

말초신경과 중추신경
손상에 의한 통증

통증의 악순환

통증
감지

교감신경의 흥분

근육의 긴장

혈류 장애

통증 유발 물질의 방출

조직의 허혈·산소 결핍

침해수용성 통증이란

　침해수용성 통증은 감각신경이 어떤 자극을 감지한 뒤 대뇌의 체성감각영역(➡35쪽)에 보내 아프다고 느끼는 것이다.

　자극은 2종류로 나눌 수 있다. 하나는 피부가 무언가에 찔렸거나 강하게 부딪힌 기계적인 자극이다. 이 자극을 감각신경이 감지해서 아프다고 느낀다. 다른 하나는 **통증 유발 물질**이다. 조직에 염증이나 허혈, 손상이 일어나면 세포에서 브래디키닌, 세로토닌, 칼륨 등의 통증 유발 물질이 나오고 이것을 감각신경이 감지해서 아프다고 느낀다. 침해수용성 통증에는 피부 통증과 내장통이 있다.

신경장애성 통증이란

　신경장애성 통증이란 말초나 중추신경이 직접 손상을 받은 결과 신경전위에 변화가 생겨 비정상적으로 흥분해 아프다고 느끼는 것이다. 염증이나 암, 외상, 수술에 의한 절단, 방사선요법 등이 원인이다.

통증의 악순환

　통증을 느끼면 교감신경(➡48쪽)이 흥분해 온몸에 근육 긴장과 혈관 수축이 일어난다. 그러면 근육과 조직에 산소결핍과 손상이 일어나 통증 유발 물질이 방출되고 다시 통증을 느끼는 악순환에 빠진다.

감각기의 질병

감각기의 질병은 그 증상 때문에 스트레스, 불쾌감을 느껴 생활의 질이 현저하게 떨어지게 된다. 고령자에게 보다 일어나기 쉬운 질병도 많다.

백내장

원래는 투명해야 할 수정체가 탁해져 시야가 뿌옇게 보이거나 잘 안 보이는 질병이다. 노화가 원인인 노인성 백내장이 많고 이 밖에 당뇨병 등에 의한 대사성 백내장, 전기 쇼크 등 외상 때문에 생긴 외상성 백내장, 자외선이나 약물에 의한 백내장 등이 있다. 한편 선천성 백내장에는 다운증후군 등의 유전성 백내장과 모체의 풍진감염 등 태내에 있을 때 모체가 받은 영향이 원인인 백내장 등이 있다.

명칭	원인
노인성 백내장	나이가 들어감에 따라
선천성 백내장	유전, 태아감염 등
합병 백내장	당뇨병 아토피성 피부염의 합병증으로서 발병 갑상샘기능저하증, 근위축증 등 포도막염, 망막색소변성증 등
약물에 의한 백내장	스테로이드제의 장기 투여 필로카르핀(녹내장 치료의 점안액)의 투여

▲ 백내장의 주요 종류와 원인

증상

투명해야 할 수정체가 하얗게 뿌예진다. 수정체 주변부부터 중심을 향해 서서히 탁해지는 경우가 많고 수정체 뒷부분이 탁해지는 경우나 중심부가 탁해지는 경우도 있다. 수정체의 탁해진 정도와 시력 문제는 반드시 일치하지 않는다.

'시야가 흐릿하다, 눈이 침침하다, 안개가 낀 것처럼 보인다, 사물이 겹쳐 보인다' 등의 증상이 나타난다. 노안과는 달리 가까운 것도 먼 것도 보기 힘들어진다. 밝은 곳에서 견딜 수 없을 만큼 심한 눈부심이 나타나기도 한다.

치료

탁해진 수정체를 투명하게 되돌리는 치료법은 없다. 초기 단계에서는 진행을 늦추기 위한 점안액을 투여한다.

혼탁이 진행되어 사회생활이나 일상생활에 지장이 생긴 경우는 수정체의 적출을 고려한다. 수정체 주머니(낭)를 일부 남기고 수정체 중심을 잘라낸 뒤 안쪽에 렌즈를 삽입하는 수술이 일반적이다. 최근에는 근거리와 먼거리 다 초점이 맞게 설계된 삽입렌즈가 발명되어 수술 후 생활의 질도 높아졌다.

결막염

결막에 염증이 생기는 질병의 총칭이다. 주로 바이러스나 세균 감염에 의한 것과 알레르기에 의한 것으로 나뉜다.

아데노바이러스 감염에 의해 일어나는 인두결막염(수영장 결막염)과 유행성 각결막염은 학교에서 유행할 때가 많아서 학교전염병으로 지정되어 있다. 따라서 의사가 전염의 위험이 없다고 진단할 때까지 등교해서는 안 된다.

알레르기성 결막염의 원인은 꽃가루, 동물의 털, 집먼지 등이다.

감염에 의한 것
- 바이러스성 결막염
  (유행성 각결막염, 인두결막염(수영장 결막염), 급성 출혈성 결막염)
- 클라미디아 결막염
- 세균성 결막염

비감염성인 것
- 알레르기성 결막염
- 봄철 결막염

▲ 결막염의 종류

증상

눈의 충혈, 눈곱, 눈두덩 발적 등의 증상이 모든 질병에서 나타난다. 유행성 각결막염은 충혈만이 아니라 이물감, 눈물 증상이 더 강하며 각막염으로 번져 악화되면 시력에 문제가 생길 수 있다. 감염력이 강해서 직접 환부에 닿은 손이나 얼굴을 닦은 수건 등으로 감염이 전파된다.

삼나무 꽃가루에 의한 알레르기성 결막염은 봄처럼 그 계절에만 증상이 나타나는데 특히 눈 가려움이 강한 것이 특징이다.

치료

감염에 의한 것이므로 원인 병원체에 효과적인 약이 있으면 그 점안액을 투여한다. 바이러스 감염에 대응하기 위한 항생제는 필요 없지만 질병 부위와 그 주변이 세균에 의해 2차 감염이 일어나지 않도록 투여하기도 한다. 대부분의 경우 자연적으로 치유되므로 눈 가려움이나 충혈 등을 억제하는 항염증약이나 알레르기에 대한 항알레르기약을 점안하며 경과를 지켜본다. 감염성이라면 학교나 병원처럼 밀집된 곳에서 전염되지 않도록 미리 조심하는 게 중요하다.

노년성 황반변성

망막 중심부의 황반(중심오목)에 변성이 일어나 시야의 일부가 보이지 않거나 실명하는 질병이다. 노화에 따라 발병하지만 그 원인은 확실히 밝혀지지 않았다. 노년성 황반변성은 서구인에게 많은 것으로 알려져 있다.

고령일수록 발병 비율이 높으므로 주요 원인을 노화로 보지만 고혈압과 심질환, 흡연, 텔레비전이나 컴퓨터 등에 의한 눈의 피로 등도 영향이 있다고 인식된다.

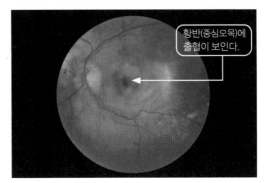

황반(중심오목)에 출혈이 보인다.

▲ 노년성 황반변성의 안저 사진

증상
시야의 중심이 이지러져 보이거나 어둡게 보이는 점(중심암점)이 나타나기도 한다. 진행되면 색깔을 구별할 수 없게 되고 시력 장애가 악화되어 실명하는 경우도 있다.

발병과 진행은 느리지만 잘 보이지 않더라도 나이가 들어 그러려니 방치하는 경우도 많고 대뇌가 문제가 생긴 시각 정보를 스스로 보완해버리기도 해서 이상하다고 인식하지 못하는 경우도 적지 않다. 한쪽 눈으로 격자무늬를 봤을 때 중앙이 찌그러져 보이는지 살피는 것으로 발견할 수 있다.

치료
황반부에 이상한 혈관이 생기고(신생혈관) 거기서 출혈하기 때문에 신생혈관이 증가하는 것을 막는 약을 안구 안에 투여한다. 또 출혈부를 레이저로 응고하거나 빛에 감수성이 있는 약물을 투여한 뒤 약물이 모여든 신생혈관에 약한 레이저를 쏘아서 혈관만을 파괴하는 광선역학적 요법을 실시하기도 한다.

하지만 황반(중심오목)을 원래대로 되돌리는 치료법은 없다. 될 수 있으면 빨리 발견해 치료하고 시력 저하를 최소한으로 하는 것이 중요하다.

피부암

피부에 생긴 암으로 피부의 바닥층에서 생긴 바닥세포암, 피부의 가시층에서 생긴 가시세포암, 멜라닌색소를 만드는 멜라닌세포에서 생긴 악성 흑색종(멜라노마) 등이 있다. 일반적으로 고령자에게 많지만 악성 흑색종은 젊은 사람에게도 나타난다.

오랜 기간 강한 자외선을 쬐거나 열상이나 외상 등의 흉터, 오랫동안 앓은 피부 질환, 바이러스 감염, 방사선이나 어떤 화학물질 등이 원인으로 여겨지고 있다.

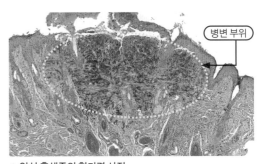

병변 부위

▲ 악성 흑색종의 현미경 사진

증상
흑색점이나 사마귀가 생기고 갑자기 많아지며 커진다. 색깔도 진해지고 주변으로 퍼진다. 표면이 종양이 된다거나 벌어져서 출혈하는 등의 증상이 나타난다.

바닥세포암은 얼굴에 많이 생긴다. 비교적 전이되기 어렵고 악성도는 낮은 암이다. 악성 흑색종은 발바닥이나 발톱 및 등에 많고 전이가 매우 빠른 암이다. 조금만 다쳐도 전이되기 때문에 검사를 위해 일부를 떼어내는 것도 하지 않는다.

치료
암 부위를 포함해 충분한 넓이로 피부를 절제하는 것이 기본이다. 특히 악성 흑색종의 경우는 암의 부위에 상처가 나면 전이를 촉진하는 꼴이 되므로 주변을 크고 넓게 절제한다. 절제 때문에 피부의 결손이 커진 경우, 다른 부위에서 피부를 가져와 이식하기도 한다.

방사선요법이나 화학요법 또는 액체질소로 암을 동결하는 치료를 시행하기도 한다. 특히 가시세포암은 방사선요법이나 화학요법의 효과를 기대할 수 있다.

4장

호흡기

대사에 필요한 산소를 받아들이고 대사에 의해 발생한 이산화탄소를 배출하는 기관·기관지와 허파 등으로 구성되는 것이 호흡기다. 사람은 산소를 체내에 저장할 수 없기 때문에 호흡이 멈추면 생명을 유지할 수 없다.

코안·인두·후두

호흡할 때 공기가 통하는 길을 기도, 코안에서 후두까지를 상기도라고 한다.
폐에 들어갈 공기를 가온·가습하고 이물질을 제거하는 역할을 한다.

●DATA
콧구멍에서 귀인두관인두구
 멍까지의 길이 : 약 9cm
인두의 길이 : 약 12cm
코안의 공기 : 습도 100%,
 온도 36~37℃

코안·인두·후두의 각 부위

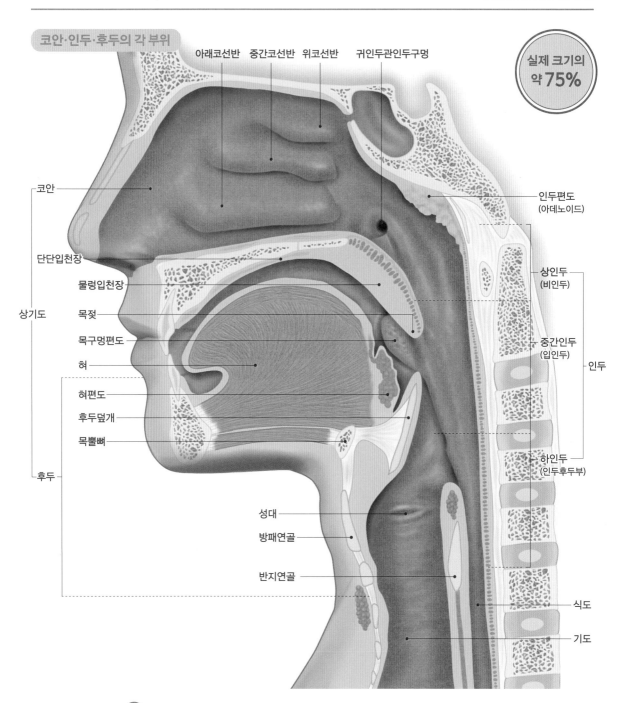

실제 크기의
약 75%

아래코선반 중간코선반 위코선반 귀인두관인두구멍

코안

단단입천장

물렁입천장

목젖

목구멍편도

혀

혀편도

후두덮개

목뿔뼈

상기도

후두

인두편도
(아데노이드)

상인두
(비인두)

중간인두
(입인두)

인두

하인두
(인두후두부)

식도

기도

성대

방패연골

반지연골

Q ▶ 울대뼈는 어느 부분인가?

미니 지식

A ▶ 후두에 있는 방패연골의 일부가 돌출한 부분으로 후두융기라고도 한다. 남성은 사춘기에 방패연골이 크
게 발달하기 때문에 울대뼈가 눈에 띄게 커지지만 여성은 그렇지 않다.

'목'에는 인두와 후두가 있다

호흡기의 시작점은 코다. 입으로도 호흡은 하지만 입은 주로 소화기로 분류된다.

좌우로 갈라진 코안(➡64쪽)은 내부에 있는 인두에서 하나로 합쳐진다. 인두는 위에서부터 순서대로 코 안쪽의 비인두, 입 안쪽의 **중간인두**(입인두), 식도로 이어지는 **하인두**(인두후두부)의 세 부분으로 나눠진다. 비인두에는 좌우의 귀관이 열린 귀인두관인두구멍이 있다.

하인두의 앞쪽에는 기관과 이어진 후두가 있으며 찌그러지지 않도록 연골이 지지하고 있다. 후두의 입구에는 후두덮개가 있고 후두 중간에는 성대(➡90쪽)가 있다. 인두와 후두는 일반적으로 '목'이라고 불린다.

코에서 후두까지의 역할

코털과 코점막은 폐에 들어가는 공기에서 먼지 등의 이물질을 제거하고 가온·가습한다. 기도에 이물질이 들어가거나 바이러스 등에 감염되어 염증이 일어나면 이것을 배출하기 위해 재채기나 기침이 나온다. 코안이 자극되면 재채기가, 인두나 후두, 기관이 자극되면 기침이 난다. 또 인두에는 많은 림프조직이 있는데 몸으로 들어오는 공기를 확인하는 면역 기능을 담당한다.(➡ 왼쪽 아래 그림)

코에서 기관으로 향하는 공기와 입에서 식도로 들어가는 음식물이 중간인두에서 교차하는데 음료 등을 마실 때는 음식물이 기관에 들어가지 않도록 후두덮개가 후두 입구를 막는다.(➡132쪽)

편도

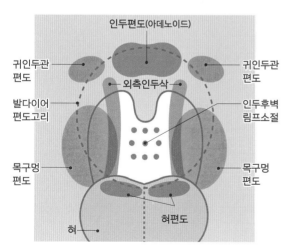

단단입천장
물렁입천장
목젖
목구멍편도
목구멍편도

인두편도(아데노이드)
귀인두관편도 / 귀인두관편도
외측인두삭
발다이어편도고리
인두후벽림프소절
목구멍편도 / 목구멍편도
혀편도
혀

인두에는 세균과 바이러스의 침입을 막는 림프조직이 있다. 이것을 편도라고 하며 목구멍편도, 인두편도(아데노이드), 귀인두관편도, 혀편도가 있다. 편도들은 목안에서 동그랗게 배치해 있어서 림프인두고리(발다이어편도고리)라고 불린다.

질병 정보

후두암

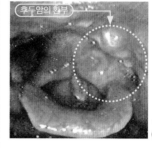

후두암의 환부

◀ 후두암의 환부 사진
(사진 제공 : 도쿄테신병원)

후두에 생긴 암으로 50세 이상의 남성에게 많다. 남성이 걸릴 확률은 여성의 10배이고 흡연과 음주가 가장 큰 위험 요인이라 여겨진다.

대부분이 편평상피암이고 드물게는 샘암도 있다. 전이성 암의 경우는 드물다.

성대문 부위(성대가 있는 부분)의 암이 60~65%를 차지하고 성대문 위쪽 암이 30~35%, 성대문 아래쪽 암은 1~2% 정도이다.

증상 성대문암에서는 일찍부터 목소리 갈라짐(쉰소리)이 나타나고 성대문위쪽 암에서는 삼킬 때의 통증과 목구멍에 이물질이 걸린 느낌이 들 수 있다. 성대문 아래쪽 암은 진행될 때까지 이렇다 할 증상이 없다가 진행되면 호흡곤란이나 쌕쌕거리는 소리(천명), 기침 등이 나타난다.

치료 방사선요법, 수술에 의한 후두의 부분 적출 또는 전체 적출 등이 시행된다.

기관·기관지

기관과 기관지를 하기도라고 한다. 연골이 기관과 기관지를 감싸고 있기 때문에 찌그러지는 일 없이 공기가 잘 통하고 있다.

●DATA
기관의 길이 : 약 10cm
오른쪽 기관지의 길이 :
 약 3cm
왼쪽 기관지의 길이 :
 약 4~6cm

기관·기관지의 각 부위

실제 크기의
약 70%

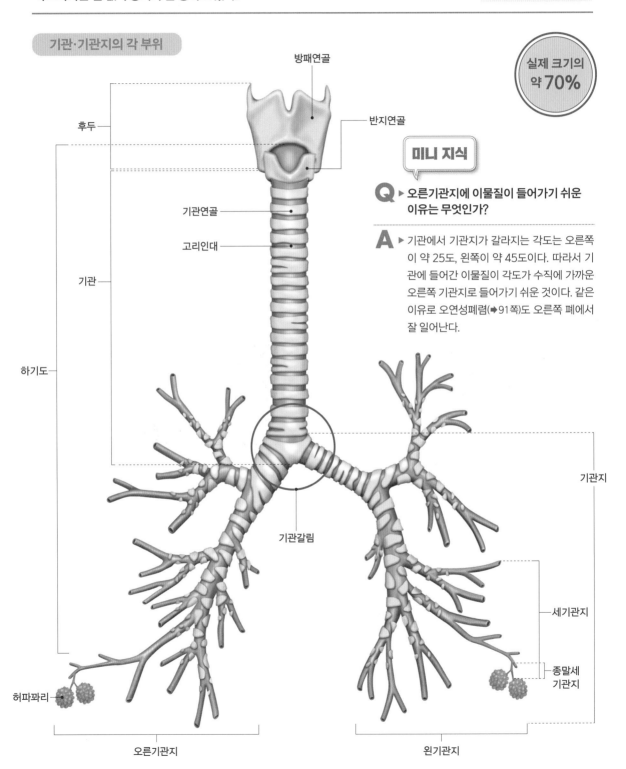

방패연골

반지연골

후두

기관연골

고리인대

기관

하기도

기관갈림

허파꽈리

오른기관지

왼기관지

기관지

세기관지

종말세
기관지

미니 지식

Q ▶ 오른기관지에 이물질이 들어가기 쉬운 이유는 무엇인가?

A ▶ 기관에서 기관지가 갈라지는 각도는 오른쪽이 약 25도, 왼쪽이 약 45도이다. 따라서 기관에 들어간 이물질이 각도가 수직에 가까운 오른쪽 기관지로 들어가기 쉬운 것이다. 같은 이유로 오연성폐렴(➡91쪽)도 오른쪽 폐에서 잘 일어난다.

기관지에는 좌우 차이가 있다

후두(➡80쪽)의 아래로 이어지는 것이 **기관**이다. 기관은 지름 2cm, 길이 10cm 정도로, 제6목뼈 위치에서부터 가슴의 중앙을 향해 내려와 제5등뼈 위치에서 좌우의 **기관지**로 갈라진다.

기관에서 좌우로 갈라진 뒤 폐로 들어가 **허파꽈리**(➡88쪽)와 연결되기까지의 부분이 기관지이다. 좌우의 기관지는 다소 왼쪽으로 치우쳐 있는 심장을 비켜서 지나기 때문에 길이와 두께에 차이가 있다. 기관지는 20회 이상 갈라지기를 반복하다가 그 끝에서 허파꽈리와 연결된다.

기관과 기관지를 **기관연골**이 둘러싸고 있어서 마치 주름호스처럼 보인다. 기관지가 가늘어지면서 불규칙한 형태가 되다가 굵기가 1mm 정도가

되면 더 이상 기관연골은 볼 수 없게 된다. 기도가 찌그러지지 않게 하는 기관연골은 U자형인데, 연골이 없는 부분(U자 상부의 열린 부분)은 식도(➡134쪽)와 접해 있고 접한 부분에는 **민무늬근육**이 붙어 있다. 또 기관지 벽에는 민무늬근육의 층이 있다. 이 민무늬근육은 교감신경(➡48쪽)의 활동에 이완하고 부교감신경의 활동에 수축해서 기도의 저항을 변화시킨다.

기관지에서의 이물질 배출

기관에서 기관지가 갈라지는 부분(기관갈림)은 매우 민감해서 이물질 등으로 자극을 받으면 격렬하게 기침이 나온다. 또 기관·기관지의 **점막층**은 점액을 분비하고 표면에 나 있는 섬모(가느다란 털)를 통해 들어온 이물질을 밖으로 배출시킨다.

기침이 나오는 과정

숨뇌의 기침중추

이물질

자극

의학적으로 기침을 해소라고 부르며 가래가 동반된 습성해소와 가래가 나오지 않는 건성해소가 있다.

먼지나 연기, 잘못 삼킨 음식물 등의 이물질이 후두와 기관·기관지에 들어갔다거나 감염병으로 염증이 일어나 가래가 늘어나면 기관점막이 자극되고 그 정보가 숨뇌에 있는 기침중추에 도달해 기침이 나온다. 즉 기침은 들어온 이물질을 밖으로 배출해 기도를 확보하려는 방어반응이다.

이물질 외에 외부로부터의 압박과 견인, 화학물질에 의한 자극, 찬공기나 극단적으로 뜨거운 공기, 기도점막의 부종이나 상처 등으로도 기침이 일어난다.

질병 정보

기관지천식

민무늬근육
점막밑조직
혈관
점액

정상 때의 기관지 | 천식 때의 기관지

기도에 일어나는 만성 염증성 질환이다. 기도가 자극에 과민하게 반응한 결과 기관지의 민무늬근육이 수축하고 기도점막에 부종이나 점액분비과다가 일어나 기도가 들러붙어 호흡곤란과 쌕쌕 소리인 천명, 기침이 나온다.

알레르기, 감기 등의 감염에 의한 기도의 염증, 흡연, 대기오염, 운동과 과로, 심리적 스트레스 등이 발병과 관계있다. 소아에 많이 발병하지만 최근에는 성인도 늘고 있다.

증상 천명(슈슈-, 쌕쌕-), 격한 기침, 가래, 호흡곤란, 청색증, 앉아숨쉬기 등의 증상이 보인다.

치료 기관지확장제, 항알레르기약, 항염증약 등을 투여하고 산소요법을 시행한다. 예방을 위해 알레르기 유발 물질을 회피하는 게 가장 중요하다.

허파의 구조

허파는 가슴우리 안에서 좌우로 위치하며 심장을 그 사이에 끼워놓듯이 위치한다.
필요한 산소를 흡수하고 필요 없는 이산화탄소를 배출하기 위한 장기다.

●DATA
무게 : 약 500g (오른쪽 허파)
　　　 약 450g (왼쪽 허파)
부피 : 약 1000mL (오른쪽 허파) / 약 900mL (왼쪽 허파)

실제 크기의 약 60%

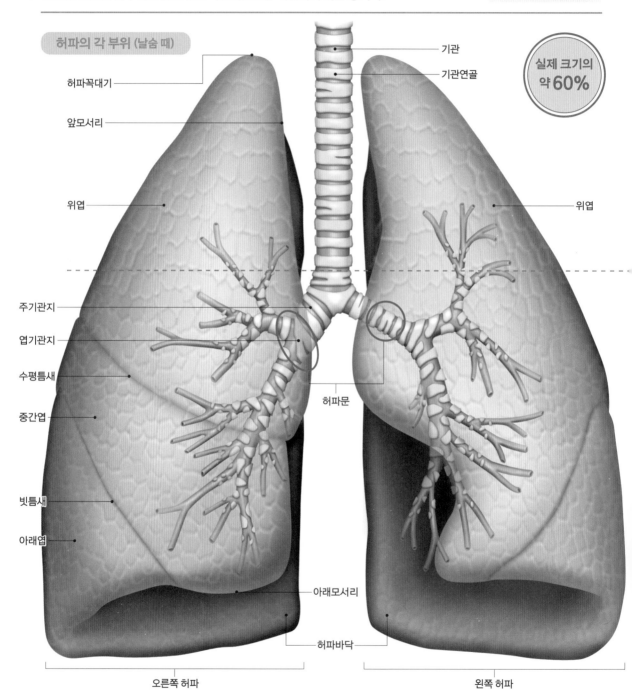

허파의 각 부위 (날숨 때)

허파꼭대기
앞모서리
위엽
주기관지
엽기관지
수평틈새
중간엽
빗틈새
아래엽

기관
기관연골
위엽
허파문
아래모서리
허파바닥

오른쪽 허파　　　　　왼쪽 허파

Q ▶ '허파구역'이란 무엇인가?

미니 지식

A ▶ 좌우의 기관지가 각 허파엽으로 들어간 뒤 내부에서 또다시 나누어져 관장하는 영역을 말한다. 오른쪽 허파에는 위엽에 3개, 중엽에 2개, 아래엽에 5개로 총 10구역이 있고 왼쪽 허파에는 위엽에 5개, 아래엽에 5개로 총 10구역이 있다.

왼쪽 허파가 다소 작다

허파는 가슴우리(➡22쪽) 안에서 심장(➡96쪽)을 사이에 끼고 좌우로 위치하고 있다. 상부의 뾰족한 부분을 허파꼭대기, 하부의 면을 허파바닥, 심장에 끼어 있는 면을 내측면, 바깥의 갈비뼈에 접해 있는 면 전체를 갈비뼈면이라고 부른다. 허파꼭대기는 빗장뼈보다 2~3cm 위에 있고 허파바닥은 가로막에 올라서 있다. 안쪽면의 거의 중앙에 있는 허파문에는 기관지(➡82쪽)와 혈관, 신경이 드나들고 있다. 심장이 정중앙보다도 조금 왼쪽으로 치우쳐 있기 때문에 왼쪽의 허파가 다소 작다. 허파 표면에 있는 깊은 선을 틈새라고 부르며 이 틈새를 기준으로 오른쪽 허파는 위엽, 중엽, 아래엽으로, 왼쪽 허파는 위엽과 아래엽으로 나뉜다.

가슴막안의 음압이 허파를 넓힌다

허파 자체에는 확장하는 힘이 없다. 오히려 탄성 때문에 수축하려 해서 그대로 두면 3분의 1 정도로 줄어들고 말 것이다. 그러한 허파가 가슴우리 안에 있으면서 수축하지 않는 까닭은 밖에서 허파를 잡아당기는 힘이 있기 때문이다.

허파는 두 겹의 가슴막에 덮여 있다. 허파의 표면에 딱 들러붙어 있는 안쪽 막을 허파쪽가슴막이라고 부른다. 그 바깥에는 벽쪽가슴막이 있으며 가슴우리 벽면에 붙어 있다. 두 겹의 가슴막은 허파문에서 이어져 하나의 주머니가 되며, 안쪽 가슴막 내부에는 마찰을 줄이기 위한 장액(가슴막액)이 들어 있다. 가슴막안의 압력은 항상 음압인데 그 힘이 허파를 바깥쪽으로 잡아당겨 넓히고 있다.

흉부의 단면

CT 영상

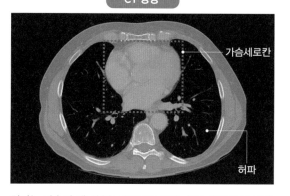

허파는 가슴의 대부분을 차지하고 있다. 허파 사이에 낀 가운데 부분을 가슴세로칸이라고 부른다. 여기에는 심장과 대동맥, 위·아래대정맥 같은 큰 혈관, 기관·기관지, 식도 등이 위치한다.

질병 정보

폐암

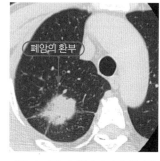

◀ 폐암의 CT 영상

기관과 기관지, 허파꽈리의 상피세포에 생기는 암이다. 조직의 유형에 따라 크게 소세포암과 비소세포암으로 나눌 수 있고 비소세포암에는 편평상피암, 샘암, 대세포암이 있다. 소세포암은 발견했을 때는 이미 전이가 진행된 경우가 많다는 게 특징이다.

50세 이상의 남성에게 많고 노화와 함께 발병률이 높아지고 있다. 흡연과 관계가 깊고 대기오염, 방사선, 석면 등도 원인이 된다.

증상 기침과 가래, 미열, 피가래(혈담), 호흡곤란, 체중 감소 등이 주요 증상이다. 암의 유형이나 부위에 따라 증상이 다양하다.

치료 수술로 허파를 부분적으로 또는 허파엽마다, 아니면 한쪽 허파를 모두 절제한다. 화학요법과 방사선요법을 함께 시행한다.

호흡 운동과 조절

허파는 스스로 확장하는 힘이 없다. 허파는 가슴우리와 가로막의 움직임에 의해
수동적으로 확장해 공기를 빨아들인다.

●DATA
1회 환기량 : 약 500mL
폐활량 : 남성 약 3,000~
4,000mL / 여성 약 2,000
~3,000mL
호흡수 : 약 12~20회/분

일상적인 호흡

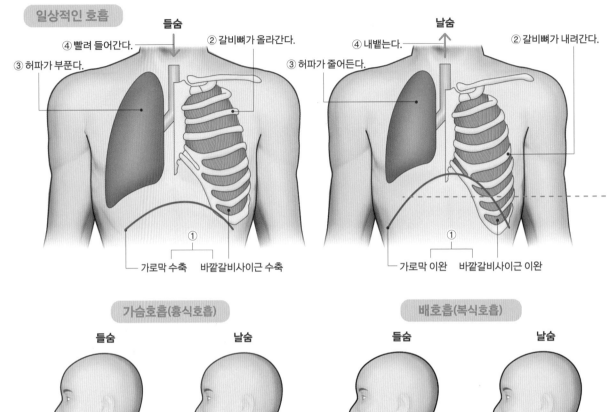

들숨
④ 빨려 들어간다.
② 갈비뼈가 올라간다.
③ 허파가 부푼다.
① 가로막 수축　바깥갈비사이근 수축

날숨
④ 내뱉는다.
② 갈비뼈가 내려간다.
③ 허파가 줄어든다.
① 가로막 이완　바깥갈비사이근 이완

가슴호흡(흉식호흡)

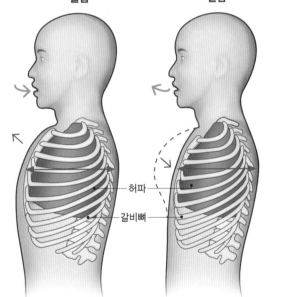

들숨　날숨

허파
갈비뼈

배호흡(복식호흡)

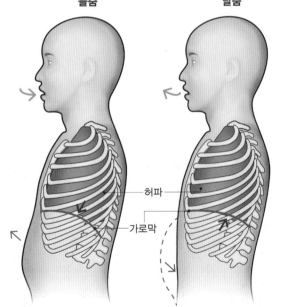

들숨　날숨

허파
가로막

Q ▸ 호흡수는 어떻게 조절되는가?

미니 지식

A ▸ 혈액 중에 이산화탄소와 산소의 농도, 수소이온농도, 온도, 혈압, 허파의 확장 상태 등의 정보를 기반으로
뇌줄기(다리뇌와 숨뇌)에 있는 호흡중추가 호흡수를 조절하고 있다. 이 중 특히 중요한 정보는 혈중 이산화
탄소 농도이다.

주요 호흡근은 갈비사이근과 가로막

가슴우리(→22쪽)를 넓히고 좁히는 호흡 운동에 관여하는 근육을 **호흡근**이라고 부른다. 주요 호흡근은 갈비사이근과 가로막이고 배근육들과 목의 근육도 보조하고 있다.

위아래의 갈비뼈 사이에는 **바깥갈비사이근과 속갈비사이근**(→22쪽)이 붙어 있다. 바깥갈비사이근은 바깥쪽 위에서 안쪽 아래로 뻗어 있고 속갈비사이근은 이것과 직교해서 뻗어 있다.

가로막은 가슴안과 배안을 나누는 둥그런 돔 모양의 근육이다. 가슴안 주위에서 기시해 중앙의 중심널힘줄에 모인다. 배곧은근 같은 배근육들은 갈비뼈를 끌어내리고 목의 목빗근과 목갈비근은 빗장뼈와 상부갈비뼈를 끌어올려 호흡근을 돕는다.

가로막(아래에서 본 모습)

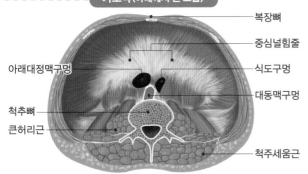

- 복장뼈
- 중심널힘줄
- 식도구멍
- 대동맥구멍
- 아래대정맥구멍
- 척추뼈
- 큰허리근
- 척주세움근

가로막의 척추뼈 가까이에 식도, 대동맥, 대정맥이 통과하는 구멍(각각 식도구멍, 대동맥구멍, 아래대정맥구멍)이 뚫려 있다.

스파이로그램(호흡기능검사)

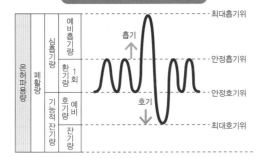

위의 표는, 보통 호흡과 최대한의 노력으로 한 호흡(들숨과 날숨)을 측정하는 스파이로그램(호흡기능검사) 그래프다. 성별과 연령, 신장으로 계산된 예측폐활량에 대한 실측폐활량의 비율을 '%폐활량', 최대 노력의 날숨에서 1초 동안 내뱉었던 양의 폐활량에 대한 비율을 '1초율'이라고 한다.

가슴호흡과 배호흡

들숨은 가슴우리의 확장과 가로막의 수축에 의해 이루어진다.

바깥갈비사이근이 수축하면 갈비뼈가 끌어 올려져서 가슴우리가 넓어진다. 이 방식으로 하는 호흡이 **가슴호흡**이다. 여성은 가슴호흡을 하는 경향이 있다.

위로 향한 돔 모양의 가로막이 수축하면 가슴안이 넓어진다. 이 활동에 의한 호흡이 배호흡이다. 남성은 배호흡을 하는 경향이 있다.

날숨은 보통의 조용한 호흡의 경우, 수축됐던 근육의 이완에 의해 자연스럽게 이루어진다. 그러나 숨을 의식적으로 강하고 빠르게 내뱉을 때는 속갈비사이근과 배근육들을 사용해 가슴우리를 강하게 수축시킨다.

질병 정보

호흡곤란

- 심리적 요인
- 호흡곤란이 일어나는 주요 원인
- 폐·기관지 등의 장애
- 폐·기관지 이외의 장애

호흡곤란은 질병이 아니라 자각 증상(주관적 증상)이다. 일반적으로 호흡 기능 상실 등에 의한 저산소 상태와 함께 나타나지만 그렇다고 반드시 저산소 정도와 증상이 일치하지는 않는다. 예를 들어 과다호흡 상태에서도 호흡곤란이 일어난다.

대부분은 염증이나 암 등에 의한 기도의 폐색, COPD(→89쪽) 등에 의한 허파꽈리 장애 등 호흡기의 문제가 원인이다. 또 심부전 등 호흡기 이외의 문제나 불안, 공포, 강한 통증 등 심리적 요인 때문에 일어나기도 한다.

증상 숨쉬기 불편하고 숨을 쉴 수 없거나 숨이 차는 등 쉽게 호흡이 되지 않는 상태다.

치료 원인에 맞춰 질병 치료와 산소요법 등을 시행한다. 만성 호흡부전 환자에 대한 급속한 고농도 산소 투여는 자칫 호흡 정지를 일으킬 우려가 있다.

허파꽈리와 가스 교환

허파꽈리는 기관지 끝에 붙는 지름 0.1mm 정도의 작고 둥그런 기관이다.
인체에 산소를 보내고 이산화탄소를 배출하는 일을 한다.

●DATA
허파꽈리의 크기 : 지름 약 0.1mm
허파꽈리의 수 : 폐 전체에서 2억~7억 개
총 표면적 : 약 70~80m²

허파꽈리의 각 부위

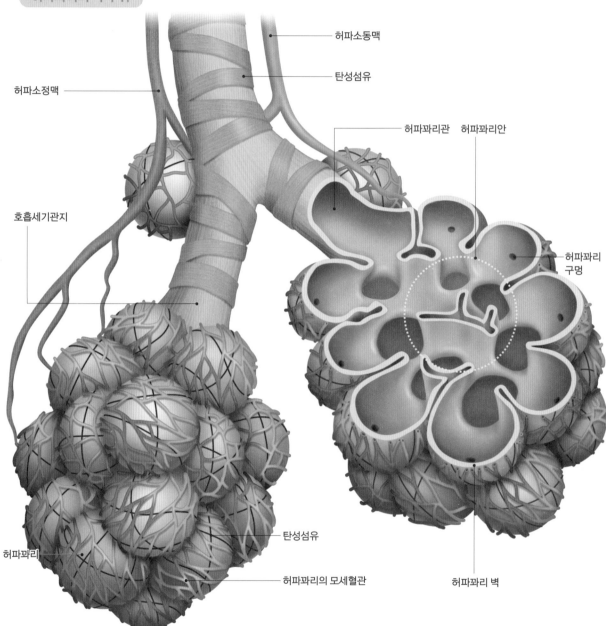

허파소동맥

탄성섬유

허파소정맥

허파꽈리관   허파꽈리안

허파꽈리 구멍

호흡세기관지

탄성섬유

허파꽈리

허파꽈리의 모세혈관

허파꽈리 벽

Q ▶ 몸속의 숨을 죄다 내뱉으면 허파꽈리는 수축하는가?

미니 지식

A ▶ 강하게 숨을 내뱉어도 허파꽈리는 수축하지 않는다. 허파꽈리 안으로 분비되는 허파표면활성물질(허파계면활성제)이 허파꽈리 안에 있는 조직액의 표면 장력을 줄여서 허파꽈리의 수축을 막기 때문이다.

포도송이처럼 생긴 허파꽈리

가지가 20회 이상 반복적으로 나누어지면서 좁아지는 기관지(호흡세기관지. ➡82쪽) 끝에 허파꽈리가 있다. 하나의 지름 약 0.1mm의 둥그런 모양인 허파꽈리는 무수히 결합되어 마치 포도송이처럼 생겼다. 허파꽈리는 가스를 모아두는 허파꽈리안(폐포강)과 탄성이 있는 허파꽈리 벽으로 이루어진다. 허파꽈리와 기관지는 허파꽈리관으로, 허파꽈리끼리는 허파꽈리구멍으로 이어져 공기가 드나든다. 허파꽈리 벽에는 형태를 유지하기 위한 탄성섬유가 둘러쳐져 있다. 여기에 모세혈관까지 허파꽈리 벽을 감싸고 있어서 겉모습은 상당히 복잡하다.

허파꽈리의 수는 양쪽 허파에 수억 개 정도 있으며 그 표면적을 모두 합치면 70~80m²(배구 경기장의 절반)나 된다고 한다.

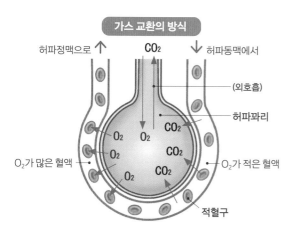

가스 교환의 방식

허파정맥으로 ↑ CO_2 ↓ 허파동맥에서

(외호흡)

허파꽈리

O_2가 많은 혈액

O_2가 적은 혈액

적혈구

대사 결과 생긴 이산화탄소는 주로 혈장에 녹아 있는 상태로 허파로 운반되어 허파꽈리를 통해 배출된다. 산소는 적혈구의 안의 헤모글로빈과 결합해 온몸으로 운반된다.

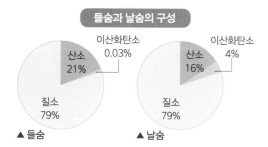

들숨과 날숨의 구성

이산화탄소 0.03%
산소 21%
질소 79%
▲ 들숨

이산화탄소 4%
산소 16%
질소 79%
▲ 날숨

질소는 체내에서 쓰이지 않기 때문에 들숨과 날숨에서 변화가 없다. 한편 날숨에도 일정량의 산소가 포함되어 있기 때문에 날숨을 불어넣는 인공호흡에 효과가 있는 것이다.

외호흡을 담당하는 허파꽈리

호흡에는 외호흡과 내호흡이 있다. 외호흡이란 허파에서 공기와 혈액 사이에 일어나는 가스 교환을 말하며 허파꽈리가 담당한다. 내호흡이란 온몸의 조직과 혈액 사이에서 일어나는 가스 교환을 말한다.

가스 교환은 '확산'이라는 물리적 현상에 의해 이루어진다. 확산이란 농도가 다른 기체나 액체가 접해 있을 때 농도가 높은 쪽에서 낮은 쪽으로 이동하는 현상을 말한다. 산소는 농도가 높은 허파꽈리에서 혈액 속으로 확산한다. 반대로 이산화탄소는 혈액에서 허파꽈리 쪽으로 확산한다.(➡ 왼쪽 아래 그림)

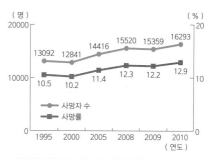

질병 정보

COPD (만성 폐쇄성 허파 질환)

(명)						(%)
20000						20
	13092	12841	14416	15520	15359	16293
10000						10
	10.5	10.2	11.4	12.3	12.2	12.9
0	1995	2000	2005	2008	2009	2010 (연도)

● 사망자 수
■ 사망률

▲ 일본의 COPD 사망자 수와 사망률
(2010년 후생노동성 인구동태총계)에서 작성

허파꽈리가 손상되어 허파에서 가스 교환이 충분히 이루어지지 않는 질병이다. 허파꽈리는 망가지면 회복되지 않기 때문에 원래대로 돌아갈 수 없다. 최대의 원인은 흡연이다. 흡연량이 많고 기간이 길수록 발병 위험이 높다. 간접흡연으로도 발병할 수 있고 대기오염이나 노화, 호흡기 감염증 등도 원인이다.

악화되면 조금만 움직이더라도 숨이 끊어질 듯 가쁘고 일상생활에서 간병인이 필요한 경우도 적지 않다.

증상 심한 호흡곤란, 기침, 가래, 천명 등이다. 특히 날숨이 힘들기 때문에 가슴우리가 나무술통처럼 확장되어 보인다.

치료 산소요법, 기관지 확장제의 투여, 호흡훈련 등을 시행해 악화를 방지한다.

발성의 방식

후두에 있는 성대가 진동하면 소리가 난다. 성대에서 나온 소리는 목과 입, 코에서 공명되고
혀와 입술로 변화시켜 언어로 말할 수 있는 것이다.

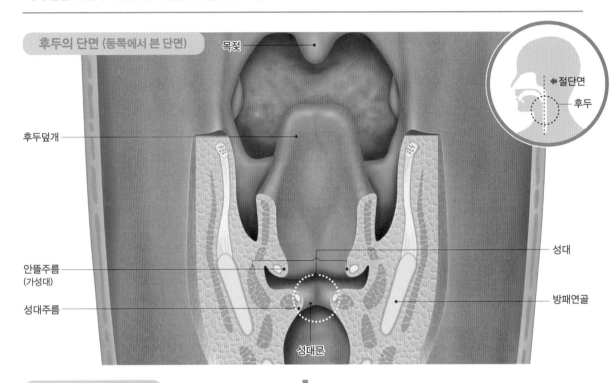

후두의 단면 (등쪽에서 본 단면)

목젖

절단면
후두

후두덮개

성대

안뜰주름
(가성대)

방패연골

성대주름

성대문

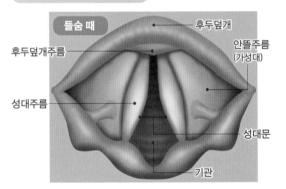

성대 (위에서 본 그림)

들숨 때

후두덮개

후두덮개주름

안뜰주름
(가성대)

성대주름

성대문

기관

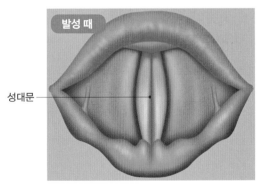

발성 때

성대문

성대문과 소리가 나오는 과정

후두(➡80쪽)의 좌우 벽에는 2쌍의 주름이 뻗어 있다. 위에 있는 것이 안뜰주름(가성대)이고 아래가 성대다. 좌우에 있는 성대 사이의 틈을 성대문이라고 하며 평소 호흡을 하고 있을 때 성대문은 열려 있다.

성대를 긴장시켜서 성대문을 좁히면 공기가 통과할 때 성대가 흔들리고 소리(음)가 난다. 성대문을 여는 방식이 바뀌면 진동수가 변해 소리의 높이가 변한다. 그래서 그저 단순한 소리였던 것을 후두, 인두, 입, 코로 공명시키고 혀와 입술의 형태를 바꿔가며 의미 있는 언어로 만드는 것이다. 단, 자음인 's', 'f', 'p' 같은 마찰음이나 파열음은 성대를 진동하지 않는데 이를 무성음이라고 한다. 성대의 염증이나 종양, 성대를 움직이는 되돌이후두신경의 마비 등이 일어나면 성대가 정상적으로 진동할 수 없어서 쉰 목소리, 거친 목소리, 잠긴 목소리가 나는데 이것을 애성이라고 한다.

호흡기의 질병

호흡기의 질병은 생명과 직접적으로 연관되는 일이 많다. 공통적인 증상은 기침과 가래, 쌕쌕거리는 소리인 천명, 흉통, 호흡곤란 등이다. 여기에서는 폐렴과 결핵 등을 살펴보겠다.

폐렴

폐에 일어난 염증을 말하는데 대부분은 세균이나 바이러스 등의 감염증이 원인이다. 사망률이 높아져서 최근 한국인의 사망 원인 3위까지 올랐다.(2020년 기준)

세균성 폐렴

세균성 폐렴은 폐렴구균이나 황색포도알균, 인플루엔자간균 등에 감염되어 일어난다. 가장 많은 것은 폐렴구균에 의한 폐렴이다. 고령자, COPD(만성 폐쇄성 허파 질환. ➡89쪽) 등의 호흡기 질환자, 당뇨병이나 간에 발생한 질병 때문에 면역 기능이 저하된 사람은 감염되기 쉽고 중증이 될 경우도 높기 때문에 폐렴구균백신 접종을 권장하고 있다.

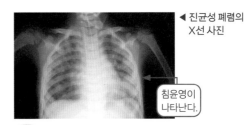

◀ 진균성 폐렴의 X선 사진

침윤영이 나타난다.

증상
주요 증상은 발열, 기침, 가래(농성)이다. 가슴통증과 호흡곤란 등의 증상이 강한 편이다. 증상이 악화되면 청색증, 의식 장애를 일으키기도 한다.

치료
원인균을 특정한 후 이에 효과를 발휘할 항균제를 투여하는 것이 기본이다. 중증인 경우 입원치료가 필요하다. 안정과 충분한 영양공급으로 회복을 위해 노력한다.

오연성 폐렴

음식물을 삼키는 것을 연하라고 한다. 한편, 잘못 삼킨 음식물이 후두부터 기관·기관지에 들어간 것을 오연이라고 한다. 오연 때문에 발생한 폐렴이 오연성 폐렴이며 음식물과 함께 입 안에 있던 세균이 기도로 들어가거나 위에서 올라온 구토물, 위액이 기도로 들어가 염증이 생긴다. 숨이 막히면 기침을 해서 뱉어내야 하는데 이런 반응이 약해진 고령자나 누워서 음식을 먹는 사람 등에게 일어나기 쉽다. 심해지면 사망에 이르는 경우도 있으므로 주의가 필요하다.

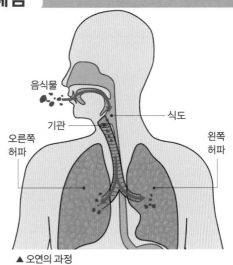

음식물 · 식도 · 기관 · 오른쪽 허파 · 왼쪽 허파

▲ 오연의 과정

증상
고온과 기침, 가래 등이 주요 증상이지만 이런 증상이 확실히 나타나지 않는 것도 특징이다. 미열이 있고 어쩐 일인지 기력이 없다 싶은 경우도 있기 때문이다.

치료
원인균에 대한 항균제를 투여하고 영양 상태를 개선한다. 오연이 계속되면 낫지 않기 때문에 식사의 내용과 방식을 고민해야 한다. 또 입안을 청결하게 하는 것도 중요하다. 고령자나 마비가 있는 사람은 연하 기능이 떨어져 오연이 일어나기 쉽다. 자세와 먹는 음식의 상태를 고민해서 오연을 피하는 게 가장 중요하다.

이 밖의 폐렴

마이코플라즈마, 클라미디아, 레지오넬라 등의 미생물이나 바이러스에 의한 폐렴도 있다. 발열과 기침, 관절통, 구토 등의 소화기 증상을 동반하기도 한다. 항균제 등의 투여가 치료의 기본이다.

폐결핵

결핵균 때문에 일어나는 질병이다. 옛날에나 걸렸던 질병이라는 이미지가 있는데 현재에도 결코 보기 드문 질병이 아니다. 비말감염과 공기감염으로 전염되기 때문에 노인시설 등에서 집단 발병하거나 가족이 차례차례 걸리기도 한다. 다른 감염증과는 달리 감염된 사람이 모두 증상을 보이는 건 아니다. 조기 발견과 조기 치료가 중요하다.

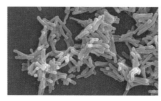

◀ 결핵균 현미경 사진
(사진 제공 : 공익재단법인 결핵
예방회 결핵연구소)

증상
초기에는 증상이 별로 없다. 권태감(나른함), 식욕부진, 오랜 기간 지속되는 기침과 미열, 체중 감소, 혈담, 잠잘 때 식은땀을 흘리는 등의 증상이 서서히 나타난다. 진행되면 고열과 호흡곤란, 객혈 등을 보인다.

치료
체내에 보유한 병균을 무의식적으로 몸 밖으로 내보내 전염의 염려가 있을 경우는 입원한다. 복수의 항결핵제를 섞어서 투여한다. 항결핵제는 장기적으로 확실하게 복용해야 하므로 직접복약확인법(DOTS)을 실시하기도 한다.

자연공기가슴증

허파를 덮는 가슴막이 손상되어 가슴막안으로 공기가 들어와 허파가 수축되는 질병을 공기가슴증(기흉)이라고 한다. 외상과 허파의 질병 때문에 일어나기도 하지만 그러한 원인이 없이도 일어나며 이를 자연공기가슴증이라고 한다. 자연공기가슴증은 키가 크고 마른 체형의 남성에게 많은 질병이고 재발하기 쉬운 것도 특징이다. 양쪽 허파에서 일어나기도 하며 심장이 압박될 만큼 중증인 경우 사망하기도 한다.

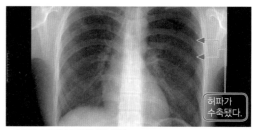

허파가
수축됐다.

▲ 자연공기가슴증의 X선 사진

증상
갑자기 생긴 호흡곤란과 가슴통증이 주요 증상이다. 가슴통증을 거의 느끼지 못할 경우도 있고 반대로 극심한 통증을 보일 경우도 있다. 때로는 가래가 없는 건조한 기침(건성해소), 빠른맥, 두근거림 등이 있다.

치료
경증이라면 안정을 취하고 가슴막의 손상된 부분이 재생되어 허파가 원래처럼 되길 기다린다. 중증의 경우나 재발 사례 등은 수술로 손상된 부분을 절제하기도 한다.

수면시 무호흡증후군(SAS)

어떤 이유로 목과 코가 막혀서 수면 중에 10초 이상의 무호흡 발작이 1시간에 5회 이상 나타나는 것을 말한다. 비만 때문에 목에 지방이 많거나 알레르기성 비염이나 편도비대, 턱이 좁거나 혀가 기도를 막아서 또는 알코올을 마시고 잠든 사람에게 많이 보인다. 만성적인 저산소 상태이기 때문에 심장, 허파의 심각한 질병으로 확대되기도 한다.

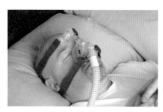

◀ CPAP
(지속식 양압 호흡치료)

증상
수면 중에 갑자기 호흡이 멈춘다. 심한 코골이를 하는 경우도 있다. 숨 쉬기 괴로워서 자다가 몇 번이나 깨기 때문에 수면 부족 상태가 되고 낮에도 심각할 정도로 잠이 쏟아져 빈번하게 존다.

치료
비만이나 비염 등이 있으면 생활습관 개선과 질병의 치료를 함께 한다. 중증의 경우 코에 붙인 마스크에서 공기를 강제적으로 집어넣는 CPAP(지속식 양압 호흡치료)를 수면 중에 시행한다.

5장

순환기·혈액

순환기는 온몸으로 혈액을 끊임없이 순환시키는 심장과 혈관으로 구성된 심혈관계와 림프액이 흐르는 림프계로 구성된다. 순환기 내부를 흐르는 혈액과 림프액은 다양한 물질의 수송과 면역, 지혈 등의 역할을 한다.

혈액의 순환

혈액을 온몸으로 순환하기 위한 장기와 기관을 순환기라고 한다. 그중 온몸에
혈액을 보내는 심혈관계는 온몸순환과 허파순환으로 나뉜다.

●DATA
온몸에 있는 혈관의
길이 : 약 10만km
무게 : 체중의 약 3%

혈액의 순환

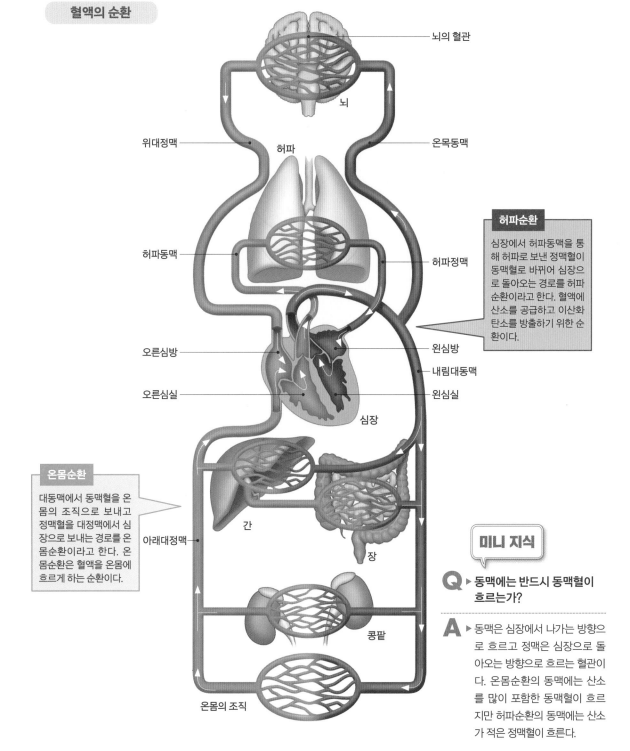

뇌의 혈관

뇌

위대정맥

허파

온목동맥

허파동맥

허파정맥

허파순환

심장에서 허파동맥을 통
해 허파로 보낸 정맥혈이
동맥혈로 바뀌어 심장으
로 돌아오는 경로를 허파
순환이라고 한다. 혈액에
산소를 공급하고 이산화
탄소를 방출하기 위한 순
환이다.

오른심방

왼심방

내림대동맥

오른심실

왼심실

심장

온몸순환

대동맥에서 동맥혈을 온
몸의 조직으로 보내고
정맥혈을 대정맥에서 심
장으로 보내는 경로를 온
몸순환이라고 한다. 온
몸순환은 혈액을 온몸에
흐르게 하는 순환이다.

간

아래대정맥

장

미니 지식

Q ▶ 동맥에는 반드시 동맥혈이
흐르는가?

A ▶ 동맥은 심장에서 나가는 방향으
로 흐르고 정맥은 심장으로 돌
아오는 방향으로 흐르는 혈관이
다. 온몸순환의 동맥에는 산소
를 많이 포함한 동맥혈이 흐르
지만 허파순환의 동맥에는 산소
가 적은 정맥혈이 흐른다.

콩팥

온몸의 조직

2개의 혈액순환

인체의 세포가 활동하는 데 필요한 산소와 영양분을 보내고 세포에서 만들어진 노폐물을 회수하기 위해 순환기는 온몸으로 혈액(➡116쪽)을 끊임없이 순환시킨다. 이 순환이 아주 잠깐만 멈춰도 사람은 사망하고 만다.

순환기 중 온몸에 혈액을 순환시키는 심장(➡96쪽), 동맥(➡104쪽), 모세혈관(➡108쪽), 정맥(➡106쪽)을 심혈관계라고 한다. 심혈관계에는 온몸으로 산소가 풍부한 혈액을 보내고 말초에서 노폐물을 회수하는 **온몸순환**과 혈액에 산소를 공급하고 이산화탄소를 방출하기 위한 **허파순환**이 있다. 모든 혈액은 반드시 온몸순환과 허파순환을 경유한다.

온몸순환과 허파순환에서 혈액의 흐름

온몸순환에서는 심장의 왼심실에서 나온 혈액이 온몸에 분포하는 동맥을 통해 말초의 조직으로 보내진다. 말초 조직에까지 뻗어 있는 혈관은 모세혈관이며 모세혈관 벽을 통해 혈액에서 조직으로 산소와 양분 등이 제공되고 조직에서 혈액으로 노폐물 등이 회수된다. 모세혈관은 모여서 정맥이 되고 대정맥을 거쳐 심장의 오른심방으로 이어진다.

허파순환에서는 심장의 오른심실에서 내보내진 혈액이 좌우의 허파에 보내진 다음 허파의 허파꽈리를 빈틈없이 감싼 모세혈관을 통해 혈액으로 산소가 들어가고 허파꽈리로 이산화탄소가 배출된다. 그런 뒤 산소를 많이 포함한 혈액이 좌우의 허파에서 심장의 왼심방으로 들어간다.

좌심계와 우심계

| 우심계 | 좌심계 |

위대정맥 — 오른심방 / 왼심방 — 허파정맥

아래대정맥 — 오른심실 / 왼심실

허파동맥 — 대동맥

온몸순환으로 또는 허파순환으로 나누는 것과는 별개로 순환기를 좌심계와 우심계로 나누기도 한다. 좌심계란 왼심방과 왼심실, 그 전후의 허파정맥과 대동맥을 말한다. 좌심계의 기능이 떨어져 좌심부전이 되면 혈압 저하나 허파울혈이 일어난다.

우심계란 오른심방과 오른심실 그 전후의 대정맥과 허파동맥을 가리킨다. 우심계의 기능이 낮아져 우심부전이 되면 온몸의 정맥에 울혈이 일어나 다리 부종 등의 증상이 나타난다.

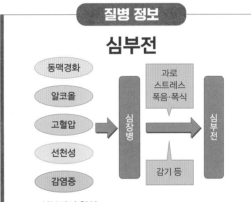

질병 정보

심부전

동맥경화 / 알코올 / 고혈압 / 선천성 / 감염증 → 심장병 → (과로 스트레스 폭음·폭식) → 심부전 → 감기 등

▲ 심부전의 원인

심장근육의 기능이 떨어져서 혈액을 내보내는 펌프 역할을 충분히 못하는 상태를 말한다. 심근경색이나 심장판막증, 확장성심근증, 심막염, 고혈압증 등이 원인으로 발병하고 급성과 만성으로 나뉜다.

증상 급성 심부전에서는 호흡곤란, 빠른맥, 부정맥, 혈압 저하 등이 나타난다. 심근경색 등에서는 가슴통증을 호소한다. 만성 심부전에서는 조금만 움직여도 숨이 차고 온몸의 권태감, 부종, 기침, 가슴에 물이 차는 흉수나 배안에 물이 차는 복수, 숨 쉴 때 쌕쌕 소리가 나는 천명 등의 증상이 나타난다.

치료 급성 심부전은 생명을 구하기 위한 처치가 최우선이다. 원인이 되는 질병이 있으면 그것을 치료한다. 안정, 산소요법, 강심제나 이뇨제 등의 약물요법, 수분이나 염분의 제한 등이 치료의 기본이다.

심장과 심장동맥

평생 수축을 반복하는 심장은 근육 덩어리다. 그 심장근육에 산소와 영양을 공급하는
임무는 심장 표면에 가지를 활짝 펼친 심장동맥이 맡는다.

●DATA
심장의 무게 : 약 200~300g
심실 벽의 두께 :
　오른심실 : 약 2~4mm
　왼심실 : 약 10~11mm

심장의 각 부위

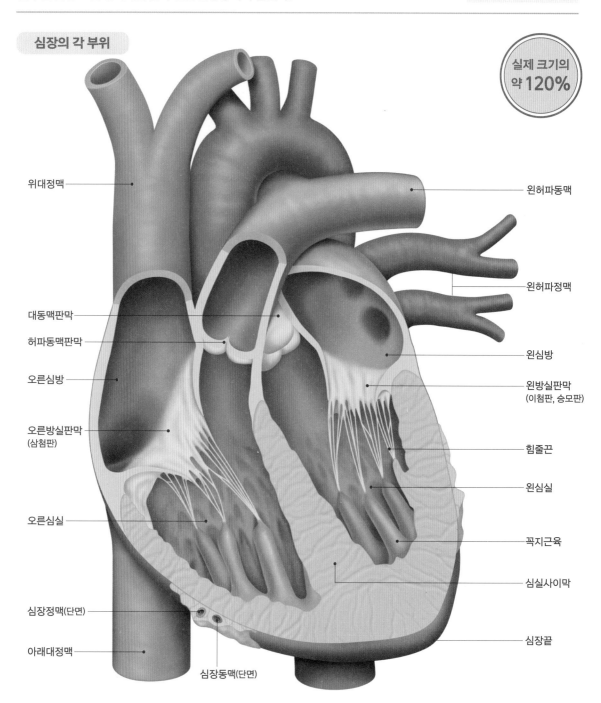

실제 크기의
약 120%

위대정맥

대동맥판막

허파동맥판막

오른심방

오른방실판막
(삼첨판)

오른심실

심장정맥(단면)

아래대정맥

심장동맥(단면)

왼허파동맥

왼허파정맥

왼심방

왼방실판막
(이첨판, 승모판)

힘줄끈

왼심실

꼭지근육

심실사이막

심장끝

Q ▶ 혈액은 심장으로 어떻게 흐르는가?

미니 지식

A ▶ 심장에는 심장동맥(➡ 오른쪽 그림)이 있고 대동맥판막이 시작되는 부위에 그 입구가 있다. 심실이 확장을
시작해서 대동맥판막이 닫히고 판막의 주머니 부분 압력이 높아져 심장동맥의 입구로 혈액이 들어간다.

심장은 가슴의 거의 중앙에 있다

심장은 사람의 주먹만 하고 무게는 200~300g 정도이며 남성 쪽이 조금 더 크다. 위쪽이 두툼하면서 둥그렇고 왼쪽 아래 방향으로 갈수록 점점 뾰족한 모양을 하고 있으며 이 부분을 **심장끝**이라고 한다. 심장의 위쪽으로는 큰 혈관이 드나들고 있다.

심장은 가슴 안에서 아주 조금 왼쪽으로 치우친 중앙에 위치한다. 그런데도 심장이 왼쪽에 있다고 오해하기 쉬운 이유는, 심장이 수축·확장할 때 굵은 혈관 때문에 활동이 제한되는 위쪽보다 고정되어 있지 않은 왼쪽 아래인 심장끝이 격렬하게 움직이기 때문이다.

심장은 갈비뼈와 복장뼈, 등뼈로 된 바구니 모양의 **가슴우리**(➡22쪽)로 보호되고 있다.

심장의 벽은 왼심실 쪽이 두껍다

심장의 내부는 오른심방, 오른심실, 왼심방, 왼심실의 4개의 방으로 나뉘어 있다. 좌우의 심방이 위에, 좌우의 심실이 아래에 있다. 또 오른심방과 오른심실은 앞쪽에 있고 왼심방과 왼심실은 뒤쪽에 있다.

심장의 벽은 **심장근육**이라 불리는 근육으로 되어 있다. 심장근육을 현미경으로 보면 가로무늬가 있기 때문에 몸을 움직이는 뼈대근육과 닮았지만 성질은 소화관 벽의 민무늬근육과 같다. 그래서 사람의 의지로 움직일 수 없는 불수의근(제대로근)이다.

심장근육은 심방보다는 심실 쪽이, 오른심실보다는 왼심실 쪽이 두껍다. 온몸으로 혈액을 내보내기 위해 강한 수축력이 필요하기 때문이다.

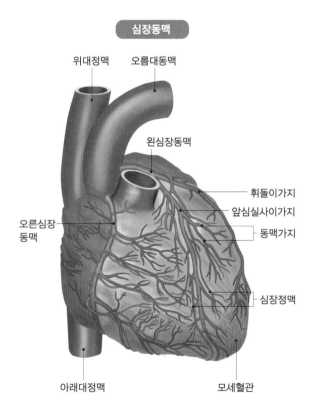

심장의 벽으로 산소와 영양분을 보내는 것은 심장동맥이다. 심장동맥은 왼심실에서 나온 오름대동맥의 대동맥판막 시작 부위에서 갈라져 심장 표면을 향해 뻗어 나간다. 오른심장동맥과 왼심장동맥이 있고 왼심장동맥은 휘돌이가지와 앞심실사이가지라는 동맥으로 나뉜다. 여기에서 더 세밀히 나누어져 심장 전체에 산소와 영양분을 공급하고 있다.

질병 정보

심근경색

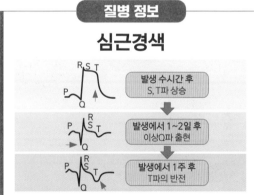

▲ 심근경색의 심전도파형의 변화

심장동맥이 막혀 그 앞으로 혈액이 통하지 않아 심장근육이 괴사하는 질병이다. 협심증과 함께 '허혈성 심질환'이라고 불리며 동맥경화가 주요 원인이다. 심근경색은 심전도의 파형에 특징적인 변화를 보인다.

증상 갑자기 가슴이 조이는 통증이 나타나고 턱, 등, 왼쪽 어깨로 발산하는 통증을 느낀다. 호흡곤란, 안면창백, 메슥거림이나 구토 등의 증상을 동반하기도 한다. 손상을 입은 심장근육의 범위가 넓으면 사망하기도 한다.

치료 급성기는 생명을 구하기 위한 처치가 최우선이다. 심장동맥에 쌓인 혈전을 녹이는 약을 투여하거나 허벅지 혈관을 통해 카테터를 넣어서 혈관을 넓힌다. 또는 다른 부위에서 떼어낸 혈관으로 바이패스 수술 등을 시행한다.

심장의 판막

혈액의 흐름이 언제나 일정한 방향을 유지하고 역류하지 않도록 심장 내부 그리고 심장과
혈관이 연결되는 부분에 총 4개의 판막이 있다.

●DATA
왼방실판막의 면적
: 약 4~6cm^2
오른방실판막의 면적
: 약 5~6cm^2

판막의 역할과 혈액의 흐름

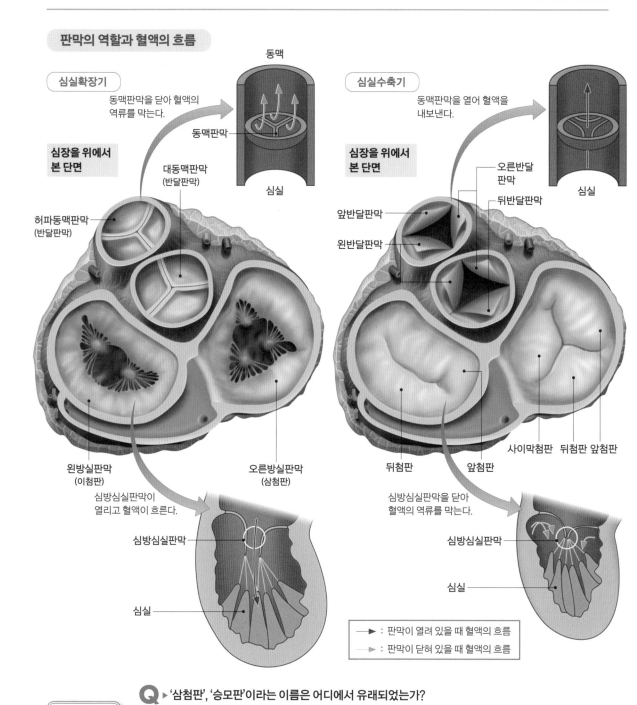

심실확장기

동맥판막을 닫아 혈액의
역류를 막는다.

동맥

동맥판막

심실

심장을 위에서
본 단면

대동맥판막
(반달판막)

허파동맥판막
(반달판막)

왼방실판막
(이첨판)

오른방실판막
(삼첨판)

심방심실판막이
열리고 혈액이 흐른다.

심방심실판막

심실

심실수축기

동맥판막을 열어 혈액을
내보낸다.

오른반달
판막

뒤반달판막

심실

앞반달판막

왼반달판막

사이막첨판 뒤첨판 앞첨판

뒤첨판   앞첨판

심방심실판막을 닫아
혈액의 역류를 막는다.

심방심실판막

심실

⟶ : 판막이 열려 있을 때 혈액의 흐름
⟶ : 판막이 닫혀 있을 때 혈액의 흐름

Q ▶ '삼첨판', '승모판'이라는 이름은 어디에서 유래되었는가?

미니 지식

A ▶ 삼첨판은 3장인 삼각형 모양의 판막이 꼭지 부분을 서로 맞대듯 하는 것에서 이름이 붙었다. 승모판(이첨
판)이라는 이름은 가톨릭의 성직자가 쓰는 모자와 닮은 것에서 유래했다. 지금은 삼첨판을 오른방실판막
으로, 승모판(이첨판)을 왼방실판막으로 부른다.

2개의 심방심실판막과 대동맥판막

심장에는 혈류가 역류되지 않도록 하는 판막이 4개나 있다.

심방과 심실의 사이에는 **심방심실판막**이 있는데 오른심방과 오른심실의 사이에는 **오른방실판막**이, 왼심방과 왼심실의 사이에는 **왼방실판막**이 있다. 심방심실판막은 심실의 안쪽으로 돌출해 있는 꼭지근육과 힘줄끈으로 붙어 있어서 심실이 수축할 때 생긴 압력에도 심방 쪽으로 뒤집히지 않는다.

한편 모서리가 잘 들어맞는 3개의 판막이 동맥의 안쪽에 붙어 있는데 왼심실에서 대동맥으로 가는 출구에 있는 것은 대동맥판막이라 하고 오른심실에서 허파동맥으로 가는 출구에 있는 것을 **허파동맥판막**이라 한다. 대동맥판막의 기부(근원)에는 좌우 심장동맥의 입구가 있다.

심음은 판막이 닫히는 소리

심음의 청진 부위

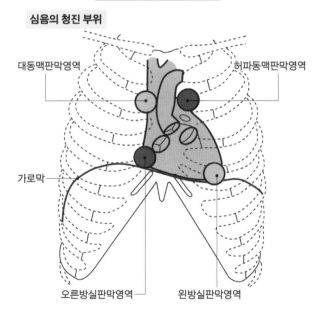

청진기로 듣는 심음은 심장의 판막이 닫힐 때 나는 소리다. 심장이 수축과 확장을 1회 시행하는 동안에 제1음과 제2음이 주로 들린다.

제1음은 심실 수축 초기에 좌우의 심방심실판막이 닫히는 소리다. 제2음은 심실 수축 직후에 좌우의 대동맥판막, 허파동맥판막이 닫힐 때의 소리다. 심음은 심장 끝에서 가장 잘 들리지만 4개의 판이 내는 소리는 위의 그림처럼 각각의 부위에서 들을 수 있다.

혈류의 흐름과 판막의 역할

온몸 또는 허파에서 심방으로 들어온 혈액은 심장의 수축에 의해 심실로 보내진다. 그때 심방심실판막이 심실 쪽으로 열린다. 그런 다음 심실이 수축하고 오른심실에서 **허파동맥**으로, 왼심실에서 대동맥으로 혈류가 보내질 때는 좌우의 심방심실판막이 닫히고 허파동맥판막과 대동맥판막이 열린다. 앞에서 말했듯이 심방심실판막 방향은 심실 쪽으로 나 있기 때문에 심실이 강하게 수축해도 심방심실판막이 열려서 혈액이 심방 쪽으로 역류하는 일은 없다.

심실의 수축으로 허파동맥과 대동맥에 혈액이 보내진 뒤 다시 심실이 확장하면 동맥판막 부분은 새로운 혈액이 들어와 부풀고 판막은 곧 닫힌다.

질병 정보

심장판막증

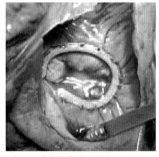

▲ 인공판막으로 대체된 왼방실판막 (사진 제공 : 구마모토대학)

심장에 있는 4개 판막 기능에 이상이 생긴 질병을 총칭한다. 왼방실판막, 오른방실판막, 대동맥판막, 허파동맥판막 중 어느 곳이 딱딱해져서 충분히 열리지 않는 협심증이나 제대로 닫히지 않는 폐색부전증 또는 이 모두가 한꺼번에 존재하기도 한다.

증상 두 경우 모두 경증일 때는 자각 증상이 거의 없다. 진행되면 움직일 때마다 숨이 가빠지고 호흡곤란, 피로감 등이 나타난다. 질병에 따라 가슴통증, 실신발작, 가슴에 물이 차는 흉수, 부종 등이 있다.

치료 안정, 수분과 염분의 제한, 이뇨제 등의 약물요법, 산소투여 등을 시행한다. 혈전이 생기는 것을 막기 위한 항응고제를 투여한다. 중증이 된 경우는 판막을 인공판막으로 바꾸는 수술을 시행하기도 한다.

자극전도계

심장이 규칙적인 수축을 지속할 수 있는 까닭은 수축을 일으키는 전기적 자극을 일으키고
이를 심장근육 전체에 전하는 자극전도계를 갖고 있기 때문이다.

●DATA
굴심방결절의 크기
  : 약 20×5mm
굴리듬(굴심방결절에서 생긴
  정상적인 리듬)
  : 약 60~80회/분

자극전도계의 방식

자극전도계에 의한 전기적 자극의 흐름

자극전도계는 자율신경(교감신경, 부교감신경)에 지배되고 있다.

① 굴심방결절에서 전기적 자극이 발생해 오른심방 벽의 심장근육에서
   왼심방의 심장근육으로 전달하고 방실결절로 전달된다.
② 방실결절에서 심장근육섬유를 통해 방실다발로 자극이 전달된다.
③ 방실다발에서 오른갈래와 왼갈래로 자극이 전달된다.
④ 오른갈래와 왼갈래에서 심장근육의 중심을 향해 뻗는 푸르킨예섬유
   로 자극이 전달된다.
⑤ 푸르킨예섬유에 의해 심실의 심장근육 전체로 자극이 전달된다.

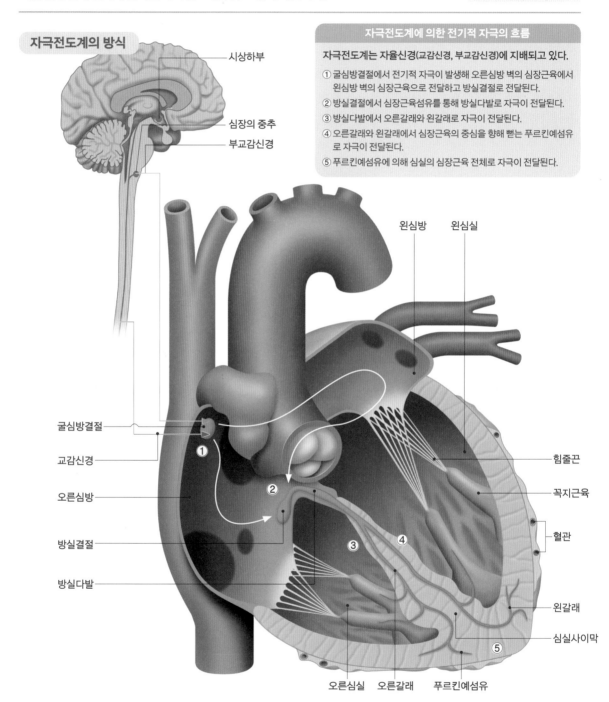

시상하부
심장의 중추
부교감신경

왼심방   왼심실

굴심방결절
교감신경
오른심방
방실결절
방실다발

힘줄끈
꼭지근육
혈관
왼갈래
심실사이막

오른심실   오른갈래   푸르킨예섬유

Q ▶ 심장을 수축시키는 자극을 일으키는 것은 굴심방결절뿐인가?

미니 지식

A ▶ 아니다. 자극전도계의 방실결절이나 그 외의 장소에서 전기적 자극이 발생하기도 한다. 다른 장소에서 발
생된 자극도 심장 전체에 전달되므로 규칙적인 정상 박동 외에 다른 장소에서 수축이 일어나며 이것을 주
기외수축이라고 한다.

자극전도란 무엇인가

심장 수축을 위한 전기적 자극을 전달하는 자극전도계는 신경조직이 아니라 특수한 심장근육섬유이다. 오른심방의 위쪽에 전기적 자극의 발생지인 **굴심방결절**이 있고 여기에서 발생한 전기적 자극은 심방 전체로 마치 파동이 퍼져 나가듯이 전달된다.

심방과 심실의 경계면 주변에는 **방실결절**이 있고 방실결절에서 심실사이막에는 **방실다발**이 뻗어 있다. 여기서 다시 오른갈래와 왼갈래로 갈라지며 오른갈래와 왼갈래는 각각 오른심실과 왼심실의 벽을 지나면서 더욱 갈라져 **푸르킨예섬유**라는 가느다란 섬유가 되어 심실의 심장근육 전체를 향한다. 전기적 자극은 이와 같은 순서로 전달된다.

심방 수축과 심실 수축의 차이

굴심방결절에서 발생한 전기적 자극이 심방 전체로 퍼져 나가면 좌우의 심방이 수축한다. 심방의 전기적 자극은 마치 파동이 퍼져 나가듯 전달되므로 그 수축은 완만하고 느리다. 또 이 단계에서는 전기적 자극이 심실까지 도달하지 않아서 심실의 수축은 일어나지 않는다.

심방으로 뻗어나간 전기적 자극의 일부가 방실결절에 도달하면 전기적 자극은 방실다발, 오른갈래와 왼갈래, 푸르킨예섬유를 거쳐 심실의 심장근육 전체에 재빠르게 전달된다. 그렇게 되면 좌우의 심실 전체가 동시에 강하게 수축해 혈액을 단박에 **허파동맥**과 대동맥으로 힘차게 내보낸다.

이처럼 심방과 심실이 시차를 두고 수축하기 때문에 온몸의 혈류는 멈추지 않는 것이다.

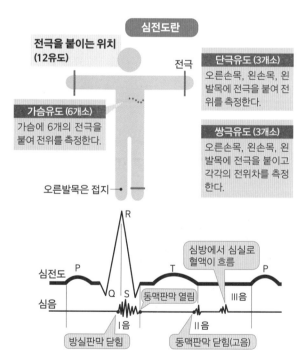

심전도란

전극을 붙이는 위치 (12유도)

전극

단극유도 (3개소)
오른손목, 왼손목, 왼발목에 전극을 붙여 전위를 측정한다.

가슴유도 (6개소)
가슴에 6개의 전극을 붙여 전위를 측정한다.

쌍극유도 (3개소)
오른손목, 왼손목, 왼발목에 전극을 붙이고 각각의 전위차를 측정한다.

오른발목은 접지

R

심전도 P   T   P

Q S

심음

심방에서 심실로 혈액이 흐름

동맥판막 열림

I음   II음   III음

방실판막 닫힘   동맥판막 닫힘(고음)

심장의 자극전도계에서 발생해 전달된 전기적 자극을 피부에 붙인 전극으로 알아보는 것이 심전도검사다. 일반적으로 가슴에 6개와 양 손목, 왼쪽 발목에 전극을 붙여 12종류의 데이터를 얻는 12유도 방법을 쓴다.

기본적인 심전도의 시작은 P파부터 시작한다. 작은 파동인 P파는 심방의 수축을, 그다음에 상승한 파동인 QRS파는 심실의 수축을, 맨 나중의 완만한 파동인 T파는 심실의 흥분이 원점으로 되돌아가는 모양을 표현한다. 이들 모양은 규칙적이기 때문에 심장이나 자극전도계의 이상을 추측할 수 있는 것이다.

질병 정보

굴기능부전증후군

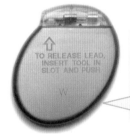

심장페이스메이커를 왼쪽 빗장뼈 아랫부분에 삽입해 심장에 전기 자극을 보내면 심장 박동이 정상으로 유지될 수 있다.

▲ 심장페이스메이커의 역할

둘 다 자극전도계에 문제가 발생해 규칙적이어야 할 심장 박동과 심박수가 비정상적인 상태다. 굴심방결절에 이상이 발생한 굴기능부전증후군 외에 자극이 전달되는 과정에 장애가 있는 동방차단, 방실차단, 갈래차단 등이 있다.

증상 경증에서는 거의 무증상이다. 운동을 해도 심박수가 오르지 않고 느린맥박(서맥), 탈락(맥이 건너뛰는 것처럼 느낌) 등 맥박 이상이 나타난다. 중증의 경우 심한 호흡곤란, 현기증, 활동 중 뇌허혈에 의한 실신발작이 일어나기도 한다.

치료 경증의 경우 특별한 치료 없이 상황을 지켜보기도 한다. 항부정맥약을 투여하기도 한다. 중증이고 생명에 영향을 준다고 판단되면 심박을 정상으로 유지하는 심장페이스메이커를 삽입하는 수술을 시행한다.

심주기

심장이 수축과 확장하는 1회를 심주기라고 한다. 심주기는 심방과 심실의 움직임과
혈류의 상태에 따라 5단계로 나눌 수 있다.

●DATA
심주기 : 약 0.8~1초
1회 박출량 : 약 50~80mL
심박출량 : 약 5L/분

심주기로 보는 심장의 활동

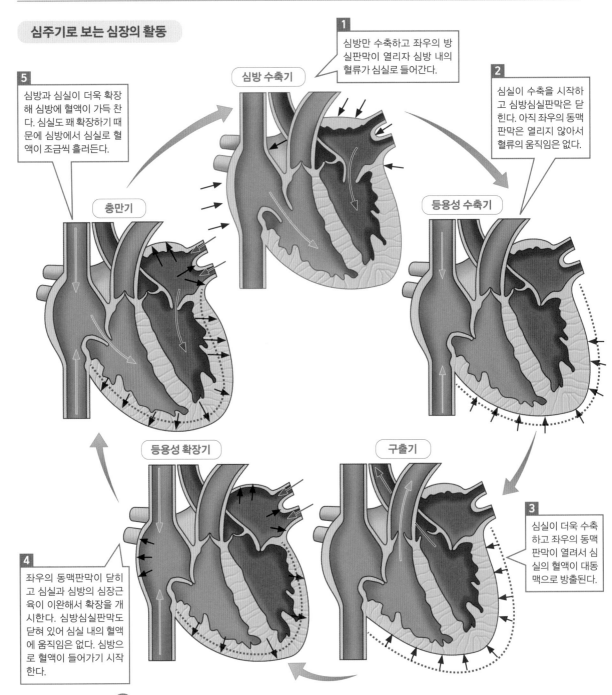

1 심방만 수축하고 좌우의 방실판막이 열리자 심방 내의 혈류가 심실로 들어간다.

심방 수축기

2 심실이 수축을 시작하고 심방심실판막은 닫힌다. 아직 좌우의 동맥판막은 열리지 않아서 혈류의 움직임은 없다.

등용성 수축기

5 심방과 심실이 더욱 확장해 심방에 혈액이 가득 찬다. 심실도 꽤 확장하기 때문에 심방에서 심실로 혈액이 조금씩 흘러든다.

충만기

등용성 확장기

구출기

4 좌우의 동맥판막이 닫히고 심실과 심방의 심장근육이 이완해서 확장을 개시한다. 심방심실판막도 닫혀 있어 심실 내의 혈액에 움직임은 없다. 심방으로 혈액이 들어가기 시작한다.

3 심실이 더욱 수축하고 좌우의 동맥판막이 열려서 심실의 혈액이 대동맥으로 방출된다.

Q ▶ 심주기의 '등용성'이란 어떤 의미인가?

미니 지식

A ▶ 용량의 변화가 없는 상태라는 의미이다. 등용성 수축기와 등용성 확장기에서는 심방심실판막도 동맥판막도 닫혀 있기 때문에 심실 내 혈액량 증감은 없고 압력 변화만 있을 뿐이라 용량이 변하지 않는 것이다.

심방의 수축 개시부터 심실의 수축까지

심주기의 시작인 심방 수축기는 굴심방결절(➡100쪽)에서 발생한 전기적 자극이 심방 전체로 확산되어 심방이 수축하는 단계다.(심전도에서는 P파에 해당) 심방심실판막이 열리고 혈액이 심실로 보내진다.

그다음 단계인 **등용성 수축기**는 전기적 자극이 방실결절에서 심실 전체로 재빠르게 전해져 심실이 수축을 시작하는 단계다.(심전도에서는 QRS파에 해당) 대동맥판막은 아직 닫혀 있고 심실의 압력으로 심방심실판막도 닫혀 있기 때문에 심실 안에 있는 혈액은 움직이지 않는다.

다음의 **구출기**에서는 더 수축된 심실에 의해 대동맥이 열리고 이때 혈액이 단번에 대동맥으로 쏟아진다.(심전도에서는 QRS파 이후부터 T파까지의 부분에 해당)

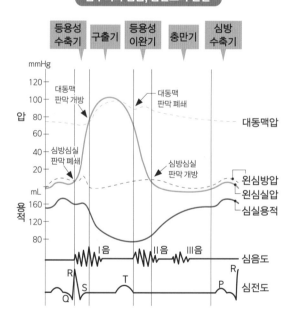

심주기와 심음, 심전도의 연결

위 그림을 보면 심장 판막의 폐쇄와 개방이 심주기에서 보이는 각 시기의 항목 명칭임을 알 수 있다.(심방 수축기의 개시를 제외) 예를 들어 등용성 수축기에는 심전도에 QRS파가 발생하고 심방심실판막이 닫히며 심실이 수축을 시작해 왼심실압이 급상승하는 상태를 확인할 수 있다.

심음은 주로 심장의 판막이 닫힐 때 발생하는 소리로, Ⅰ음은 심방심실판막, Ⅱ음은 대동맥판막이 닫히는 소리다. Ⅲ음은 판막의 소리가 아니라 심방에서 심실로 혈액이 흘러 들어가는 소리로 Ⅰ음·Ⅱ음보다 소리가 작다.

이후의 수축을 위해 심실과 심방은 확장한다

심실의 수축이 끝나고 심장근육이 이완하기 시작하면 대동맥판막이 닫힌다. 이때부터가 **등용성 확장기**다.(심전도에서는 T파가 끝난 뒤의 평탄한 부분에 해당) 이 단계에서는 심방심실판막도 닫혀 있기 때문에 심실 안에 있는 혈액은 움직이지 않는다.

심장 전체가 더욱 이완해서 심방과 심실이 확장하면 상·하 대정맥에서 오른심방으로, 허파정맥에서 왼심방으로 혈액이 들어온다. 이것이 **충만기**이다.(심전도에서는 다음에 이어질 P파의 바로 앞에 있는 평탄한 부분에 해당) 심실도 확장하고 그 힘으로 혈액이 심실로도 조금 들어오기 때문에 심방심실판막이 열리기 시작한다.

충만기가 끝난 뒤 굴심방결절에 전기적 자극이 다시 발생하면 다음의 심주기가 시작된다.

질병 정보

부정맥

심방세동

심실세동

제2도
방실블록

▲ 부정맥의 종류

심박의 속도 또는 리듬에 이상이 생기는 것이다. 굴기능부전증후군(➡101쪽)도 부정맥의 일종인데 이것 말고도 심박수가 이상하게 빨라지는 발작성빈박이나 WPW증후군, 심방이나 심실이 부르르 떠는 심방세동, 심실세동 등이 있다.

증상 경증에서는 거의 무증상이다. 질병에 따라 다양하지만 맥박 이상, 두근거림, 가슴압박감, 가슴통증, 호흡곤란, 어지럼, 실신발작 등이 일어난다. 중병의 경우는 의식소실, 심실세동에서 심정지까지 이를 수 있다.

치료 의식소실이나 심정지에 이르렀을 때는 제세동기를 사용한 응급처치가 필수다. 원인에 따라서는 항부정맥약 투여나 심장페이스메이커 삽입술을 시행한다. 생명에 영향을 미치지 않는 상태라면 경과를 지켜보는 경우도 있다.

동맥

심장에서 나가는 혈관이 동맥이다. 심장의 수축으로 방출된 혈액의 압력이 동맥에 미치고
혈류가 끊임없이 지속된다.

●DATA
대동맥의 지름 : 약 30mm
온목동맥의 굵기 : 약 7mm

온몸의 주요 동맥

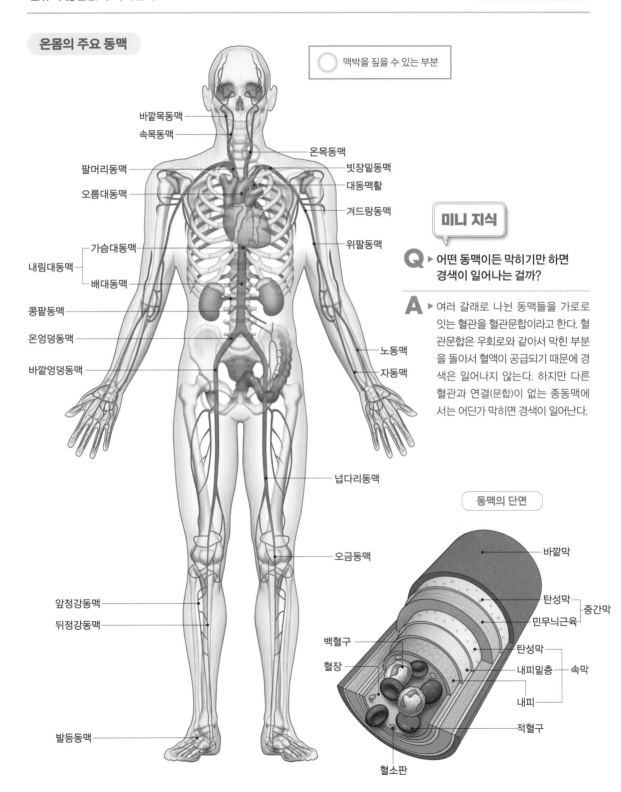

○ 맥박을 짚을 수 있는 부분

- 바깥목동맥
- 속목동맥
- 팔머리동맥
- 오름대동맥
- 가슴대동맥
- 내림대동맥
- 배대동맥
- 콩팥동맥
- 온엉덩동맥
- 바깥엉덩동맥
- 온목동맥
- 빗장밑동맥
- 대동맥활
- 겨드랑동맥
- 위팔동맥
- 노동맥
- 자동맥
- 넙다리동맥
- 오금동맥
- 앞정강동맥
- 뒤정강동맥
- 발등동맥

미니 지식

Q ▶ 어떤 동맥이든 막히기만 하면
경색이 일어나는 걸까?

A ▶ 여러 갈래로 나뉜 동맥들을 가로로
잇는 혈관을 혈관문합이라고 한다. 혈
관문합은 우회로와 같아서 막힌 부분
을 돌아서 혈액이 공급되기 때문에 경
색은 일어나지 않는다. 하지만 다른
혈관과 연결(문합)이 없는 종동맥에
서는 어딘가 막히면 경색이 일어난다.

동맥의 단면

- 바깥막
- 탄성막
- 중간막
- 민무늬근육
- 탄성막
- 백혈구
- 혈장
- 내피밑층 — 속막
- 내피
- 적혈구
- 혈소판

동맥은 인체의 깊은 안쪽으로 뻗어 있다

동맥이란 혈액이 심장(➡96쪽)에서 나오는 방향으로 흐르는 혈관이다. 허파순환에서는 오른심실에서 나온 허파동맥이, 온몸순환에서는 왼심실에서 나온 대동맥이 동맥의 시작이다. 온몸순환에서는 산소를 많이 포함한 **동맥혈**이 흐르지만 허파순환에서는 산소가 적은 정맥혈이 흐른다.

동맥은 심장에서 나오기 때문에 대부분은 인체의 깊은 안쪽으로 뻗어 있다. 이는 동맥은 압력이 높아서 만일 찢어지면 대출혈이 일어나기 때문에 인체를 지키기 위한 것이라 여겨진다. 그런데 인체의 특정 장소에서는 비교적 얕은 곳을 흐르는 동맥이 있어 맥박을 느낄 수 있다. 온목동맥, 노동맥, 발등동맥은 임상에서도 맥박을 잴 때 자주 이용된다.

혈관 벽의 민무늬근육이 두꺼운 동맥

동맥은 높은 압력을 견뎌야 하므로 동맥 벽은 두껍다. 동맥 벽은 **바깥막, 중간막, 속막**의 3층으로 되어 있으며 중간막의 민무늬근육이 두꺼운 것이 특징이다. 심실에서 나온 혈액을 제대로 받아내기 위해 탄력성과 강인함이 필요하기 때문이다.

가장 두꺼운 동맥은 **오름대동맥**으로 지름이 3cm 정도이다. 오름대동맥은 대동맥활에서 U턴해 말초로 향하는 혈관 가지를 뻗으면서 가슴, 배를 향해 아래로 내려가다가 배에서 좌우의 온엉덩동맥으로 나뉜다.

동맥은 말초로 갈수록 가늘어지다가, 지름 0.3~0.01mm 정도가 된 동맥을 세동맥이라고 한다. 그 후 더 가늘어지는 모세혈관(➡108쪽)으로 이어진다.

멈추지 않는 동맥의 혈류

동맥에서 혈액이 흐르는 방식

혈액의 흐름

동맥

동맥

수축

확장

심장

심장

심장수축기
심장이 수축하면 동맥에 혈액의 흐름이 생기는 동시에 동맥이 팽팽하게 확장해서 강한 압력을 가진 동맥혈을 받아낸다.

온몸으로

온몸으로

심장확장기
심실의 확장기에는 동맥으로 들어가는 혈액은 없고 대신 팽팽했던 동맥이 원래 상태로 되돌아가면서 말초로 가는 혈류가 생긴다.

동맥에는 항상 중추에서 말초로 향하는 혈류가 있고 중간에 끊기거나 역행하는 일도 없다. 인체의 구석구석까지 산소가 풍부한 혈액을 보내기 위해서는 이렇게 멈추지 않는 혈류가 반드시 필요하다. 심장의 수축으로 혈액이 동맥으로 단번에 내보내지면 동맥이 팽팽하게 부풀고 이것을 다 받아낸다. 그리고 심장의 확장기 때는 팽팽했던 동맥이 원래로 돌아가는 덕분에 말초로 향하는 혈류가 발생한다.

질병 정보

동맥경화

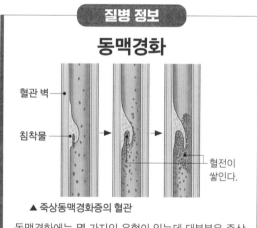

혈관 벽

침착물

혈전이 쌓인다.

▲ 죽상동맥경화증의 혈관

동맥경화에는 몇 가지의 유형이 있는데 대부분은 죽상동맥경화증이다. 죽상이란 혈관의 벽에 콜레스테롤 같은 지질이나 백혈구의 사체 등으로 생긴 울퉁불퉁하게 뭉친 침착물을 말한다.

증상 동맥경화가 진행되는 것만으로는 무증상이다. 혈관의 속공간이 극단적으로 좁아지거나 거기에 혈전 등이 쌓이면 뇌경색이나 심근경색 등이 일어난다. 또 다리에 많이 발생하는 폐색성동맥경화증은 통증이나 마비가 생겨 걸음을 걸을 수 없게 된다.

치료 운동부족, 과식, 비만, 흡연, 스트레스 등 동맥경화를 촉진할 것으로 충분히 예측할 수 있는 생활습관을 개선해 예방하는 것이 무엇보다 중요하다. 동맥이 막혔거나 막히는 중이라면 카테터로 동맥의 속공간을 넓히는 수술 등을 시행한다.

정맥

심장으로 들어오는 혈관이 정맥이다. 심실이 혈액을 밀어내서 생기는 강한 압력과 혈류는
정맥까지 도달하지는 않는다.

●DATA
아래대정맥의 지름
: 약 3.5cm
빗장밑정맥의 지름
: 약 2cm

온몸의 주요 정맥

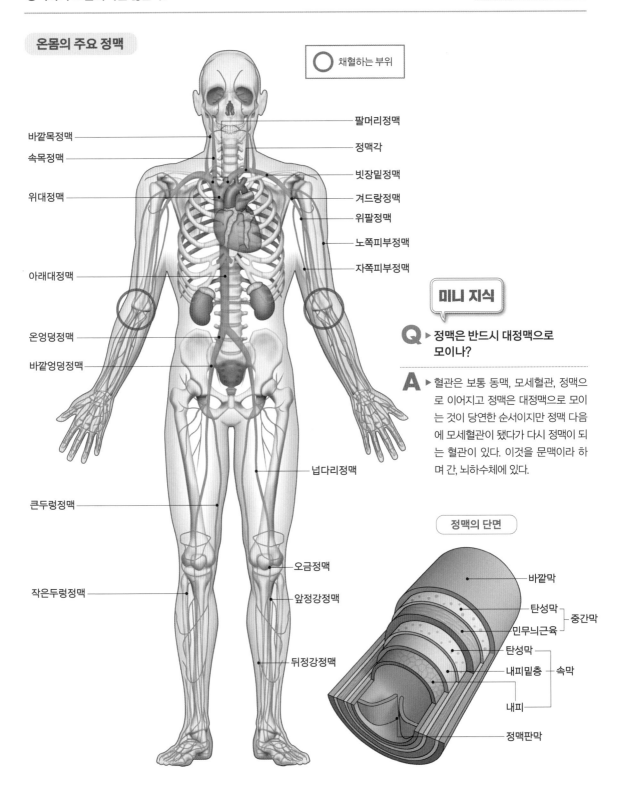

○ 채혈하는 부위

바깥목정맥
속목정맥
위대정맥
아래대정맥
온엉덩정맥
바깥엉덩정맥
큰두렁정맥
작은두렁정맥

팔머리정맥
정맥각
빗장밑정맥
겨드랑정맥
위팔정맥
노쪽피부정맥
자쪽피부정맥

넙다리정맥
오금정맥
앞정강정맥
뒤정강정맥

미니 지식

Q ▶ 정맥은 반드시 대정맥으로
모이나?

A ▶ 혈관은 보통 동맥, 모세혈관, 정맥으
로 이어지고 정맥은 대정맥으로 모이
는 것이 당연한 순서이지만 정맥 다음
에 모세혈관이 됐다가 다시 정맥이 되
는 혈관이 있다. 이것을 문맥이라 하
며 간, 뇌하수체에 있다.

정맥의 단면

바깥막
탄성막 ┐
        ├ 중간막
민무늬근육 ┘
탄성막 ┐
내피밑층 ├ 속막
내피 ┘
정맥판막

정맥은 동맥과 나란히 뻗어 있고 피부 밑에도 있다

정맥이란 심장으로 들어오는 방향의 혈관을 말한다. 온몸순환에서는 온몸을 돌고 온 혈액이 최종적으로 위대정맥과 아래대정맥으로 모인 다음 오른심방으로 들어온다. 허파순환에서는 허파에서 온 혈액에 허파정맥을 통과해 왼심방으로 들어간다. 온몸순환에서는 산소가 적은 정맥혈이 흐르지만 허파순환에서는 산소를 많이 포함한 동맥혈이 흐르고 있다. 정맥의 일부는 동맥과 나란히 뻗어 있는데 이들은 인체 깊은 곳에 있다. 단, 혈류의 방향은 동맥과 반대다.

한편 정맥에는 동맥에는 없는 독특한 혈관이 있다. 이 혈관은 온몸의 피부 밑에서 커다란 그물눈 구조로 혈액을 공급하는 피부정맥이다. 혈액 검사할 때 채혈하는 팔 안쪽의 혈관도 피부정맥이다.

정맥의 혈류는 근육이 만든다

근육이 수축한다

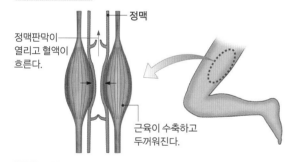

정맥판막이 열리고 혈액이 흐른다.

정맥

근육이 수축하고 두꺼워진다.

근육이 이완한다

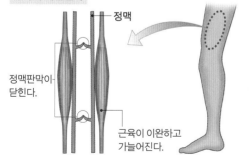

정맥판막이 닫힌다.

정맥

근육이 이완하고 가늘어진다.

팔다리 정맥의 혈류는 근육의 도움을 받고 있다. 즉 근육이 수축해서 굵어지면 곁에 있는 정맥을 압박하고 반대로 근육이 이완해서 가늘어지면 정맥에 가해지던 압박은 사라지는데 마치 펌프 같은 이 과정을 통해 팔다리의 정맥혈이 심장으로 효율적으로 되돌아가는 것이다.(환류 촉진)

역류방지용 판막이 붙어 있는 정맥

정맥은 모세혈관(➡108쪽)을 거친 혈액이 모이는 혈관이므로 동맥에 있던 혈액의 압력과 강인함은 사라져 맥박이 없다. 정맥 혈관의 벽은 바깥막, 중간막, 속막으로 나뉘지만 동맥과 같은 탄력성은 없고 중간막의 민무늬근육은 동맥보다 얇다.

상반신의 정맥혈은 중력에 의해 하반신으로 내려가고 반대로 하반신에서 상반신으로의 정맥혈은 마치 누가 뒤에서 밀어 올리듯 해서 천천히 흐르고 있다. 이때 혈류의 방향을 일정하게 유지하고 역류를 막기 위해 혈관의 속벽에는 정맥판막(역류방지용 판막)이 군데군데 붙어 있다. 정맥판은 특히 심장에서 멀리 떨어진 다리에 발달해 있고 팔에도 있으나 내장의 정맥에는 없다.

질병 정보

다리정맥류

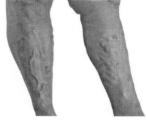

▲ 다리정맥류 질환

정맥류란 정맥의 혈류가 원활하지 않아서 혈관 벽에 미치는 압력이 커지다가 급기야 정맥이 혹처럼 부풀어 오르는 것이다. 이것이 다리 정맥에 일어나면 다리정맥류가 된다. 노화, 운동부족, 장시간 서서 일하는 것 등이 원인이다.

증상 다리가 무겁게 느껴지고 붓는다. 다리에 쥐가 잘 나는 등의 증상이 나타난다. 무릎 뒤나 종아리 등에 가는 정맥이 거미줄처럼 보이거나 정맥이 울퉁불퉁해져 혹처럼 도드라진다. 중증이면 색소침착, 피부의 궤양이 일어나기도 한다.

치료 마사지로 혈액순환을 촉진하고 탄성스타킹 등으로 압박하는 보존적 치료를 시행한다. 증상이 심할 때는 정맥의 결찰(묶는 것)이나 혹처럼 변형된 정맥을 제거하는 수술, 정맥 안으로 레이저를 쏘는 치료 등을 실행한다.

모세혈관

세동맥과 이어지며 극도로 가늘어진 혈관이 말초의 조직과 기관에서 그물 모양으로
펼쳐진 혈관이 모세혈관이다. 모세혈관은 정맥으로 연결된다.

●DATA
모세혈관의 지름
: 약 5~10㎛
모세혈관 혈류의 속도
: 약 0.5~1mm/초

모세혈관그물 혈액은 세동맥에서 모세혈관을 지나 세정맥으로 흐른다.
혈류는 모세혈관이전조임근에 의해 조절되고 있다.

모세혈관이전조임근이 이완하면…
세동맥에서 흘러 들어온 혈액이 모세
혈관을 거쳐 세정맥으로 들어간다.

모세혈관이전조임근 이완 때

혈액의 흐름

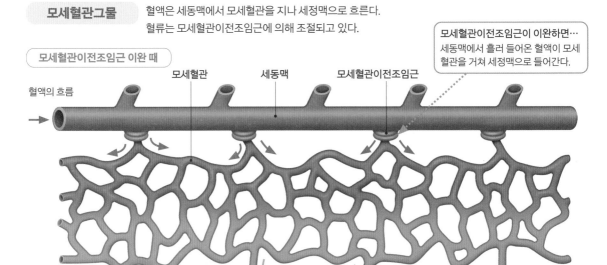

모세혈관   세동맥   모세혈관이전조임근

세정맥

모세혈관이전조임근 수축 때

모세혈관의 역할
① 혈액과 조직 사이에서 물질 교환을 한다.
② 체온을 방출한다.(피부의 모세혈관)
③ 체온의 방출을 막는다.(피부의 모세혈관)

모세혈관이전조임근이 수축하면…
세동맥에서 흘러 들어온 혈액의 양이 감
소한다. 모세혈관 자체도 가늘어진다.

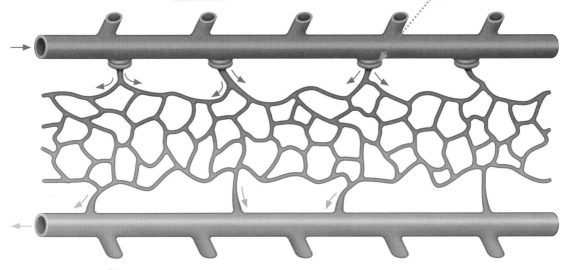

Q ▶ 붉은 피부 혹은 모반은 모세혈관 때문인가?

미니 지식

A ▶ 더위로 얼굴이 붉어지거나 피부에 생긴 염증 때문에 붉어지는 것은 그 부분의 모세혈관이 확장하기 때문
이다. 한편 태어날 때부터 있는 선천적 붉은 모반(점)인 단순성 혈관종은 어떠한 원인 때문에 피부 밑 모세
혈관이 비정상적으로 증가해서 생긴 것이다.

한 겹의 내피세포로 되어 있다

머리카락보다도 가는 모세혈관은 우리 몸속 장기와 기관 등 모든 곳에 가느다란 그물처럼 펼쳐져 있다.

혈액은 동맥(➡104쪽)에서 중동맥, 소동맥, 세동맥을 거쳐 모세혈관으로 흘러간다. 그런 다음 곁가지로 갈라지기도 하고 합류하기도 하는 그물 모양의 혈관을 지나 세정맥으로 흐른다. 세정맥에서 소정맥, 중정맥, 정맥(➡106쪽)으로 흐르다가 마지막으로 심장(➡96쪽)로 들어간다.

모세혈관 벽은 얇기 때문에 혈액과 조직 사이에서 수분과 전해질, 산소, 이산화탄소, 작은 분자의 물질교환이 가능하다. 또 백혈구(➡120쪽)의 호중구, 매크로파지도 모세혈관 벽을 통과한다.

모세혈관의 종류

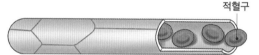

연속형모세혈관
모세혈관 벽에 구멍이 없다. 손이나 발 등 우리 몸 대부분의 모세혈관이 이 종류에 해당한다.

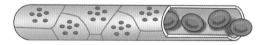

창문모세혈관
모세혈관 벽에 작은 구멍이 많다.
내분비샘과 콩팥 등에 있다.

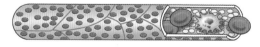

동굴모세혈관
모세혈관의 벽에 큰 구멍이 많다.
간과 비장 등에 있다.

보통의 모세혈관 벽은 내피세포가 완전히 연속적으로 배열된 구성을 하고 있다.(연속형모세혈관) 한편 모세혈관 벽에 작은 구멍이 많이 있는 창문모세혈관과 구멍이 큰 동굴모세혈관도 있다. 구멍이 있는 모세혈관은 분자가 큰 물질을 주고받을 필요가 있는 곳에 존재한다. 창문모세혈관은 내분비샘이나 콩팥 등에 있고 동굴모세혈관은 간 등에서 볼 수 있다.

모세혈관의 혈류는 지극히 느리다

온몸에 펼쳐져 있는 모세혈관의 단면적을 모두 합하면 안정기에서도 3,000cm²나 된다. 그런데 혈류 속도는 단면적에 반비례하기 때문에 넓은 단면적을 갖는 모세혈관 혈류 속도는 극단적으로 느려서 초속 0.5~1mm 정도라고 한다.

하지만 천천히 흐르기 때문에 혈액과 조직 사이에서 높은 효율로 산소와 영양소 등을 주고받을 수 있다.

세동맥에서 모세혈관으로 가는 부위에는 민무늬근육으로 만들어진 모세혈관이전조임근이 있는데 이것이 모세혈관의 혈류를 조절한다. 근육이 활동할 때는 조임근이 이완해서 근육에 많은 혈액을 보내고 추울 때는 피부 밑의 모세혈관 조임근을 수축해 혈류를 줄여 체온을 빼앗기지 않고자 한다.

질병 정보

쇼크

주요 원인

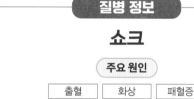

| 출혈 | 화상 | 패혈증 |
| 심부전 | 아나필락시스 |

⬇

쇼크

쇼크란 말초의 모세혈관 등에 충분한 혈액이 미치지 않는 순환부전이다. 대출혈이나 심한 화상에 의한 순환혈액량의 감소, 심근경색 등의 심장 기능 저하, 세균감염, 알레르기(아나필락시스) 등이 원인이다.

증상 피부 창백, 허탈, 발한, 맥박이 잡히지 않거나 호흡부전이 생기는데 이 다섯 가지를 쇼크의 주요 증상으로 본다. 허탈이란 사지가 늘어지거나 의식이 흐릿한 상태를 말한다. 혈압 저하, 메슥거림이나 구토, 가슴 통증 등을 보이기도 한다.

치료 외상, 화상, 심질환, 알레르기 등 그 원인이 된 질병이나 증상을 치료한다. 혈압을 올리는 약 등을 투여하고 순환혈액량을 회복하기 위한 수액이나 수혈을 실시한다. 산소 공급이 필요하다면 인공호흡기를 부착한다.

혈압과 조절

혈압이란 혈액이 혈관 속을 흐르고 있을 때 혈관에 미치는 압력인데 일반적으로 동맥의 압력을 가리킨다. 혈압은 자율신경계와 내분비계에 의해 조절되고 있다.

●DATA
혈압의 기준치
　: 130/85mmHg 미만
고혈압 : 140/90mmHg 이상
저혈압 : 100mmHg 미만

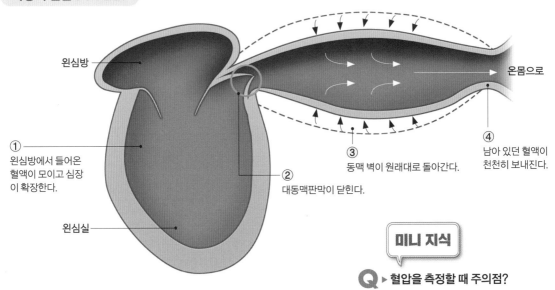

수축기 혈압 (최고 혈압)　심장이 수축해서 혈액을 내보냈을 때 혈관에 미치는 압력

왼심방

① 온몸에 혈액을 내보내기 위해 심장이 수축한다.

② 대동맥판막이 열린다.

③ 동맥 벽이 최대로 부푼다.

④ 혈액이 세차게 보내진다.

온몸으로

왼심실

확장기 혈압 (최저 혈압)　심장이 확장했을 때 혈관에 미치는 압력

왼심방

① 왼심방에서 들어온 혈액이 모이고 심장이 확장한다.

② 대동맥판막이 닫힌다.

③ 동맥 벽이 원래대로 돌아간다.

④ 남아 있던 혈액이 천천히 보내진다.

온몸으로

왼심실

미니 지식

Q ▶ 혈압을 측정할 때 주의점?

A ▶ 측정 부위는 심장의 높이와 같아야 한다. 위치가 너무 높으면 측정 혈압이 낮게 나오고 반대로 위치가 너무 낮으면 측정 혈압이 높게 나온다. 또 혈압커프는 손가락 두 개가 들어갈 정도로 감아야 한다. 너무 세게 감으면 측정 혈압이 낮게 나오고(특히 확장기) 너무 느슨하면 높게 나온다.

혈압을 결정하는 요소　혈액을 결정하는 요소에는 혈관저항, 순환혈액량, 심수축력이 있다.

	혈관저항	순환혈액량	심장수축력
혈압 상승	증대 (혈관 수축)	증가	증가
혈압 하강	감소 (혈관 확장)	감소	감소

혈압을 좌우하는 것

혈압이란 혈관에 미치는 압력을 말하며 동맥만이 아니라 정맥과 모세혈관을 비롯한 모든 혈관에 있다. 하지만 대부분의 경우 혈압계를 사용해서 위팔동맥(➡104쪽) 부위를 측정한 수치를 가리킨다.

혈압에는 심장이 수축해서 혈액을 내보냈을 때인 **수축기 혈압**(최고 혈압, 또는 위 혈압이라고도 한다)과 심장이 확장해 있을 때인 **확장기 혈압**(최저 혈압 또는 아래 혈압이라고도 한다)이 있다.

혈압은 혈관저항(혈관의 굵기)과 순환혈액량, 심장의 수축력에 의해 결정된다. 추위에 의한 혈관의 수축이나 긴장에 의한 심박수 상승은 혈압을 올리고 대출혈, 질병에 의한 심장 수축력 약화는 혈압을 낮춘다.

혈압을 조절하는 방식

혈압의 현저한 저하는 생명 유지에 나쁜 영향을 주기 때문에 인체에는 혈압을 올리는 다양한 방식이 마련되어 있다. 교감신경에 의한 작용은 그 명령이 신경섬유를 통해 전달되기 때문에 재빠르게 결과가 나온다. 반면 호르몬에 의한 작용은 호르몬이 혈류를 타고 목표기관에 도달해야 비로소 나타나기 때문에 조금 늦지만 오래 지속된다.

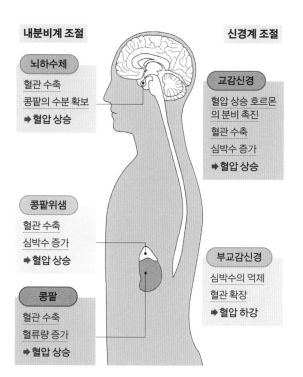

혈압의 감시와 조절

혈압은 목동맥과 대동맥활에 있는 압수용기라 불리는 감지기에서 감시되고 있다. 압수용기가 혈압의 변화를 감지하면 그 정보가 숨뇌에 도달하고 교감신경과 부교감신경으로 이루어진 자율신경계(➡48쪽)가 작동해서 혈압을 조절한다.

콩팥(➡158쪽)에서는 혈압 저하를 감시한다. 콩팥이 혈압 저하를 감지하면 뇌하수체에서 소변량을 줄여 순환혈액량을 유지하는 **호르몬**이 분비되어 혈압을 올린다. 또 콩팥에서는 어떤 효소가 분비되는데 그 효소가 혈관을 수축시키는 호르몬을 활성화하고, 활성화된 그 호르몬이 콩팥에서 **나트륨**과 **수분**을 유지하는 호르몬을 분비시켜 혈압을 올린다.

질병 정보

고혈압

분류	수축기 혈압 (mmHg)		이완기 혈압 (mmHg)
최상 혈압	<120	동시에	<80
정상 혈압	<130	동시에	<85
고혈압 위험	130~139	또는	85~89
Ⅰ도고혈압	140~159	또는	90~99
Ⅱ도고혈압	160~179	또는	100~109
Ⅲ도고혈압	≥180	또는	≥110
수축기 고혈압	≥140	동시에	<90

(출처 : 고혈압치료가이드라인 2009)

혈압이 기준치를 넘어서 높아지는 것이다. 콩팥과 심장 등의 질병이 원인인 것을 2차성 고혈압, 원인 질병이 없는데도 혈압이 높은 것을 본태성 고혈압이라고 한다.

증상 자각 증상은 거의 없다. 두통과 머리가 무거운 느낌, 어깨 결림, 이명 등이 나타나기도 한다. 고혈압은 뇌혈관 장애와 콩팥 질환, 심질환 등의 원인이 되고 실제로 발병하면 의식 장애, 심부전, 신부전 등의 증상이 나타난다.

치료 혈압강하제를 투여하고 염분의 섭취를 제한한다. 적당한 운동과 균형 잡힌 식사로 체중을 조절하고 스트레스의 경감, 충분한 수면, 금연, 변비 예방, 실내의 온도차를 없애기 등 생활습관 개선을 위해 노력한다.

림프계

림프계란 림프액이 흐르는 림프관과 림프절을 말한다. 림프계는 세균이나 바이러스 등으로부터 인체를 보호하는 역할을 한다.

●DATA
림프절의 크기
: 약 1~25mm
림프액 : 약 2~4L/일
림프절의 수 : 약 800개

림프절과 림프관의 분포

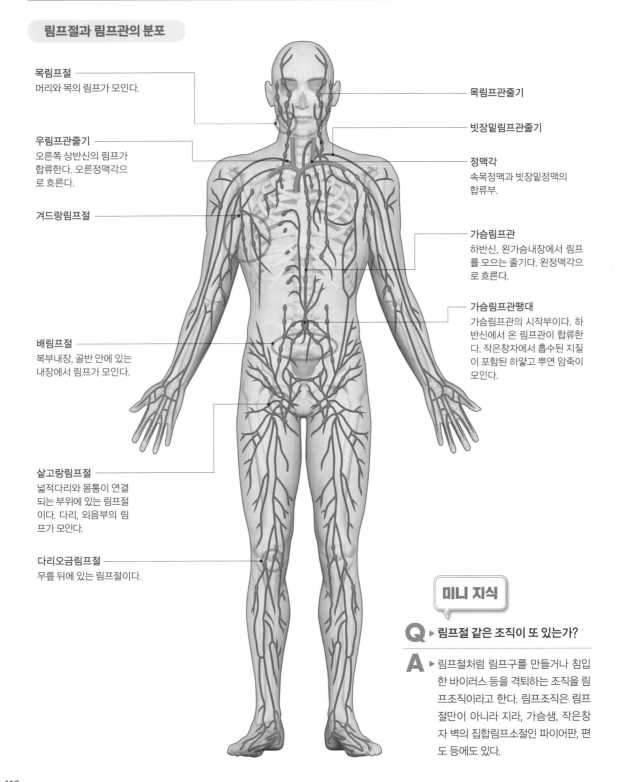

목림프절
머리와 목의 림프가 모인다.

우림프관줄기
오른쪽 상반신의 림프가 합류한다. 오른정맥각으로 흐른다.

겨드랑림프절

배림프절
복부내장, 골반 안에 있는 내장에서 림프가 모인다.

살고랑림프절
넓적다리와 몸통이 연결되는 부위에 있는 림프절이다. 다리, 외음부의 림프가 모인다.

다리오금림프절
무릎 뒤에 있는 림프절이다.

목림프관줄기

빗장밑림프관줄기

정맥각
속목정맥과 빗장밑정맥의 합류부.

가슴림프관
하반신, 왼가슴내장에서 림프를 모으는 줄기다. 왼정맥각으로 흐른다.

가슴림프관팽대
가슴림프관의 시작부이다. 하반신에서 온 림프관이 합류한다. 작은창자에서 흡수된 지질이 포함된 하얗고 뿌연 암죽이 모인다.

미니 지식

Q ▶ 림프절 같은 조직이 또 있는가?

A ▶ 림프절처럼 림프구를 만들거나 침입한 바이러스 등을 격퇴하는 조직을 림프조직이라고 한다. 림프조직은 림프절만이 아니라 지라, 가슴샘, 작은창자 벽의 집합림프소절인 파이어판, 편도 등에도 있다.

림프관의 흐름

림프관은 온몸의 말초에 있는 **모세림프관**에서 시작해 다른 림프관과 서서히 합류하면서 두꺼워진다. 다리와 창자 등의 하반신에서 모인 림프관은 제1~제2허리뼈 앞에 있는 **가슴림프관팽대**라는 곳에서 합류한다. 이곳에는 암죽이 흐르는데 창자에서 흡수된 지방이 **림프액**에 섞여 유백색으로 보이는 것을 지칭한다. 가슴림프관팽대에서는 **가슴림프관**이 대동맥을 따라 위로 향하고 여기에 왼상반신에서 모인 림프관이 합류해 왼빗장밑정맥의 **정맥각**에서 정맥으로 합류한다. 오른상반신에서 모인 림프관은 천천히 모여 우빗장밑정맥의 정맥각에서 정맥으로 합류한다.

림프관 안에는 정맥처럼 판막이 있어서 림프액의 역류를 막는다.

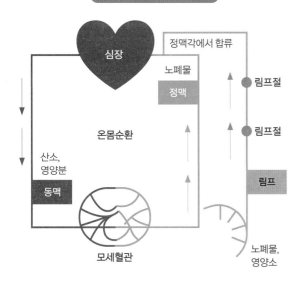

혈액순환과 림프의 순환

혈액순환은 심장에서 온몸을 돌아 다시 심장으로 돌아오는 온몸순환과 심장에서 허파로 갔다가 다시 심장으로 돌아오는 허파순환이 있다. 림프계는 혈액순환과 달리 정맥으로만 가는 일방통행만 있는 순환이다. 조직의 세포 사이에는 말초의 모세혈관에서 스며 나온 혈구 이외의 성분이 있는데 이것을 조직액이라고 한다. 조직 세포와 조직액 사이에서 산소와 영양분 등의 물질교환이 일어난다. 조직액의 대부분은 정맥으로 들어가지만 10% 정도가 림프관으로 가며 이것이 림프액의 시작이다. 림프액은 림프절을 지나 최종적으로 빗장밑정맥으로 들어가 혈액순환과 합류한다.

림프절은 인체의 관문

림프관의 군데군데에 **림프절**이 있다. 림프절은 림프액을 확인하는 관문 같은 곳이다.

콩 모양을 한 림프절은 그 내부에 몇 개의 방이 있고 방 안에는 **림프소절**이 있다. 림프소절을 둘러싸고 있는 빈 공간을 **림프동굴**이라고 하며 유입림프관에서 들어온 림프액이 이곳을 흐른다.

림프액이 림프동굴을 천천히 흐르는 동안 림프소절에 있는 백혈구의 일종인 림프구가 림프액을 조사해 만일 세균 등이 있다면 이에 대항할 항체를 만들어 공격한다. 또 림프동굴에는 백혈구의 한 유형인 매크로파지(➡120쪽)도 있어서 세균이나 이물질을 제거한다.

질병 정보

악성 림프종

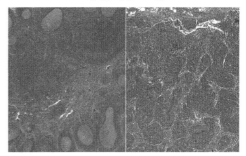

▲ 정상(좌)과 악성(우) 림프종의 현미경 사진

백혈구의 림프구가 암으로 변해 비정상적으로 증식하는 질병이다. 악성 림프종은 30종류 이상 있는데 특징적인 세포가 늘어나는 호지킨림프종과 그렇지 않은 비호지킨림프종으로 크게 나뉜다. 원인은 명확히 밝혀지지 않았다.

증상 목과 겨드랑이, 장기의 주변 등의 림프절이 붓는다. 대부분은 통증이 없다. 잠잘 때 옷을 흠뻑 적실 만큼 나는 야간 발한, 발열, 체중 감소가 특징적인 증상이다. 온몸권태감, 가려움 등이 나타난다.

치료 치료 방법은 악성 림프종의 유형이나 환자의 연령, 진행 정도 등에 따라 다르다. 항암제에 의한 화학요법이 기본이고 방사선요법을 병행할 수 한다. 면역 기능을 이용한 약이 효과적인 경우가 있다.

지라

명치의 왼쪽 부근에 있는 지라는 혈액의 처리와 관련되어 있어 순환기로 분류되지만
세균을 제거하는 면역과 관련된 림프조직이기도 하다.

●DATA
지라의 길이 : 약 10cm
폭 : 약 7cm
무게 : 약 100~150g

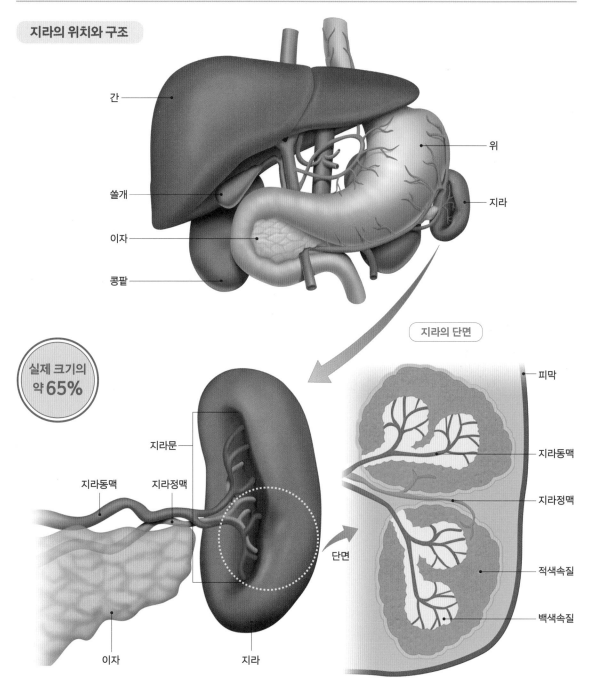

지라의 위치와 구조

간

위

쓸개

지라

이자

콩팥

실제 크기의
약 65%

지라의 단면

지라문

피막

지라동맥

지라정맥

지라동맥

지라정맥

단면

적색속질

백색속질

이자

지라

Q ▶ 지라는 어떻게 오래된 적혈구를 골라낼까?

미니 지식

A ▶ 적색속질에 있는 그물망 같은 구조 덕분이다. 적혈구가 오래되면 유연성이 떨어져서 이 촘촘한 그물망에
딱 걸린다. 그물망에 걸린 적혈구는 오래된 것이라 판단하고 매크로파지에 의해 처리된다.

지라 내부의 백색속질과 적색속질

지라는 콩팥(→158쪽)과 같이 콩 모양의 장기이며 명치 왼쪽이면서 등의 중간쯤에 있다. 더 자세히 말하자면 가로막의 아래, 왼쪽 콩팥의 옆, 이자의 꼬리 앞에 위치하고 제9~11갈비뼈의 내부에 접해 있기 때문에 보통은 밖에서 만질 수 없다. 피막이 지라 전체를 감싸고 있고 배막(복막)이 다시 그 위를 덮고 있어서 지라는 자신의 자리에 단단히 고정되어 있다.

지라의 지라동맥과 지라정맥, 신경이 드나드는 지라문은 이자의 꼬리를 마주 보고 있다. 지라의 내부에는 0.5mm 정도의 반점 같은 백색속질이 흩어져 있고 그 주변을 적색속질이 둘러싸고 있다. 백색속질은 백혈구인 림프구의 집합이고 적색속질은 모세혈관(→108쪽)이 모인 것이다.

지라의 기능

질병 등으로 지라를 떼어냈을 경우, 지라의 기능을 다른 장기가 대신할 수는 있다. 하지만 면역 기능만 놓고 봤을 때 다른 장기가 완전하게 대응할 수 없으므로 지라는 불필요한 장기가 아니다.

면역 기능
백혈구의 림프구 중에서 외부의 적에 대한 항체를 생산하는 B림프구를 성숙시킨다. 하나의 B림프구는 이미 그 적에 대한 정보를 갖고 있기 때문에 특정한 적에게만 작용하는 항체를 만든다. 이러한 능력을 획득한 B림프구 중 일부는 오랫동안 살아남아 또다시 있을 수 있는 공격에 대비한다.

조혈
뱃속 태아기 때는 적혈구를 지라에서 만든다. 생후가 되면 적혈구를 골수에서 만드는데 골수의 기능이 현저하게 떨어졌을 때는 지라가 다시 적혈구를 만들기도 한다. 이것을 골수외조혈이라고 한다.

혈구의 파괴
지라로 들어온 혈액을 확인해서 적색속질에 있는 백혈구의 매크로파지가 오래된 낡은 적혈구를 파괴한다. 골수에서 만들어진 적혈구의 수명은 대략 120일이다.

혈구의 저장
혈액을 저장해 두었다가 필요할 때 방출해 순환혈액량을 유지한다. 하지만 사람의 경우 그 효과는 미비하다.

면역 기능과 혈액의 조절

지라의 백색속질은 세균 등을 공격하는 항체를 생산하는 백혈구의 일종인 B림프구(B세포. →120쪽)를 성숙시킨다. 그리고 지라로 들어오는 혈액을 감시해 바이러스 같은 침입자를 물리친다. 지라를 절제해도 생명은 유지하지만 면역 기능이 떨어져 감염에 취약해진다.

지라에는 항상 많은 혈액이 흐르고 있고, 필요할 때는 저장하고 있던 혈액을 방출해 순환혈액량을 늘리기도 한다. 하지만 사람의 경우 지라에 비축된 혈액량은 많지 않기 때문에 그 기능은 한정적이다. 출혈을 멈추게 하는 혈소판(→124쪽) 중 전체의 3분의 1 정도가 지라에서 대기하고 있다.

질병 정보

비종

원인이 되는 질병	이유
간경변 심부전	지라에 혈액이 정체함
세균 바이러스감염	지라의 염증
악성 림프종 만성 백혈병 급성 백혈병	종양세포의 침투
용혈성빈혈	혈구를 처리하는 기능 과다
골수섬유증	적혈구를 만드는 기능 과다

▲ 비종의 원인이 되는 질병과 이유

지라가 부어서 커진 상태다. 원인에는 말라리아 같은 감염병, 간경변 등에 의한 문맥압항진(지라에 혈액이 정체한다), 백혈병이나 악성 림프종 등의 혈액 질환, 특정한 대사 장애 등이 있다.

증상 평소라면 밖에서 만질 수 없는 지라가 갈비뼈 아래에서 만져진다. 또 지라 부위의 통증이 있을 수 있다. 혈구를 파괴하는 활동이 과잉되어 빈혈이나 출혈 등이 나타난다.

치료 지라 자체를 치료하는 것이 아니라 감염증이나 문맥압과다 등 비종의 원인이 되는 질병 치료가 기본이다. 단, 지라가 심각하게 기능 과잉을 일으키고 있다면 지라를 적출하기도 한다.

혈액 ① 혈액의 구성

언제나 온몸을 순환하는 혈액은 적혈구, 백혈구, 혈소판으로 이루어진 혈구성분과
액체성분인 혈장으로 구성되어 있다.

●DATA
전체 혈액량 : 약 5L
 (체중 60kg의 성인)
비중 : 1.06 전후
pH : 7.4 전후

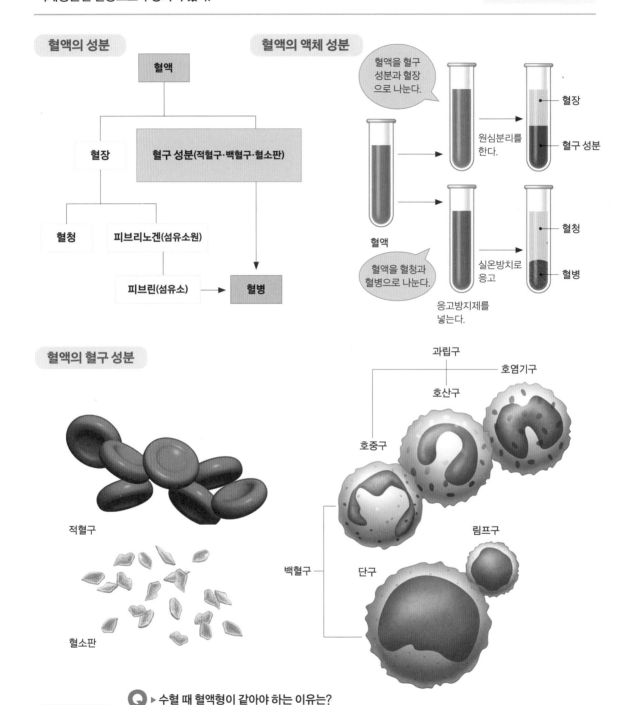

혈액의 성분

혈액

혈장 / 혈구 성분(적혈구·백혈구·혈소판)

혈청 / 피브리노겐(섬유소원)

피브린(섬유소) → 혈병

혈액의 액체 성분

혈액을 혈구
성분과 혈장
으로 나눈다.

혈장
혈구 성분

원심분리를
한다.

혈액

혈액을 혈청과
혈병으로 나눈다.

혈청
혈병

실온방치로
응고

응고방지제를
넣는다.

혈액의 혈구 성분

적혈구

혈소판

과립구
호염기구
호산구
호중구

백혈구
단구
림프구

Q ▶ 수혈 때 혈액형이 같아야 하는 이유는?

미니 지식

A ▶ 동일하지 않은 혈액형을 수혈하면 적혈구가 가진 항원과 혈장 속의 항체가 항원항체 반응을 일으키기 때
문이다. 적혈구가 엉기는 응집 반응이 일어나고 이어서 적혈구를 파괴하는 물질이 활성화되어 결국 용혈
(적혈구 파괴 현상)이 일어나고 만다.

혈액을 이루는 것들

전체 혈액량은 체중의 약 8% 정도로 어떤 사람의 체중이 60kg라면 약 5L가 된다.

혈액은 혈구 성분과 혈장으로 나눌 수 있다. 혈액을 채취해서 굳지 않게 하는 약을 넣고 원심분리기에 넣어 돌리면 아래부터 붉은 층, 하얀 층, 다소 황색을 띠는 말간 웃물로 나뉜다. 아래의 붉은 층이 적혈구이고 전체의 약 40~45%를 차지한다. 혈액이 붉은 것은 적혈구가 차지하는 비율이 높기 때문이다. 중간에 있는 좁은 층에는 백혈구와 혈소판이 모여 있다. 적혈구와 백혈구, 혈소판을 혈구 성분이라고 한다.

맨 위에 있는 웃물은 혈장이며 전체의 약 55%를 차지한다. 또 혈장에서 혈액 응고에 관여하는 성분을 제거한 것이 혈청이다.

혈액형

A Rh(−) 약 0.2%	O Rh(−) 약 0.15%	B Rh(−) 약 0.1%	AB Rh(−) 약 0.05%
A Rh(+) 약 40%	O Rh(+) 약 30%	B Rh(+) 약 20%	AB Rh(+) 약 10%

▲ 일본인의 혈액형 비율(Rh식)

아버지의 혈액형	어머니의 혈액형	자녀의 혈액형
O (OO)	O (OO)	O
A (AA,AO)	O (OO)	A,O
A (AA,AO)	A (AA,AO)	A,O
B (BB,BO)	O (OO)	B,O
B (BB,BO)	B (BB,BO)	B,O
O (OO)	AB (AB)	A,B
A (AA,AO)	AB (AB)	A,B,AB
B (BB,BO)	AB (AB)	A,B,AB
AB (AB)	AB (AB)	A,B,AB
A (AA,AO)	B (BB,BO)	A,B,O,AB

▲ ABO식 혈액형의 유전 조합

혈액형이란 혈구의 막에 있는 단백질 등에 의해 혈액을 여러 유형으로 나눈 것이다. 적혈구 막의 항원으로 분류한 ABO식 혈액형과 Rh식 혈액형이 대표적이며 이외에도 혈액형에는 몇 백 종류나 있다고 한다. 백혈구의 혈액형인 HLA(조직적합성항원)는 인체의 조직에도 존재해서 장기이식 때 적합성을 검토하는 데 이용되고 있다.

혈액의 역할

혈액의 최대 역할은 물질의 운반이다. 허파에서 받은 산소를 온몸으로, 말초에서 회수한 이산화탄소 같은 노폐물을 허파나 콩팥 같은 배설기관으로 운반한다. 게다가 창자에서 흡수한 영양소와 내분비샘에서 분비된 호르몬 등을 필요한 장소까지 운반한다. 호흡과 대사에 의해 체액의 pH(수소이온지수)가 변동됐을 때는 혈장에 포함된 물질로 pH를 조절한다.(산·염기 완충 작용)

혈액을 순환시켜 온몸의 체온을 일정하게 유지하고 때로는 피부의 혈관에서 열을 방출시켜 체온을 조절한다. 또 세균이나 바이러스 등의 침입을 막는 면역 기능, 출혈을 멈추는 지혈 기능도 혈액의 중요한 역할이다.

질병 정보

백혈병

백혈병 세포
(푸른 부분)

▲ 백혈병 환자의 혈액 현미경 사진

골수에서 혈구를 만드는 조혈세포가 무질서하게 증가하는 질병이다. 급성과 만성이 있고 이 각각에 림프성과 골수성이 있다. 급성은 비정상적인 혈구만 늘어나는 것이고 만성은 정상 혈구도 포함해서 증식하는 것이다.

증상 급성 백혈병은 적혈구, 백혈구, 혈소판 모두 감소하기 때문에 숨이 차고 쉽게 피로감을 느끼는 등의 빈혈 증상이 나타나며 감염이 쉽고 출혈이 잘 멈추지 않는 등의 증상이 나타난다. 만성 백혈병에서는 초기에 자각 증상이 별로 없다.

치료 항암제로 비정상적인 세포를 줄이는 화학요법을 시행한다. 비정상 세포가 뇌신경계에 퍼진 경우는 방사선요법을 시행한다. 화학요법으로 백혈병 세포만이 아니라 자신의 조혈세포까지 파괴되면 타인의 건강한 골수를 이식하기도 한다.

혈액 ② 혈장과 적혈구

혈액의 액체 성분이 혈장이고 혈구 성분 중 가장 많은 것이 적혈구다. 혈액의 역할 중 '물질의 운반'을 주로 담당한다.

●DATA
적혈구의 수
: 약 450만~ 500만 개/μL
적혈구의 크기 : 약 7~8μm
혈장의 양 : 혈액의 약 55%

혈장의 구성

혈장

↓

| 단백질 | 물 90% 이상 | 그 외 용질 |

↓ ↓

| 알부민, 글로불린, 피브리노겐, 그 외 | | 전해질, 영양분, 가스, 호르몬, 비타민 |

혈장의 역할

장기 안에서의 역할

장기 이외에서의 역할

허파
이산화탄소를 허파로 보낸다.

간
노폐물을 회수하고 콩팥으로 보낸다.

창자
창자에서 흡수한 영양소를 받고 간과 온몸으로 보낸다.

● 혈소판과 함께 지혈한다.
● 조직과 세포에서 이산화탄소와 노폐물을 받는다.
● 조직과 세포로 영양분과 호르몬을 전한다.

적혈구의 구성

적혈구

| 물 60% 이상 | 헤모글로빈 | 그 외 용질 |

↓ ↓

| 철, 단백질 | | 지질, 그 외 |

혈액의 분화   골수에 있는 줄기세포가 분화되어 적혈구, 백혈구, 혈소판이 만들어진다.

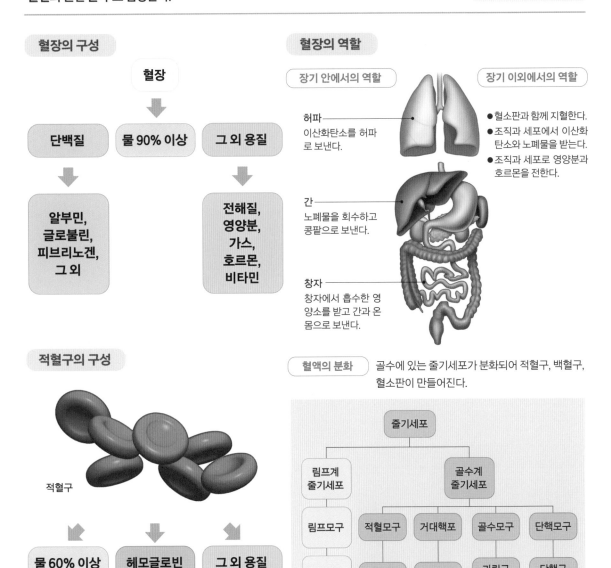

```
                         줄기세포
                   ┌─────────┴─────────┐
               림프계              골수계
               줄기세포            줄기세포
                  │          ┌──────┬──────┬──────┐
               림프모구    적혈모구  거대핵포  골수모구  단핵모구
                  │          │       │       │       │
                림프구     적혈구   혈소판   과립구   단핵구
                                            (백혈구)  (백혈구)
               ┌ B림프구                    ┌ 호산구   매크로파지
               └ T림프구                    ├ 호염기구
                                            └ 호중구
```

Q ▶ 혈액은 체중의 어느 정도를 차지하는가?

미니 지식

A ▶ 성인 남성의 경우 전체 혈액은 체중의 약 60%를 차지하고 그중 3분의 2가 세포 내의 체액이며 나머지는 세포외액이다. 또 세포외액의 4분의 3이 세포 사이의 조직액이고 나머지가 혈액(혈장만)과 림프액, 뇌척수액 등이다.

혈장의 성분과 역할

혈장이란 혈액의 액체 성분을 말하며 혈액 전체의 약 55%를 차지하고 있다. 보통은 다소 노르스름하고 투명하다.

혈장에는 단백질과 포도당, 지질, 나트륨과 칼륨 등의 전해질, 호르몬, 비타민 등이 포함되어 있다. 또 이산화탄소는 혈장에 녹아서 중탄산이온(HCO_3^-)으로 존재한다.

혈장에 녹아 있는 단백질은 교질삼투압(혈장의 삼투압)을 유지한다. 혈장이 일정한 삼투압을 유지하는 덕분에 온몸의 체액량도 유지되고 있다.

혈장에 녹아 있는 피브리노겐과 칼슘 등의 응고 인자는 출혈이 일어나면 혈소판과 함께 지혈을 위해 활동한다.

산소를 운반하는 적혈구

적혈구는 한가운데가 오목하게 들어간 원반 모양을 하고 있는데 골수에서 적혈구가 만들어지는 과정에서 세포핵이 빠지기 때문이다. 따라서 세포핵이 없는 적혈구는 세포분열로 생긴 것이 아니며 수명은 약 120일이고 오래되어 낡으면 지라(➡114쪽)와 간(➡150쪽) 등에서 파괴된다.

적혈구의 안에는 철과 단백질을 주성분으로 하는 헤모글로빈이 있다. 헤모글로빈이 붉기 때문에 적혈구가 붉은색이다. 또 산소와 결합하기 쉬운 성질이 있으며 허파에서 받은 산소를 온몸으로 운반하는 역할도 한다. 적혈구는 이런 형태를 하고 있기 때문에 자신보다 좁은 모세혈관(➡108쪽)에도 형태를 바꿔서 들어갈 수 있는 것이다.

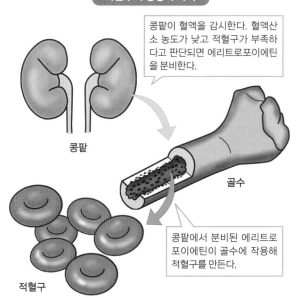

적혈구의 생성과 파괴

콩팥이 혈액을 감시한다. 혈액산소 농도가 낮고 적혈구가 부족하다고 판단되면 에리트로포이에틴을 분비한다.

콩팥

골수

콩팥에서 분비된 에리트로포이에틴이 골수에 작용해 적혈구를 만든다.

적혈구

적혈구는 골수에서 만들어지지만 그 생성 과정에 콩팥이 깊이 관여하고 있다. 콩팥은 혈액을 여과해 소변을 만들기 때문에 언제나 다량의 혈액이 흐르는 장소다. 따라서 콩팥에서 혈액을 감시하다가 산소 농도가 낮고 적혈구가 부족하다고 판단하면 콩팥은 골수에서의 적혈구 생산을 촉진하는 에리트로포이에틴이라는 호르몬을 분비하고 이것은 골수에 작용해 적혈구 생산을 촉진한다. 노화된 적혈구는 지라와 간에서 파괴된다. 헴[적혈구의 혈색소에서 단백질 부분을 제거한 부분. 직접 산소와 결합하여 산소운반을 담당한다]에 있던 철은 재사용되고 남은 것은 쓸개즙 성분이 된다. 글로빈은 아미노산에 분해되어 재사용된다.

질병 정보

철결핍성빈혈

조직철(근육 등에 포함된 철) 5%

헤모글로빈철 70%	저장철 (주로 간에 저장되어 있는 철) 25%

▲ 체내에서 철의 비율

저장철	결핍
헤모글로빈철	감소
조직철	감소

▲ 철결핍증빈혈에 의한 체내 철의 양 변화

적혈구와 헤모글로빈이 비정상적으로 감소한 상태를 빈혈이라고 한다. 헤모글로빈의 원료인 철이 부족해서 일어난 빈혈이 결핍성 빈혈이다. 여성에게 많고 철의 섭취 부족이나 월경과다, 만성적인 소화관출혈 등이 원인이다.

증상 숨이 차고 쉽게 피로하며 두근거림, 두통, 안색이 나쁘다. 까닭 없이 얼음을 씹어 먹고 싶어지거나 흙을 먹는 등의 이식증이 생기기도 한다. 스푼네일(숟가락처럼 움푹 들어간 모양의 손톱)을 보이기도 한다.

치료 철분제를 복용하는데 만일 메슥거림 등의 복용 부작용이 심하면 정맥으로 투여한다. 매일 먹는 식사에서 붉은색 고기, 생선, 조개류 등 철분이 들어간 식품을 많이 먹도록 한다. 자궁근종이나 소화관출혈 등이 있으면 그 치료를 시행한다.

혈액 ③ 백혈구

면역 시스템의 중심을 백혈구가 담당한다. 수는 적지만 5종류의 백혈구가 역할을
분담해서 복잡한 기능을 완수하고 있다.

●DATA
백혈구의 수
 : 약 4,000~9,000개/μL
백혈구의 지름 : 약 6~30μm
 (매크로파지 제외)

백혈구의 종류

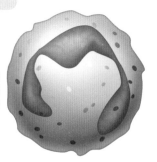

호중구
백혈구 안에서 가장 수가
많고 세균과 곰팡이 등을
먹어 죽이는 식균작용을
한다. 크기 약 12μm

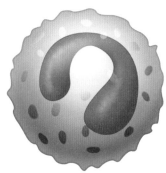

호산구
호중구와 비슷한 식균 작
용으로 기생충을 죽인다.
또 알레르기 반응에도 관
여한다. 크기 약 15μm

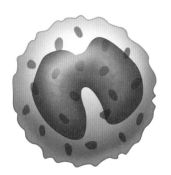

호염기구
알레르기 반응에 관여
한다. 크기 약 15μm

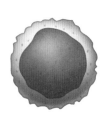

림프구
림프구 종류에는 T림프
구, B림프구, NK세포가
있고 면역 기능이 있다.
크기 약 6~15μm

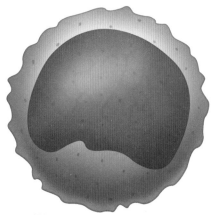
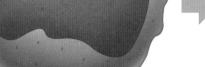

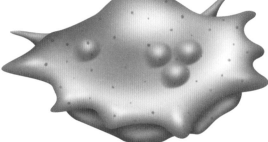

단핵구
백혈구의 중에서도 가장 크고 혈관 안
에서부터 조직으로 나오면 매크로파지
가 된다. 크기 약 20~30μm

매크로파지(대식세포)
단핵구가 혈관 안에서 조직으로 나오면
매크로파지가 된다. 식균 작용을 하고
항원을 림프구에 알리는 역할을 한다.
크기 약 20~50μm

Q ▸ 백혈구의 일종이라는 NK세포는 무엇인가?

미니 지식

A ▸ NK는 내추럴 킬러(natural killer)라는 의미이고 림프구에 포함된다. 면역의 사령탑이 내린 명령이나 다른
백혈구와의 연계가 없더라도 감염된 인체의 세포나 암세포 등을 공격해서 파괴하는 역할을 한다.

백혈구에는 다섯 종류가 있다

백혈구는 혈액 속 말고도 림프절 속, 지라, 온몸의 조직에도 있다. 백혈구에는 그 안에 과립이라 불리는 알갱이가 많이 보이는 과립구인 **호중구**, **호산구**, **호염기구**와 과립이 적은 **림프구**와 단핵구의 다섯 종류가 있다. 혈액 중에 가장 많은 것은 호중구로 백혈구의 60~70%를 차지하며 그다음으로 많은 것이 림프구이고 20~30%를 차지한다.

백혈구는 모두 골수의 조혈줄기세포에서 만들어진다. 그런데 림프구는 골수를 나왔을 때는 미성숙 상태다. 따라서 일부는 가슴샘으로 가서 성숙된 다음 면역 능력을 획득하는데 이것을 T림프구라고 한다. 또한 일부의 림프구는 지라 등에서 성숙되며 이것을 B림프구라고 한다.

백혈구의 면역 시스템

백혈구는 인체에 침입한 적을 물리치는 면역 기능을 가지며 다섯 종류의 백혈구는 각각 다른 역할을 한다.

호중구는 침입한 세균 등을 먹어서 죽이는 식균 작용을 한다. 호산구와 호염기구는 그 수가 적고 알레르기 반응에 관여한다고 여겨진다.

림프구는 면역 시스템의 명령을 내리거나 **항체**를 만드는 등 면역 기능의 중심적인 역할을 하고 있다.(→122쪽)

단핵구는 혈관 안에서 조직으로 나오면 **매크로파지**(대식세포)로 바뀌어 밖에서 들어온 적을 잡아먹는 식균 작용을 하는 동시에 그 침입자에 관한 정보를 면역의 사령탑으로 보고한다.

(→122쪽)

백혈구의 식균 작용

백혈구 　세균

백혈구(주로 호중구나 매크로파지)가 세균 등을 먹어 죽인다. (식균 작용)

내부로 잡혀 들어간 세균은 효소와 활성산소 등에 의해 살균된다.

세균 등을 잡아 가둔 호중구는 이윽고 사멸한다.

농

상처 부위에서 나온 농은 세균 등을 자기 내부에 가둔 호중구의 사체다.

식균 작용이란 세균이나 사멸 중인 세포, 그 외의 이물질 등을 잡아먹는 것을 말한다. 주로 호중구와 매크로파지가 이 작용을 하는데, 둘 다 아메바처럼 활동해서 이물질을 자신의 세포 안으로 잡아들인다. 인체에 세균감염 등의 이상이 있을 때에 맨 먼저 달려오는 것이 호중구이다. 매크로파지는 식균 작용이 강하기 때문에 대식세포라고도 한다.

질병 정보

백혈구감소증

	림프구감소증	무과립구증
감소하는 백혈구의 종류	림프구가 1,000/μL 이하로 감소	과립구(호중구·호산구·호염기구의 총칭)가 500/μL 이하로 감소
주요 원인	●에이즈 ●암(백혈병, 림프종, 호지킨병 등) ●감염병(바이러스, 좁쌀결핵 등) ●관절류머티즘 등	●감염병(바이러스, 중증 감염증) ●약물성 ●빈혈(재생불량성 빈혈 등) ●골수의 질병(골수종, 백혈병, 암침투 등)

▲ 백혈구감소증의 종류

말초의 혈액 속 백혈구 수가 비정상적으로 감소한 상태를 말한다. 어떤 백혈구가 감소해 있는가에 따라 무과립구증, 림프구감소증 등으로 말한다. 바이러스감염이나 알레르기, 약물의 부작용, 암, 골수의 조혈 기능 저하 등이 원인이다.

증상 급성과 만성이 있지만 백혈구가 감소한 것 말고는 특별한 증상은 없다. 하지만 백혈구가 감소하면 감염이 잘 되기 때문에 발열 등의 증상이 나타난다.

치료 약물에 의한 것이라면 즉시 그 약물 복용을 중지한다. 암이나 골수의 질병, 감염증 등 원인 질환을 치료한다. 중증인 사람이 감염증까지 일으키면 급속히 악화하기 때문에 입원해서 집중적 치료를 권장한다.

면역

면역 기능의 중심을 담당하는 림프구에는 몇 가지의 종류가 있다. 이들은 서로 연계해 인체를 외부의 적으로부터 지키고 있다.

●DATA

주요 면역글로불린의 혈중 농도

IgG : 800~1,700mg/dL
IgA : 110~410mg/dL
IgM : 35~220mg/dL

면역 시스템

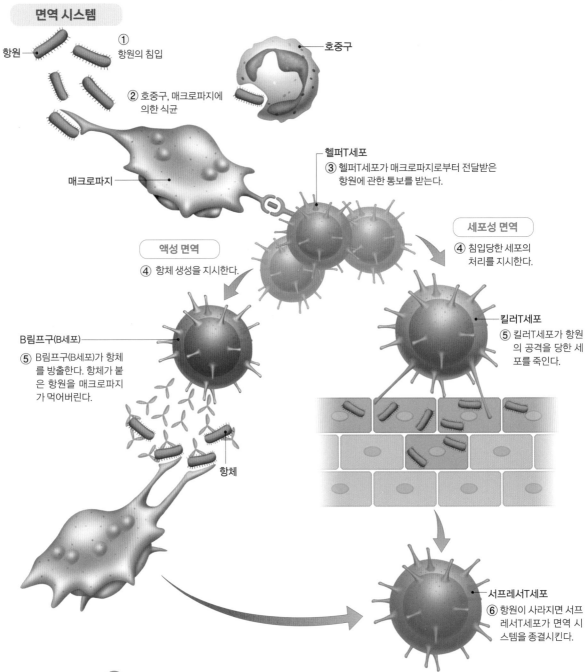

항원

① 항원의 침입

호중구

② 호중구, 매크로파지에 의한 식균

매크로파지

헬퍼T세포
③ 헬퍼T세포가 매크로파지로부터 전달받은 항원에 관한 통보를 받는다.

액성 면역
④ 항체 생성을 지시한다.

세포성 면역
④ 침입당한 세포의 처리를 지시한다.

B림프구(B세포)
⑤ B림프구(B세포)가 항체를 방출한다. 항체가 붙은 항원을 매크로파지가 먹어버린다.

킬러T세포
⑤ 킬러T세포가 항원의 공격을 당한 세포를 죽인다.

항체

서프레서T세포
⑥ 항원이 사라지면 서프레서T세포가 면역 시스템을 종결시킨다.

Q ▶ 한번 만들어진 항체는 어떤 종류의 병원체에도 대응할 수 있는가?

미니 지식

A ▶ 어떤 병원체에 대한 항체는 그 병원체에만 대응할 뿐 다른 항체에는 대응하지 않는다. 새로운 병원체가 침입하면 B림프구에 의해 새로운 항체가 만들어진다. '면역이 생겼다'라는 뜻은 침입했던 병원체를 기억하는 B림프구가 남아 있기 때문이다.

항원의 침입과 면역 시스템의 작동

인체에 침입한 세균이나 바이러스 같은 외부의 적을 격퇴하는 시스템이 면역이다. 면역의 중심적 역할을 담당하는 것은 백혈구이고 특히 림프구가 중요한 역할을 한다.

세균 등의 침입자를 항원이라고 한다. 항원이 코나 입 등의 점막으로 들어오거나 상처를 통해 침입하면 가장 먼저 **호중구와 매크로파지**가 달려들어 항원을 식균해 파괴한다. 이때 매크로파지는 식균한 항원의 일부를 T림프구의 일종인 헬퍼T세포에 보내며 항원의 침입을 보고한다.(항원제시) 이것이 면역 시스템이 작동하는 스위치다. 항원제시를 받은 헬퍼T세포는 증식하고 다른 림프구에 지시를 내린다.

액성 면역과 세포성 면역

헬퍼T세포는 B림프구(B세포)에 지시를 내려 항체를 만들게 한다. B림프구에서 방출된 항체는 항원에 들러붙어서 항원을 파괴하거나 독성을 중화한다. 또 항체가 들러붙은 항원은 매크로파지에 의해 다시금 식균된다. 이처럼 항체를 통해 항원을 제거하는 방식을 액성 면역이라고 한다.

한편 헬퍼T세포는 T림프구의 일종인 킬러T세포에게 항원의 공격을 받은 세포를 처리하도록 지시를 내린다. 이런 방식을 세포성 면역이라고 한다.

이러한 일련의 과정에 의해 항원이 사라지면 T림프구의 일종인 서프레서T세포가 각 기능을 억제해 종결시킨다.

면역글로불린의 종류와 역할

IgG	면역글로불린의 70~80%를 차지한다. 혈액 중에 많다. 침입한 바이러스 등을 공격한다. 태반을 통해 태아에게 이동한다.
IgA	타액이나 눈물, 기도 등의 분비액에 많이 포함된다. 기도, 소화관 내부 등의 면역에 관여한다.
IgM	혈액 중에 있다. 분자량이 많다. 바이러스 등이 침입했을 때 맨 먼저 증가한다.
IgE	양은 적다. 호염기구나 비만세포와 결합해 알레르기 반응을 일으킨다.
IgD	가장 양이 적다. 역할은 밝혀지지 않았다.

항체가 단백질의 글로불린에서 만들어지기 때문에 면역글로불린이라고도 한다. 면역 기능에서 큰 역할을 담당하고 있으며 영어로 Immunoglobulin이므로 'Ig'라고 줄여서 쓴다. 면역글로불린에는 역할이나 크기 등이 다른 IgG, IgA, IgM, IgE, IgD의 다섯 종류가 있다. 각각의 기본적인 형태는 Y자형을 이루고 있다.

질병 정보

알레르기

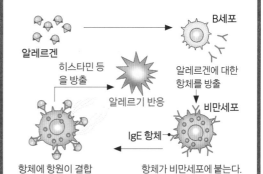

▲ 알레르기 반응의 방식

알레르기는 면역 기능의 폭주다. 본래는 공격하지 않아도 되는 식품이나 꽃가루 등에 대해서 과민하게 반응하고 이물질이라고 인식해 공격해 버리는 것이다. 원인은 확실하지 않지만 체질이나 환경 등이 원인이라 여겨지고 있다.

증상 알레르기 반응으로 점막 등에 있는 비만세포가 자극되어 히스타민 등의 물질을 방출해 기관지 수축이나 점액의 과잉 분비, 염증 등이 일어난다. 대표적으로 꽃가루 알레르기, 피부염, 결막염, 천식이 있고 중증의 경우는 기도폐색이 일어난다.

치료 기도폐색 등이 일어났을 때는 생명을 구하는 응급 처치가 먼저다. 히스타민 방출을 억제하는 약이나 스테로이드제 등을 투여한다. 알레르기 반응을 일으킨 물질(알레르겐)이 된 꽃가루나 음식, 진드기 등을 될 수 있는 한 피한다.

혈소판과 지혈

혈소판은 혈관에 상처가 나서 출혈이 있을 때 상처 부위로 모여서 딱지를 만들거나
세포 내의 물질을 방출해서 지혈 시스템을 활성화한다.

●DATA
혈소판의 크기 : 약 2~3μm
개수 : 약 20만~40만 개/mL

지혈의 방식

1 혈관이 손상되어 내피세포가 벗겨지고 혈관 바깥으로 혈액이 흐른다.(출혈)

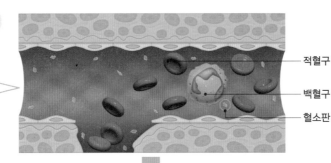

적혈구
백혈구
혈소판

2 혈관 외부의 콜라겐 섬유에 혈소판이 접촉하면 혈소판이 활성화되며 다른 혈소판도 끌려와 상처 부위에 붙는다.

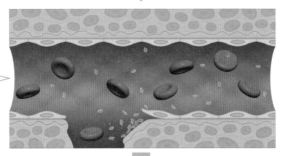

3 혈관 벽에 붙었던 혈소판에서 혈액응고 인자를 활성화하는 물질이 방출된다.

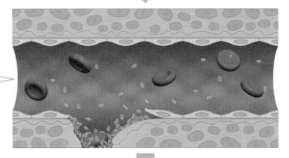

4 혈소판에서 방출된 물질에 의해 혈장 중의 피브리노겐이 그물 모양의 피브린이 되고 이것에 혈소판과 적혈구가 엉겨 붙어(혈전) 지혈한다.

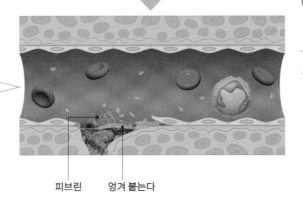

피브린   엉겨 붙는다

미니 지식

Q ▶ 상처에 엉겨 붙은 덩어리는 지혈이 완료되면 어떻게 되는가?

A ▶ 지혈이 끝나면 혈장 중의 플라스미노겐이 활성화되어 플라스민이라는 단백질 분해 효소가 만들어지며 이것이 피브린을 녹이므로 응집 덩어리는 사라진다. 이를 섬유소용해 현상(섬용 현상)이라고 한다.

혈소판과 그 기능

혈소판은 핵이 없는 불규칙한 형태의 작은 혈구로, 혈관 안에 있을 때는 원반 모양을 하고 있다. 혈소판은 골수의 조혈줄기세포에서 분화한 거핵구가 쪼개져 만들어지며 수명은 10일 정도로 짧고 최종적으로는 지라(➡114쪽)의 적색속질에서 파괴된다.

혈소판은 출혈을 멈추게 한다. 혈소판 안에는 과립이라 불리는 알갱이가 있는데 여기에는 혈소판이 상처 부위에 붙게 하거나 다른 혈액응고인자를 활성화하는 물질이 들어가 있다.

혈소판은 혈관이 찢어지면 상처 부위에 '점착'하고, 지혈에 관여하는 물질을 '방출'하며, 혈소판들이 서로 '응집'해 지혈이 이루어진다.

피브린과 혈구 성분으로 딱지를 만든다

혈관이 찢어져 출혈이 일어나면 혈관의 내피세포가 벗겨져 혈관벽의 콜라겐 등이 노출된다. 그러면 환부에 혈소판이 점착해 딱지를 만들려고 한다. 혈관 벽에 점착한 혈소판은 불규칙한 모양이 되고 혈소판 안의 과립에 들어 있는 물질을 방출한다. 그 물질에 의해 혈액응고인자가 복잡한 반응 과정을 거쳐 차례차례 활성화되어 혈장 속에 있는 피브리겐이 피브린이라는 섬유상의 물질이 된다. 상처 부위에 생긴 피브린에 혈소판이 들러붙고 여기에 적혈구도 들러붙어 응집하다가 최종적으로 응집 덩어리를 만들어 상처 부위를 덮는다.

상처가 다 나으면 피브린을 녹이는 물질이 나와 응집 덩어리는 사라진다.

혈액 응집 인자

인자	관용 명칭
I	피브리노겐
II	프로트롬빈
III	조직 트롬보플라스틴
IV	칼슘이온(Ca²⁺)
V	불안정 인자
VI	(결번)
VII	안정 인자(프로콘버틴)
VIII	항혈우병 인자
IX	크리스마스 인자
X	스튜어트프라워 인자
XI	혈장 트롬보플라스틴전구 인자
XII	하게만 인자(접촉 인자)
XIII	피브린안정화 인자
프리칼리크레인	플레처 인자
고분자 키니노겐	피츠제럴드 인자

지혈을 위해 필요한 혈액 응고 인자에는 많은 물질이 존재한다. 혈액 중에 있는 다양한 응집 인자가 서로 반응해 피브리노겐을 피브린으로 바꾼다. 혈액 응고 인자는 발견된 순서대로 로마숫자를 붙이고 만일 먼저 발견된 것과 같은 물질이었다면 결번으로 비워둔다. 혈액응고의 반응은 복잡하지만 어떤 인자가 있는지 알아두는 것은 중요하다.

질병 정보

특발성 혈소판감소성 자반증

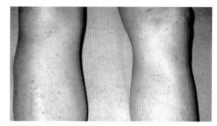

▲ 특발성 혈소판감소성 자반증의 피하출혈 환자

혈소판이 감소해서 출혈이 잘 일어나거나 피하출혈 때문에 붉은색부터 푸른색까지의 멍이 생기는 것에서 자반증이라고 불린다. 특발성이란 원인불명이라는 뜻이지만 자신의 혈소판에 대해 항체가 생긴 자가면역을 원인으로 보고 있다.

증상 혈소판에 항체가 들러붙고 이것을 신호로 지라 등이 혈소판을 평소보다 빨리 파괴하기 때문에 혈액 속의 혈소판이 감소한다. 피하출혈에 의한 자반이나 점상 출혈, 소화관 내부 출혈 등이 일어난다. 중증에서는 뇌출혈이 일어나기도 한다.

치료 경증이라면 증상치료를 하고 경과를 지켜본다. 혈소판의 감소가 현저할 때는 상황에 따라 스테로이드제 투여나 면역글로불린의 대량 투여, 혈소판 수혈 등을 시행한다. 경과에 따라서는 지라를 적출하는 경우도 있다.

순환기·혈액의 질병

산소와 영양분을 운반하는 혈액과 이것을 순환시키는 심장 그리고 혈관은 생명 활동에 반드시 필요하다. 여기서는 협심증, 결합조직 질환, 선천성 심질환을 설명하겠다.

협심증

심장근육에 산소와 영양을 전달하는 심장동맥이 극단적으로 좁아져 심장근육에 일시적으로 혈액이 부족한 허혈 상태가 되는 질병이다. 협심증은 심근경색과 함께 허혈성 심질환이라고 불린다.

심장동맥이 좁아지는 주요 원인은 아테롬성 동맥경화 때문에 심장동맥의 내부에 찌꺼기가 쌓이는 것과 심장동맥의 경련성 수축이다.

초기와 안정 시에 일어나는 안정형 협심증은 자율신경의 교감신경이 심장동맥을 연축시키기 때문으로 여겨지고 있다.

운동할 때 증상이 나타나는 운동성 협심증은 운동을 했기 때문에 심장근육에 보다 많은 산소와 영양분이 필요한데도 심장동맥이 좁아져서 그 공급이 원활하지 못해 일어난다.

최근 3주 이내에 협심증의 발작이 나타나지 않은 것을 안정형 협심증, 3주 이내에 발작이 있었거나 발작이 악화되는 경향이 있고 약이 잘 듣지 않게 된 것을 불안정 협심증이라고 한다. 특히 불안정 협심증은 악화되어 심근경색으로 이행할 위험이 높은 상태이며 급성 심근경색과 함께 급성 관동맥증후군으로 불리고 있다.

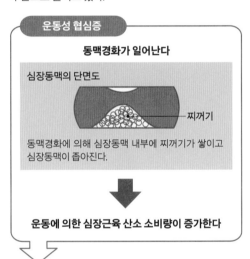

안정형 협심증

심장동맥의 경련성 수축

심장동맥의 모양

정상 혈관

경련성 수축 동맥

교감신경이 심장동맥의 일부에 경련성 수축을 일으켜 심장동맥이 좁아진다.

운동성 협심증

동맥경화가 일어난다

심장동맥의 단면도

찌꺼기

동맥경화에 의해 심장동맥 내부에 찌꺼기가 쌓이고 심장동맥이 좁아진다.

운동에 의한 심장근육 산소 소비량이 증가한다

산소의 공급이 원활하지 않다.

증상

갑자기 가슴이 불에 타는 듯 바짝 조여드는 느낌(끈 같은 것으로 친친 동여매지는 교액감, 압박감)이 나타난다. 이 교액감 같은 통증을 협심통이라 한다. 협심통은 왼팔과 심장에 가까운 복장뼈 부근에서 나타나고 때로는 오른팔, 턱, 등, 명치로 퍼져 나가는 경우도 있다. 대개는 15분 이내에 진정된다.

두근거림, 식은땀, 호흡곤란을 느끼기도 한다. 또 속쓰림과 트림처럼 소화불량 같은 증상을 보이는 경우도 있다.

협심증은 갑자기 달리거나 많은 계단을 올라갔을 때, 흥분이나 불안 등의 정신적인 긴장, 갑자기 추운 곳으로 이동했을 때, 과식했을 때 외에 이른 아침처럼 비교적 안정기에도 일어날 수 있다.

치료

검사를 통해 어떤 유형인지 판단한 후 상황에 맞춰 치료를 시행한다. 협심증은 발작이 있을 때가 아니면 심전도에 이상이 나타나지 않기 때문에 24시간 심전도 장치를 해서 어떤 때 발작이 일어나는지를 조사(홀터심전도)하기도 한다.

발작 때는 안정을 취하고 니트로글리세린을 혀 밑에 넣어 녹여 먹으면 발작이 가라앉는다.

발작을 예방하기 위해 피가 잘 굳지 않게 하는 항혈소판약이나 심장동맥의 경련을 막는 약을 투여한다. 심장동맥의 협착이 심할 때는 다리 혈관을 통해 카테터를 넣어 심장동맥을 넓히거나 다른 부분에서 떼 온 혈관으로 심장동맥에 우회로를 만든다.

흡연, 스트레스, 비만, 고혈압 등의 위험을 낮추기 위해 생활습관을 개선한다.

결합조직 질환

결합조직 질환은 단일 질병 명칭이 아니다. 감염도 아니고 종양도 아니며 온몸 또는 여러 장기에 염증을 일으키는 질병의 총칭이다.

오늘날 결합조직 질환은 자가면역 질환이기도 하며 류머티즘성 질환으로도 여겨진다. 결합조직이란 온몸의 장기와 기관, 인체의 구조를 지탱하는 콜라겐 같은 단백질의 섬유를 포함한 모든 조직을 말한다. 따라서 모든 조직에서 일어나는 것이 결합조직 질환이다.

자가면역 질환은 원래는 공격할 필요조차 없는 자기 자신의 조직에 대해 항체를 만들어 공격하기 때문에 일어나는 질병이다. 또 류머티즘성 질환이란 근육과 뼈, 관절 같은 운동기관에 통증과 염증이 생기는 질병을 말한다.

대표적인 결합조직 질환에는 관절류머티즘(RA), 전신홍반루푸스(SLE), 다발성근염·피부근염, 강피증(온몸성경화증), 류머티즘열 등이 있다. 여성에게 많고 비교적 젊은 사람에게 발병하는 것이 특징이다.

류머티즘열은 감염 때문이라고 알려져 있는 반면 다른 결합조직 질환은 원인이 확실히 밝혀지지 않았다. 따라서 많은 유형이 특정 질환(이른바 난치병)으로 지정되어 있다.

결합조직 질환의 주요 질병

류머티즘성 질환
인체의 관절이나 근육에 통증, 염증이 일어나는 질병

결합조직 질환

결합조직 질환
온몸의 구조를 지지하는 단백질 섬유를 포함한 조직의 질병

자가면역 질환
자신의 면역 시스템이 자신을 공격하는 질병

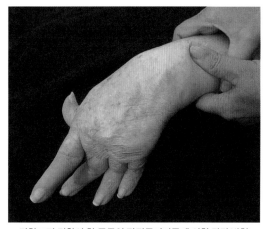

▲ 결합조직 질환의 한 종류인 관절류머티즘에 의한 관절 변형

증상

관절류머티즘은 30~40대의 여성에 많이 나타난다. 아침에 일어났을 때 손발가락의 관절이 뻣뻣해서 펴지지 않는 '아침굳음'이 나타난다. 차차 손가락 관절에 통증과 부종이 생기고 무거운 것을 들지 못하게 된다. 이처럼 증상은 손가락 말단 쪽에서 일어나는 경향이 있다. 진행하면 손가락이 굽어서 특유의 형태(백조목변형, 버튼홀변형)로 변형된다. 무릎이나 팔꿈치 등의 관절에도 통증과 부종이 생기고 미열, 권태감, 식욕 저하 등이 나타난다.

전신홍반루푸스는 여성에게 압도적으로 많고 20대 젊은 사람에게 많이 나타난다. 양쪽 볼에 나비 모양의 협부 발진이 생기고 발열, 피로감, 체중 감소, 관절의 통증, 광과민증 외에 루푸스신염이라 불리는 사구체신염(➡ 159쪽)이 일어나기도 한다. 손발의 가느다란 혈관에 경련성 수축이 일어나 혈액순환 장애가 생기고 손가락 끝이 창백 또는 보라색이 되는 레이노 현상이 일어난다. 자외선, 추위, 임신 등이 악화의 원인이다.

치료

관절류머티즘의 경우, 완치를 위한 치료법이 아니다. 항류머티즘약이나 항염증약을 투여하는 약물요법과 재활훈련이 기본이다. 최근에는 관절의 파괴를 억제하는 약을 투여해서 관절의 통증과 변형을 상당히 지연시켜 환자의 삶의 질(QOL)도 향상되고 있다.

이외에 비스테로이드계 소염진통제나 면역조절약 등도 투여된다. 급성기에는 강력하게 염증을 억제하는 스테로이드약이 투여되기도 한다.

전신홍반루푸스도 역시 완치를 위한 치료법이 아니다. 증상을 억제하기 위해 스테로이드계 또는 비스테로이드계 소염진통제나 면역억제제를 투여한다. 감염이나 자외선 때문에 증상이 심해지므로 일상생활 속에서 충분히 주의하도록 지도한다.

이 모든 약물치료를 장기적으로 할 필요가 있다. 약물에는 각각에 따른 부작용이 있기 때문에 부작용의 출현을 조기에 발견해서 대처해야 한다.

선천성 심질환 선천성 질환 중에서 가장 많고 신생아의 약 0.8~1%에서 볼 수 있다고 한다.

심실사이막결손증

선천성 심질환 중에서도 가장 많은 질병이다. 오른심실과 왼심실 사이의 중간벽에 구멍(결손)이 뚫려 있어서 압력이 높은 왼심실에서 비교적 압력이 낮은 오른심실로 혈액이 흘러든다.(유입) 구멍이 작으면 2~3세 무렵 자연적으로 막히기도 한다.

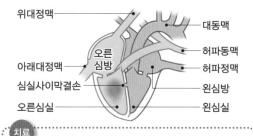

증상
구멍이 작으면 대부분 자각 증상이 없다. 구멍이 1cm 이상이 되면 혈액이 왼심실에서 오른심실로 흘러들어가 심박출량이 감소하기 때문에 발육불량, 피로감, 두근거림, 호흡기 감염의 반복 등이 나타난다.

치료
구멍이 작고 왼심실에서 오른심실로 유입이 적은 경우는 그대로 두거나 또는 강심제나 이뇨제 등에 의한 약물 치료를 하고 경과를 살핀다. 구멍이 커서 성장 등에 악영향이 있는 경우는 조기에 구멍을 막는 수술을 시행한다.

심방사이막결손증

오른심방과 왼심방 사이의 중간벽에 구멍이 있는 것이다. 선천성 질환 중에서 심실사이막결손증 다음으로 많은 질병이다. 심실사이막결손증처럼 구멍이 자연스럽게 막히는 일이 거의 없기 때문에 성인이 되고 나서 심부전 징후가 나타난 뒤에야 발견되기도 한다.

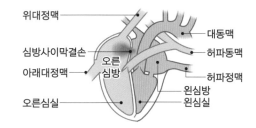

증상
영유아 때는 증상이 거의 없고 심잡음도 약한 편이라 놓치는 경우가 있다. 특히 증상이 없는 상태로 성장해 어른이 된 후 피로감, 움직이기만 해도 호흡이 힘들고 숨이 심하게 차는 등의 증상이 나타난다.

치료
구멍이 커서 성장에 영향을 미치거나 성인의 경우 심부전의 증상이 보이면 구멍을 막는 수술을 한다. 최근에는 허벅지의 혈관에 카테터를 넣고 패치를 덧대어 구멍을 막는 방법이 사용되고 있다.

팔로4징후

심실사이막결손, 허파동맥 협착, 대동맥기승, 우심실비대의 4개 증상이 모두 동반되는 질병이다. 대동맥기승이란 왼심실에서 나온 대동맥이 심실사이막 바로 위에 위치해서 오른심실과 왼심실에 양다리를 걸치고 있는 상태를 말한다. 허파동맥 협착 때문에 허파에 충분한 혈액이 보내지지 않는데다가 심실사이막결손과 대동맥기승 때문에 대동맥으로 산소가 적은 혈액이 흘러서 온몸이 저산소 상태가 된다.

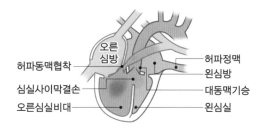

증상
대부분이 유아기에 심잡음과 저산소로 인한 청색증을 보여 발견된다. 청색증은 울 때나 수유할 때 볼 수 있다. 만성적인 저산소 상태이므로 빠른맥(빈맥)과 호흡곤란, 적혈구 증가와 북채손가락 등의 증상이 나타난다.

치료
24개월까지는 큰 수술을 할 수 없으므로 저산소 상태를 개선하기 위한 수술(증상만 개선하는 수술), 합병증 예방과 치료를 하고 경과를 살핀다. 1~2세 때 허파동맥을 확장하고 심실사이막을 막는 등 완치를 위한 수술을 시행한다.

6장

소화기

사람은 살기 위한 에너지와 인체를 구성하는 영양소를 음식에서 얻어야 한다. 음식을 소화해 영양소로 흡수하고 불필요한 것을 변으로 배출하는 시스템이 소화기이다.

구강

구강(입)은 소화기의 입구다. 사람의 구강은 소화·흡수만이 아니라 식사를 즐기고 대화를 하고 표정을 짓는 등의 중요한 역할도 있다.

●DATA
귀밑샘의 무게 : 약 25~30g
턱밑샘의 무게 : 약 10~15g
혀밑샘의 무게 : 약 5g

타액샘과 그 주변의 구조

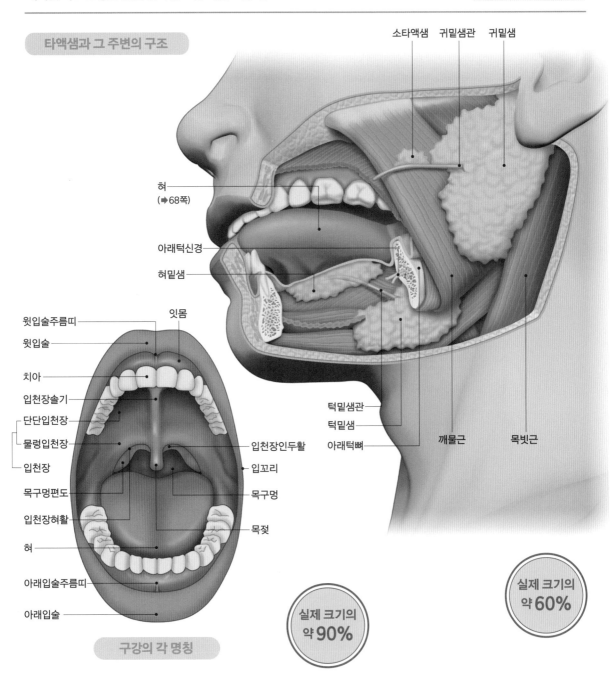

소타액샘　귀밑샘관　귀밑샘

혀
(➡68쪽)

아래턱신경

혀밑샘

윗입술주름띠　　　　잇몸
윗입술

치아

입천장솔기

단단입천장

물렁입천장

입천장

목구멍편도

입천장혀활

혀

아래입술주름띠

아래입술

입천장인두활

입꼬리

목구멍

목젖

턱밑샘관
턱밑샘
아래턱뼈　　　깨물근　　　목빗근

구강의 각 명칭

실제 크기의
약 90%

실제 크기의
약 60%

Q ▶ 타액은 어디서 나오나?

미니 지식

A ▶ 타액은 귀의 앞쪽 아래에 있는 귀밑샘, 아래턱뼈의 안쪽에 있는 턱밑샘, 구강의 아래에 있는 혀밑샘에서 분비되고 이들을 대타액샘이라고 부른다. 이외에 구강점막에는 쌀알 크기부터 팥알 크기의 타액샘(소타액샘)이 흩어져 위치한다.

입안뜰과 고유입안

구강이란 '입'을 말하는데 입을 크게 벌렸을 때 보이는 부분이 거의 해당한다. 입술, 치아, 혀(➡68쪽), 입천장과 그 주변의 기관을 포함한다.

입술과 위아래 치아가 나란한 치열 사이의 좁은 공간을 입안뜰이라고 한다. 치아의 유치는 전부 나오면 20개이고 영구치는 모두 32개다.

치아가 나란한 치열에서 안쪽의 목구멍 사이의 공간을 고유입안이라고 한다. 구강의 천장에 해당하는 입천장 뒤쪽의 3분의 1은 뼈가 없는 물렁입천장이며 음식을 삼킬 때 움직여서 숨이 막히는 것을 방지한다. 아래쪽 치열 안쪽 공간에 있는 혀는 근육 덩어리이며 자유자재로 형태를 바꾸거나 움직일 수 있고 식사와 발성에 중요한 역할을 맡고 있다.

치아의 조직과 영구치 배열

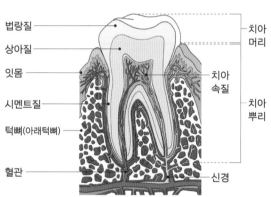

법랑질 / 상아질 / 잇몸 / 시멘트질 / 턱뼈(아래턱뼈) / 혈관 / 치아머리 / 치아속질 / 치아뿌리 / 신경

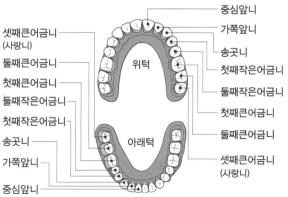

셋째큰어금니(사랑니) / 둘째큰어금니 / 첫째큰어금니 / 둘째작은어금니 / 첫째작은어금니 / 송곳니 / 가쪽앞니 / 중심앞니 / 위턱 / 아래턱 / 중심앞니 / 가쪽앞니 / 송곳니 / 첫째작은어금니 / 둘째작은어금니 / 첫째큰어금니 / 둘째큰어금니 / 셋째큰어금니(사랑니)

생후 7~8개월부터 나오기 시작하는 20개의 유치는 6~7세경부터 서서히 32개의 영구치로 바뀌어간다. 영구치의 셋째큰어금니(사랑니)는 이보다 훨씬 늦게 나오는데 대략 20세 전후이다.

음식을 씹어 부수고 타액과 섞는다

구강의 역할은 음식을 부수고 맛보고 소화를 시작하는 것이다. 발성과 호흡에도 관여한다.

음식을 이빨로 씹어서 크기를 작게 하고 타액샘에서 분비된 타액과 섞어서 죽 같은 상태의 음식 덩어리로 만든다. 타액샘에서 분비된 타액에는 전분을 분해하는 아밀레이스가 포함되어 있기 때문에 쌀로 만든 밥처럼 전분을 포함한 음식을 오랫동안 씹으면 소화가 이루어져 분자가 작아지고 달게 느끼게 된다. 혀와 뺨은 음식을 씹을 때 사용하고 싶은 치아 자리에 음식 덩어리를 놓는 일을 한다. 동시에 혀와 입천장에 있는 맛봉오리(➡69쪽)로 맛을 느끼고 코안에서는 구강에서 올라오는 향을 감지해서 음식 맛을 느낀다.

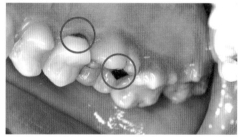

질병 정보

충치

▲ 충치 환부

충치는 뮤탄스균이 음식물의 가스를 영양분 삼아 증식하는 과정에서 균이 내보낸 산 때문에 치아의 에나멜질과 상아질이 침식된 것이다. 구강 청소 불량, 타액 부족, 비뚤한 치열, 항상 뭔가를 먹는 습관 등이 원인이다.

증상 침식이 심하지 않으면 눈으로는 확연히 보이지만 특별한 자각 증상은 없다. 진행되면 차가운 것이나 산미가 강한 것을 먹으면 시리다. 씹을 때 치아 쪽이 아프거나 치아의 뿌리 부근이 욱신욱신한다. 잇몸이 붓는 등의 증상이 나타난다.

치료 침식된 부분을 깎고 충전하는 게 일반적이다. 침식이 깊은 경우는 치아신경을 제거하거나 치아를 남길 수 없는 경우는 발치한다. 필요에 따라서는 잇몸을 절제하기도 한다. 이가 빠진 부분은 의치나 임플란트 시술을 한다.

인두와 연하의 방식

인두는 코안과 입의 깊은 안쪽부터 식도와 후두로 이어지는 부분을 말하며 음식물덩이가
지나는 소화관의 일부이기도 하고 공기가 통과하는 호흡기이기도 하다.

●DATA
인두의 길이 : 약 12cm
앞니부터 하인두 하부까지
: 약 15cm

인두의 구조

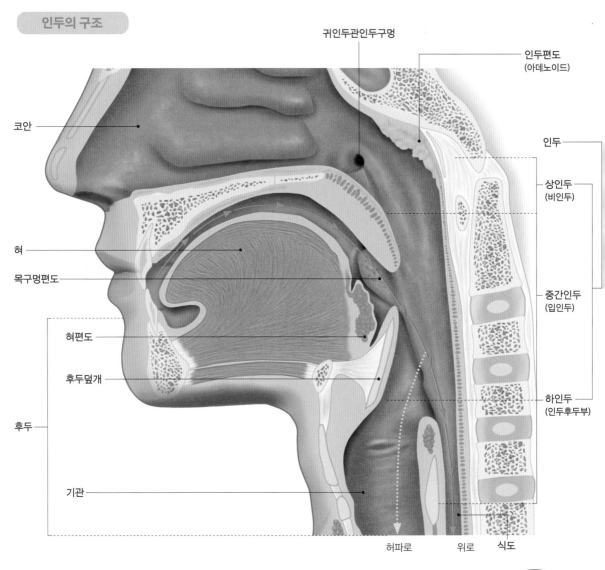

귀인두관인두구멍

인두편도
(아데노이드)

코안

혀

목구멍편도

혀편도

후두덮개

후두

기관

인두

상인두
(비인두)

중간인두
(입인두)

하인두
(인두후두부)

허파로   위로   식도

음식물이 지나는 길

——▶ : 평상시. 음식물덩이가 식도에서 위로 운반된다.

·····▶ : 오연. 음식물이 식도에서 허파로 잘못 들어갔다.

실제 크기의
약 75%

Q ▶ 목구멍을 자극하면 왜 구역질이 나오는가?

 미니 지식

A ▶ 인두반사(교액반사, 최토반사) 때문이다. 혀와 인두에 생긴 자극이 혀인두신경에 의해 숨뇌에 전달되고 미
주신경을 자극해서 구역질이 난다. 위험한 것을 먹지 않기 위한 반사라고 여겨진다.

상인두·중간인두·하인두로 나뉜다

인두(➡80쪽)는 상인두(비인두), 중간인두(입인두), 하인두(인두후두부)로 나뉜다. 코안의 안쪽이 위인두이고 벽면에는 가운데귀에서 뻗은 귀인두관이 연결된 귀인두관인두구멍이 있다. 그 주변에는 림프조직인 귀인두관편도, 인두의 천장에는 인두편도가 있고 입안의 목구멍편도와 혀편도가 모두 발다이어편도고리(➡81쪽)를 형성하고 있다.

중간인두는 입안의 깊은 부분으로, 크게 입을 벌리고 혀를 내렸을 때 목구멍 쪽에 보이는 벽이 중간인두의 뒤벽이다. 하인두는 목뿔뼈가 있는 높이 부근에서부터 아래의 식도로 이어지는 부분을 말하는데 앞쪽에는 후두가 있다.

공간이 좁은 인두에 위치하는 몇 개나 되는 근육은 발성과 연하 등에 관여하고 있다.

연하의 방식

코안에서 후두로 향하는 공기의 통로와 구강에서 식도로 향하는 음식물의 통로가 중간인두에서 교차하기 때문에 인두와 후두에는 삼킨 음식물덩이가 기도로 들어가지 않도록 후두에 덮개가 있다.

음식물을 삼키는 것을 연하라고 한다. 그 과정은 구강 단계, 인두 단계, 식도 단계의 3단계로 나눌 수 있다.(➡아래 그림) 인두 단계에서는 인두 주변의 근육에 의해 인두와 후두가 위로 당겨지고 동시에 후두가 후두덮개를 잡아당겨 후두를 덮는다. 후두융기를 손으로 만지면서 삼키는 동작을 하면 후두융기가 위로 올라가는 것을 확인할 수 있다.

연하의 과정

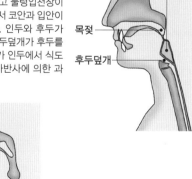

① 구강 단계
저작이 끝난 음식물덩이를 혀 등으로 인두 쪽에 보낸다. 이 동작은 자신의 의사로 하는 수의운동이다.

물렁입천장
코안
음식물
혀
인두
식도
기도

② 인두 단계
혀가 입천장에 붙고 물렁입천장이 인두 뒤벽에 붙어서 코안과 입안이 인두와 단절된다. 인두와 후두가 끌어 올려져서 후두덮개가 후두를 막고 음식물덩이가 인두에서 식도로 보내진다. 연하반사에 의한 과정이다.

음식물덩이
목젖
후두덮개

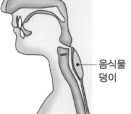

음식물덩이

③ 식도 단계
음식물덩이가 식도에 들어가면 연동운동에 의해 위로 보내진다.

질병 정보

삼킴곤란(연하 장애)

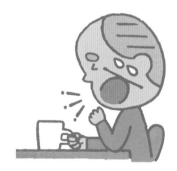

음식을 잘 삼키지 못하는 상태를 말한다. 삼킬 때 목에서 느껴지는 이물감뿐만 아니라 음식물을 인지하지 못하고 입으로 가져갈 수 없으며 씹지 못하고 음식물덩이를 인두 쪽으로 보낼 수 없는 등의 문제들을 포함한다.

증상 목구멍을 뭐가 막고 있기라도 한 듯 음식을 잘 삼키지 못한다. 식후에 기도에서 그렁그렁하는 소리가 나고 식욕이 없는 모습으로 삼킴곤란을 예측할 수 있다. 음식물덩이가 기도로 들어가서 폐렴(오연성 폐렴)이 되면 열이 나고 기도가 막혀 호흡곤란으로 질식하는 경우도 있다.

치료 오연성 폐렴이라면 그에 대한 치료를 시행한다. 오연하지 않도록 예방하는 것이 매우 중요하다. 음식을 먹을 때는 될 수 있으면 바른 자세로 앉고 음식물은 삼키기 쉬우면서도 오연을 피할 수 있는 상태로 조리한다. 삼키는 동작을 일부러 의식하는 것도 효과적이다.

식도

식도는 음식물이 위에 도착할 때까지 지나는 통로지만 대롱 같은 단순한 길이 아니라 연동운동을 해서 능동적으로 음식물을 운반한다.

●DATA
식도의 길이 : 25cm
식도의 굵기 : 2cm
음식물덩이의 통과 시간
: 30~60초

식도의 구조

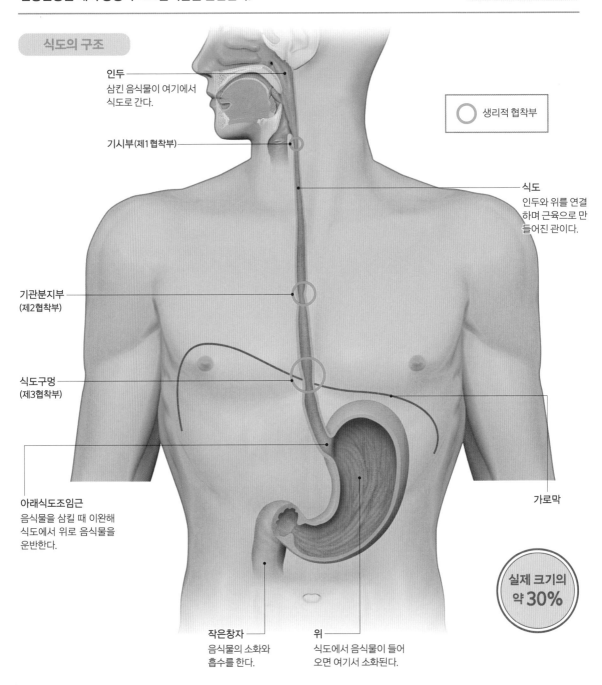

인두
삼킨 음식물이 여기에서 식도로 간다.

기시부(제1협착부)

○ 생리적 협착부

식도
인두와 위를 연결하며 근육으로 만들어진 관이다.

기관분지부
(제2협착부)

식도구멍
(제3협착부)

아래식도조임근
음식물을 삼킬 때 이완해 식도에서 위로 음식물을 운반한다.

가로막

실제 크기의
약 30%

작은창자
음식물의 소화와 흡수를 한다.

위
식도에서 음식물이 들어오면 여기서 소화된다.

Q ▶ 식도에 통증을 느끼는 신경이 있는가?

미니 지식

A ▶ 식도의 감각은 뇌신경의 미주신경 가지에서 형성된 식도신경얼기에 의해 감지된다. 하지만 그 감각은 무디기 때문에 어지간히 크거나 뜨거운 것을 삼키지 않는 한 음식물이 식도를 통과하는 감각은 자각되지 않는다.

세 곳의 생리적 협착부

하인두를 지나 위(➡136쪽)에 도달할 때까지 25cm 정도의 관이 식도다. 가슴의 중앙, 기관의 뒤에서 아래를 향해 내려가 가로막을 관통하고 있다. 가로막을 관통하는 구멍을 식도구멍이라 하며 식도는 식도구멍에서 2~3cm 아래까지 더 진행해 드디어 위와 연결된다.

음식이 통과하지 않을 때의 식도는 가늘고 다소 납작한 상태다. 식도 중간의 3개 장소에는 조금 좁아지는 부분이 있는데 이것을 생리적 협착부라고 한다. 위치는 하인두에서 식도로 이어지는 부분, 대동맥활과 왼기관지 그리고 식도가 겹쳐 식도가 압박되고 있는 부분, 가로막을 관통하는 부분의 3개 장소다. 이물질을 삼켰을 때 이 협착부에 걸리기도 한다.

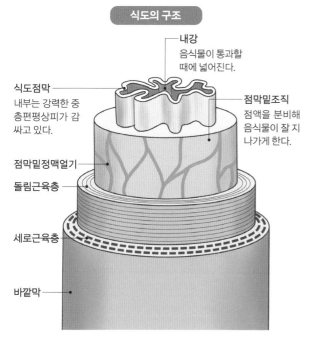

식도의 구조

내강
음식물이 통과할 때에 넓어진다.

식도점막
내부는 강력한 중층편평상피가 감싸고 있다.

점막밑조직
점액을 분비해 음식물이 잘 지나가게 한다.

점막밑정맥얼기

돌림근육층

세로근육층

바깥막

식도의 벽은 점막층, 근육층, 바깥막의 3층으로 되어 있다. 점막층에는 식도점막과 점막밑조직이, 점막밑조직에는 점막밑정맥얼기가 있다.

근육층 안쪽에는 근육이 동그랗게 감싼 돌림근육층이, 바깥쪽에는 근육이 세로로 나 있는 세로근육층이 있다. 식도상부 근육조직은 가로무늬근이지만 하부는 민무늬근이며 식도의 중간에서 바뀐다. 단, 상부의 가로무늬근도 기능적 면에서는 불수의근이다.

바깥막은 섬유성의 결합조직으로 되어 있다.

연동운동으로 음식물덩이를 위로 보낸다

식도는 가만히 있는 대롱관이 아니라 능동적으로 음식물덩이를 위로 보내는 역할도 한다. 선 자세와 앉은 자세에서 연하(➡133쪽)한 것은 중력의 힘도 빌려서 비교적 부드럽게 위에 도달한다. 그런데 누운 자세 혹은 물구나무 선 상태, 무중력 안에서 음식을 먹더라도 삼킨 것은 위에 도착한다. 이는 식도의 연동운동 덕분이다.

아래의 그림처럼 식도 벽은 가로의 돌림근육층과 세로로 뻗은 세로근육층으로 구성된다. 이들 근육에 의해 식도는 벌레가 꿈틀거리며 기어가는 것처럼 움직여서 음식물덩이를 위로 보낸다. 식도점막에서는 음식물덩이의 통과를 보조하는 점액이 분비되지만 여기에 소화 효소는 없다.

질병 정보

식도암

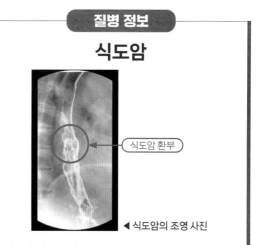

식도암 환부

◀식도암의 조영 사진

식도의 점막에 발생한 암이다. 일본에서는 60세 이상의 남성에게 많이 생기는 경향이 있다. 원인은 불명이지만 흡연, 도수 높은 알코올의 과음, 너무 뜨거운 음식 섭취, 위 속 내용물의 역류 등이 원인으로 여겨지고 있다.

증상 증상이 잘 나타나지 않는 암이다. 음식물이 막혀 있는 것 같거나 삼키기 힘들다는 증상이 나타날 때는 어느 정도 진행하고 있다는 뜻이다. 음식을 삼켰을 때 찌릿찌릿한 느낌이 있거나 체중 감소, 가슴통증, 쉰 목소리가 나는 증상이 보이기도 한다.

치료 암의 절제가 기본이다. 초기에 암이 점막층에 머물러 있으면 내시경으로 점막을 절제한다. 어느 정도 진행해 있는 경우는 식도를 절제하고 아래에 있는 위를 끌어올려 연결하는 등의 방법으로 수술을 시행한다.

위

먹은 음식물을 강한 산과 소화 효소로 걸쭉하게 만드는 위는 자신이 녹지 않도록
독특한 방법을 마련했다.

●DATA
위의 용량 : 약 1.2~1.5L
위액의 분비량 : 약 2L
작은굽이의 길이 : 약 15cm
큰굽이의 길이 : 약 45cm

위의 구조 (평상시)

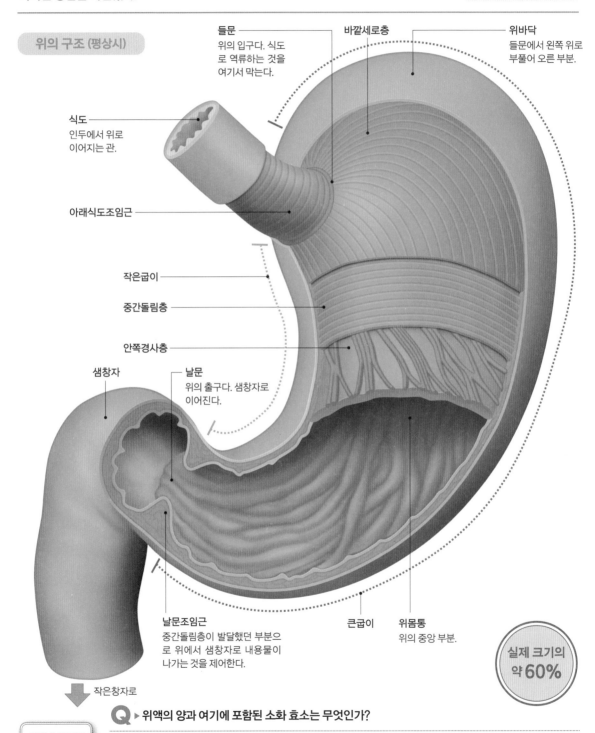

들문
위의 입구. 식도
로 역류하는 것을
여기서 막는다.

바깥세로층

위바닥
들문에서 왼쪽 위로
부풀어 오른 부분.

식도
인두에서 위로
이어지는 관.

아래식도조임근

작은굽이

중간돌림층

안쪽경사층

샘창자

날문
위의 출구. 샘창자로
이어진다.

날문조임근
중간돌림층이 발달했던 부분으
로 위에서 샘창자로 내용물이
나가는 것을 제어한다.

큰굽이

위몸통
위의 중앙 부분.

실제 크기의
약 60%

작은창자로

Q ▶ 위액의 양과 여기에 포함된 소화 효소는 무엇인가?

미니 지식

A ▶ 위액은 하루에 약 1.5~2L 분비된다. 위액에는 염산과 펩시노겐이 포함되어 있다. 염산은 위로 들어온 음
식물을 살균하고 걸쭉하게 녹이면서 펩시노겐을 단백질 분해효소인 펩신으로 변화시킨다.

들문에서 날문까지의 주머니

위의 입구를 들문이라고 한다. 들문에는 아래식도조임근이 붙어 있다. 들문에서 왼쪽 위 방향으로 부풀어 오른 부분을 위바닥이라 하고 중앙부분을 위몸통이라고 한다. 위가 조금 가늘어져서 샘창자(➡138쪽)에 이어지는 부분을 날문부라고 하며 위의 출구를 날문이라고 한다. 날문에는 날문조임근이 있다. 들문에서 날문까지의 가장 짧은 곡선부분을 작은굽이, 가장 긴 곡선 부분을 큰굽이라고 한다.

위벽은 위점막, 근육층, 장막층으로 구성되어 있다. 위의 근육층은 3층 구조로, 안쪽은 근육섬유가 사선으로 있는 안쪽경사층, 한가운데는 근섬유가 동그란 모양인 중간돌림층, 가장 바깥은 근육섬유가 세로로 뻗은 바깥세로층이다. 바깥세로층은 특히 작은굽이와 큰굽이에 잘 발달해 있다.

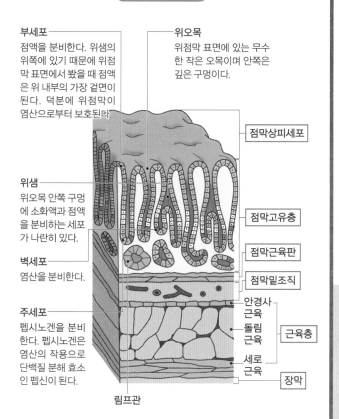

위점막의 구조

부세포
점액을 분비한다. 위샘의 위쪽에 있기 때문에 위점막 표면에서 봤을 때 점액은 위 내부의 가장 겉면이 된다. 덕분에 위점막이 염산으로부터 보호된다.

위오목
위점막 표면에 있는 무수한 작은 오목이며 안쪽은 깊은 구멍이다.

위샘
위오목 안쪽 구멍에 소화액과 점액을 분비하는 세포가 나란히 있다.

벽세포
염산을 분비한다.

주세포
펩시노겐을 분비한다. 펩시노겐은 염산의 작용으로 단백질 분해 효소인 펩신이 된다.

점막상피세포
점막고유층
점막근육판
점막밑조직
안경사 근육 / 돌림 근육 / 세로 근육 ┤ 근육층
장막
림프관

위점막은 점막상피세포, 점막고유층, 점막근육판으로 이루어지며 그 아래에는 근육층과 장막이 층으로 겹쳐 있다.

음식물이 머물고 걸쭉하게 된다

꼭꼭 잘 씹어서 타액과 섞인 음식물덩이는 위로 들어가면 평균 2~4시간 정도 그대로 머무른다. 위에서 머무는 시간은 먹은 음식에 따라 다른데 당질이 중심인 것은 다소 짧고 단백질이나 지질이 많은 것은 다소 길어진다.

위에서는 위점막에서 분비된 염산과 단백질을 분해하는 소화 효소인 펩신에 의해 소화가 진행되는데 최종적으로 보면 걸쭉하게 녹은 형상이다. 이렇게 됐을 때 날문이 열리고 내용물이 조금씩 샘창자로 보내진다.

위는 공복 때는 100mL 정도의 용량이지만 꽉 채우면 1,200~1,500mL 또는 그 이상으로도 커진다고 한다.

질병 정보

위암

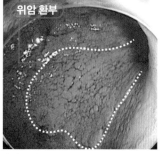
위암 환부

▲ 위암의 내시경 화면
(사진 제공: 독립행정법인 국립암연구센터 중앙병원 내시경과)

위에 생긴 암으로 노화, 흡연, 염분과다와 강한 알코올 섭취 등이 원인이다. 강산성의 환경에서도 살 수 있는 헬리코박터 파일로리균 감염에 의한 만성 위축성위염이 위암 발병의 원인이라고 한다.

증상 초기에는 무증상인 경우가 많아서 검진을 하다가 우연히 발견되는 경우도 적지 않다. 속이 더부룩하고 명치의 통증으로 알아차리기도 한다. 진행되면 체한 것 같고 위통, 메슥거림, 구토, 체중 감소 등이 나타난다.

치료 암을 절제하는 것이 기본이다. 초기라면 내시경을 사용해 환부의 점막을 제거한다. 어느 정도 진행한 경우는 복강경 또는 개복 수술로 암 부위를 절제한다. 화학요법과 방사선요법을 함께 시행하기도 한다.

작은창자 ① 샘창자

샘창자에서는 위에서 들어온 내용물에 쓸개와 이자에서의 소화액이 더해져 한 번 더 소화가 진행된다.

●DATA
샘창자의 길이 : 약 30cm
상부 : 약 5cm
내림부 : 약 8cm
가로부 : 약 8cm
오름부 : 약 5cm

샘창자와 그 주변의 부위

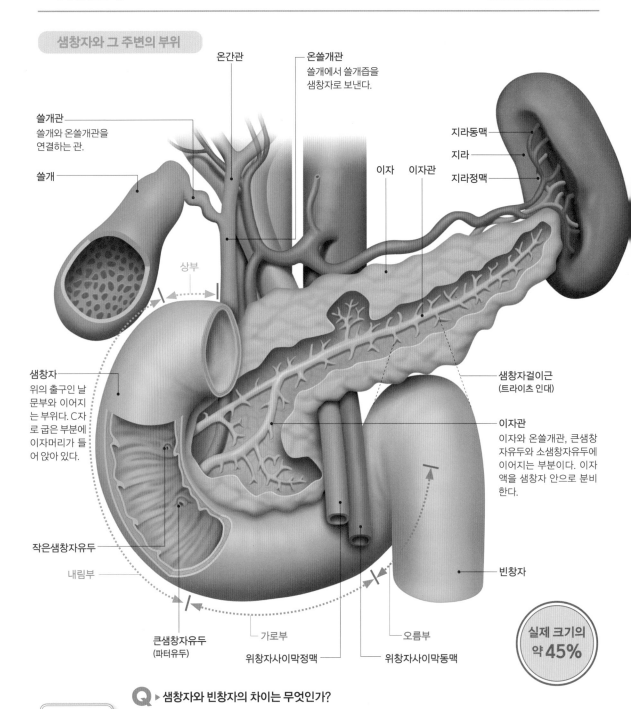

온간관

온쓸개관
쓸개에서 쓸개즙을 샘창자로 보낸다.

쓸개관
쓸개와 온쓸개관을 연결하는 관.

쓸개

이자   이자관

지라동맥

지라

지라정맥

상부

샘창자
위의 출구인 날문부와 이어지는 부위이다. C자로 굽은 부분에 이자머리가 들어 앉아 있다.

샘창자걸이근
(트라이츠 인대)

이자관
이자와 온쓸개관, 큰샘창자유두와 소샘창자유두에 이어지는 부분이다. 이자액을 샘창자 안으로 분비한다.

작은샘창자유두

내림부

빈창자

큰샘창자유두
(파터유두)

가로부

위창자사이막정맥

오름부

위창자사이막동맥

실제 크기의
약 45%

Q ▸ 샘창자와 빈창자의 차이는 무엇인가?

미니 지식

A ▸ 작은창자 점막의 조직에는 명확한 경계가 없기 때문에 샘창자걸이근(트라이츠 인대)에 의해 굽은 부분을 경계로 하고 있다. 샘창자는 배막뒤에 고정되어 있고, 빈창자는 창자사이막에 붙어 있어서 움직일 수 있다는 점에 차이가 있다.

이자를 둘러싸고 지탱하는 샘창자

위(→136쪽)의 날문에 이어져서 오른쪽 아래에 있는 큰창자(→144쪽)로 이어질 때까지의 가늘고 긴 창자가 작은창자인데 그 시작 부분이 바로 샘창자다. 샘창자는 손가락을 약 12개 늘어놓은 길이에서 십이지장이라는 이름도 갖고 있다.

샘창자는 이자(→148쪽)의 이자머리를 감싸듯이 C자로 굽어 있다가 인체의 정중앙을 지나면 급격히 휘어 빈창자가 된다. 그 꺾이는 부분은 샘창자걸이근이라 불리는 민무늬근육을 포함한 결합조직묶음이며 가로막 쪽에 매달려 있다.

이자머리에 접한 부분에는 쓸개(→152쪽)와 이자의 소화액이 들어오는 입구가 있는데 구멍의 주변이 작게 솟은 형태에서 샘창자유두라고 한다.

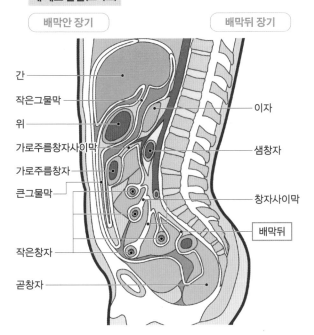

배막뒤 장기

배 세로 단면(모식도)

배막안 장기　　　　　　　　배막뒤 장기

간
작은그물막
위
가로주름창자사이막
가로주름창자
큰그물막
작은창자
곧창자

이자
샘창자
창자사이막
배막뒤

배안(복강)에는 마치 옷의 안감처럼 배막이 붙어 있어서 많은 장기와 소화관을 겉에서 감싸고 있다. 배막은 장기 등을 보호하고 움직임을 부드럽게 하며 혈관과 신경 등이 통과하는 길이 된다.

그런데 배안 뒤쪽에 있는 장기와 기관 중에는 배막에 싸이지 않은 것이 있는데 이것을 배막뒤 장기라고 한다. 샘창자, 이자, 콩팥, 콩팥위샘, 요관 등이 배막뒤 장기이며 여기에 염증이 생기면 허리와 등에 통증이 느껴진다.

이자액과 쓸개즙이 들어간다

위에서 걸쭉하게 된 음식물덩이는 날문을 지나 조금씩 샘창자로 흘러들어온다. 그런데 위의 내용물은 산성이기 때문에 그대로 두면 샘창자의 점막을 훼손한다. 따라서 샘창자에서 분비되는 알칼리성인 장액과 이자에서 들어오는 이자액으로 음식물덩이의 산성을 중화한다.

샘창자는 위에서 걸쭉하게 된 음식물덩이(미즙)에 이자액과 쓸개즙이 섞여 인체에 흡수될 수 있는 형태가 되도록 최종적인 소화를 진행한다. 특히 이자액은 3대 영양소를 모두 소화하는 효소를 포함한 중요한 소화액이다.(→149쪽) 또 쓸개에서 들어온 쓸개즙은 지방의 소화를 돕는다.(→153쪽)

질병 정보

샘창자궤양

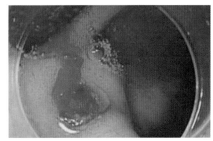

▲ 출혈성 샘창자궤양 (사진 제공 : 성루카국제병원)

샘창자궤양은 소화성궤양이라고도 하며 음식물 소화와 자신의 점막을 보호하는 활동 사이의 균형이 깨져 점막에 상처가 나고 궤양이 생긴 것이다. 위궤양과 같은 종류이고 헬리코박터 파일로리균의 감염과도 관계가 깊다고 한다.

증상 명치의 통증, 메슥거림, 가슴이 타는 듯한 통증 등이 나타난다. 특히 공복 시에 복통이 일어나는 것이 특징이다. 궤양이 깊어져서 샘창자에 구멍이 뚫리면(천공) 복강염을 일으켜 명치 부위에 극심한 통증이 발생하며 배벽이 긴장해서 딱딱해지는 근경직이 일어난다.

치료 안정, 금주, 금연, 스트레스의 경감, 자극적인 음식을 피하는 등 생활습관을 개선해서 경과를 살핀다. 위산을 억제하는 약 등을 투여하고 천공이 된 경우 등은 수술을 한다. 헬리코박터 파일로리균이 양성이라면 제균한다.

작은창자 ② 빈창자·돌창자

작은창자의 대부분을 차지하는 빈창자와 돌창자는 소화·흡수의 중심지다. 음식물의
크기를 흡수할 수 있을 만큼 작게 쪼개 영양흡수세포에서 흡수한다.

●DATA
작은창자 전체의 길이 : 약 6m
빈창자 : 약 2m 30cm
돌창자 : 약 3m 45cm
작은창자의 표면적
　: 약 200m²

작은창자(샘창자·돌창자·빈창자)의 위치

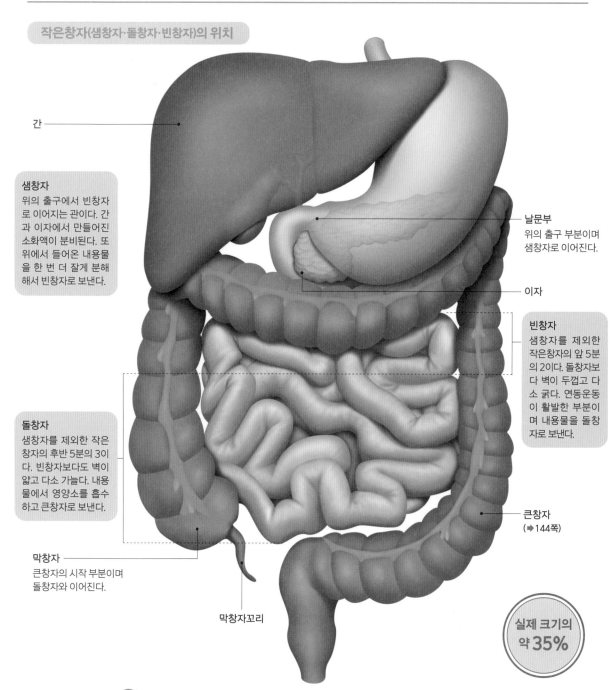

간

샘창자
위의 출구에서 빈창자
로 이어지는 관이다. 간
과 이자에서 만들어진
소화액이 분비된다. 또
위에서 들어온 내용물
을 한 번 더 잘게 분해
해서 빈창자로 보낸다.

돌창자
샘창자를 제외한 작은
창자의 후반 5분의 3이
다. 빈창자보다도 벽이
얇고 다소 가늘다. 내용
물에서 영양소를 흡수
하고 큰창자로 보낸다.

막창자
큰창자의 시작 부분이며
돌창자와 이어진다.

막창자꼬리

날문부
위의 출구 부분이며
샘창자로 이어진다.

이자

빈창자
샘창자를 제외한
작은창자의 앞 5분
의 2이다. 돌창자보
다 벽이 두껍고 다
소 굵다. 연동운동
이 활발한 부분이
며 내용물을 돌창
자로 보낸다.

큰창자
(➡144쪽)

실제 크기의
약 35%

Q ▶ 장액의 양과 여기에 포함된 소화 효소는 무엇인가?

미니 지식

A ▶ 장액은 약알칼리성이고 하루에 약 1.5~3L 분비된다. 당질을 단당류로 바꾸는 수크레이스와 락테이스 등
을 포함하고 단백질을 아미노산으로 바꾸는 에렙신, 지질을 지방산과 글리세린으로 나누는 라이페이스
등을 포함하고 있다.

활발한 빈창자와 영양소를 흡수하는 돌창자

샘창자(➡138쪽)에서 이어지며 샘창자를 제외한 작은창자의 전반 5분의 2가 빈창자이고 남은 5분의 3이 돌창자다. 둘 다 배막으로 만들어진 창자사이막에 매달린 구조를 하고 있다. 빈창자와 돌창자의 사이에는 명확한 경계는 없지만 각각을 구별하는 특징은 있다.

빈창자는 해부를 할 때 내부가 텅 비어 있는 경우가 많기 때문에 그러한 이름이 붙었다고 한다. 벽의 근육층이 두껍게 발달해 있고 연동운동이 활발해서 내용물의 진행이 빠른 것이 특징이다. 돌창자는 작은창자 안에서도 가장 긴 부분이다. 빈창자에 비해 벽의 근육층은 얇고 다소 가는 것이 특징이다. 위(➡136쪽)에서 소화된 내용물에서 영양소를 흡수하는 역할을 한다.

작은창자의 3가지 운동

작은창자는 연동운동, 분절운동, 진자운동으로 내용물을 큰창자(➡144쪽)로 운반한다. 연동운동은 근육의 수축이 파도처럼 전달되는 움직임이며 내용물을 전진시킨다. 분절운동은 작은창자가 수축과 이완을 반복해 잘록한 부분이 여기저기 만들어지면서 음식물을 장액과 섞는 운동이고 진자운동은 세로 방향으로 수축과 이완을 반복하는 운동으로 역시 내용물과 소화효소를 잘 섞는 운동이다.

작은창자로 들어온 내용물(미즙)은 다양한 소화효소와 작은창자의 운동에 의해 크기가 가장 작은 분자 혹은 그에 준하는 크기가 될 때까지 분해되며 이를 영양흡수세포가 흡수해 혈관으로 보낸다. 업무 강도가 높은 영양흡수세포의 수명은 하루 정도이고 낡으면 작은창자 안으로 벗겨져 떨어진다.

작은창자의 창자사이막

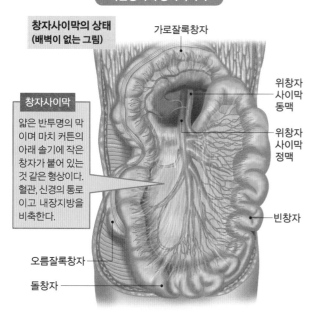

창자사이막의 상태
(배벽이 없는 그림)

가로잘록창자

창자사이막
얇은 반투명의 막이며 마치 커튼의 아래 솔기에 작은창자가 붙어 있는 것 같은 형상이다. 혈관, 신경의 통로이고 내장지방을 비축한다.

위창자사이막동맥

위창자사이막정맥

빈창자

오름잘록창자

돌창자

빈창자와 돌창자에는 창자사이막이 붙어 있다. 창자사이막은 작은창자를 감싼 2장의 배막이 겹쳐진 것인데 커튼처럼 된 아랫부분에 작은창자를 매달고 있으며 혈관과 신경의 통로이기도 하고 내장지방이 쌓이는 부분이기도 하다. 작은창자는 창자사이막에 매달려 있기 때문에 완전히 고정된 게 아니라 다소 움직인다. 빈창자, 돌창자와 함께 작은창자에 포함되는 샘창자에는 창자사이막이 붙어 있지 않다. 샘창자는 뒤배벽에 고정되어 있다.

질병 정보

일레우스(장폐색)

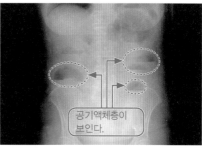

공기액체층이 보인다.

▲ 일레우스 X선 사진

어떤 이유 때문에 장의 내용물이 정체된 것이다. 장폐색이라고도 한다. 작은창자에도 큰창자에도 일어나지만 작은창자에 많은 경향이 있다. 암이나 창자의 유착, 신경과 혈류 문제에 의한 창자 마비나 경련 등이 원인이다.

증상 메슥거림과 구토, 복통, 변이나 가스가 나오지 않는 증상이 나타나며 복부 팽만증과 장연동의 과잉 등이 있기도 한다. 장이 뒤틀리면 복통은 극심해지며 식은땀이 나오고 안면창백, 쇼크 상태가 되는 일도 있다.

치료 지체했다가 창자에 혈류 장애가 일어날 위험이 발생하면 응급수술을 시행한다. 코에서 일레우스 튜브를 넣어 막힌 곳에 있는 내용물을 제거하면 개선되기도 한다. 예방을 위해 변비를 개선하는 것이 중요하다.

소화와 흡수의 방식

먹은 음식을 인체가 흡수할 수 있는 크기가 될 때까지 분해하는 것을 소화라고 한다.
그리고 소화된 영양소가 인체로 들어가는 것을 흡수라고 한다.

●DATA
음식물의 통과 시간
위 : 약 2~4시간
작은창자 : 약 3~5시간
큰창자 : 약 10시간~ 며칠

소화의 흐름

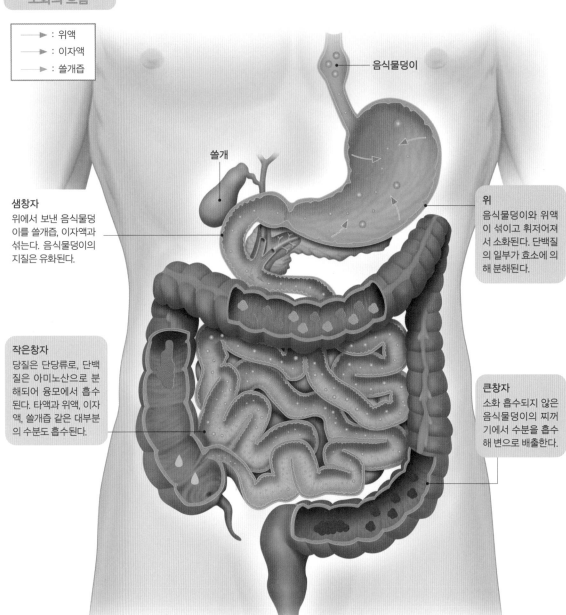

→ : 위액
→ : 이자액
→ : 쓸개즙

음식물덩이

쓸개

샘창자
위에서 보낸 음식물덩이를 쓸개즙, 이자액과 섞는다. 음식물덩이의 지질은 유화된다.

위
음식물덩이와 위액이 섞이고 휘저어져서 소화된다. 단백질의 일부가 효소에 의해 분해된다.

작은창자
당질은 단당류로, 단백질은 아미노산으로 분해되어 융모에서 흡수된다. 타액과 위액, 이자액, 쓸개즙 같은 대부분의 수분도 흡수된다.

큰창자
소화 흡수되지 않은 음식물덩이의 찌꺼기에서 수분을 흡수해 변으로 배출한다.

Q ▶ 흡수된 영양소는 어디로 가는가?

미니 지식

A ▶ 작은창자의 영양흡수세포에서 흡수된 영양소는 창자사이막의 정맥에서 문맥에 모이고 간으로 보내진다.
지질을 분해해서 만들어진 지방산 등은 림프관으로 가지만 일부는 정맥에서 문맥으로도 보내진다.

기계적 소화와 화학적 소화

음식을 흡수하기 위해서는 작은 분자로 분해해야 하는데 그 과정이 소화다. 소화에는 기계적 소화와 화학적 소화가 있다.

기계적 소화란 입에서 씹고 소화관이 활발하게 활동해서 음식물을 잘게 만드는 것이다. 화학적 소화란 각종 소화액에 포함된 소화 효소에 의해 음식물의 화학 구조를 바꿔서 분자를 작게 하는 것이다.

소화관에서는 먼저 음식물을 기계적 소화를 통해 크기를 어느 정도 작게 한 다음 화학적 소화를 진행한다. 또 위와 작은창자는 **연동운동**(➡아래그림) 등을 해서 내용물을 작게 만드는 기계적 소화를 하는 동시에 내용물과 소화 효소를 뒤섞는 화학적 소화를 진행한다.

위의 연동운동

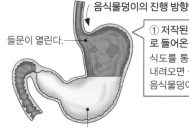

들문이 열린다.

음식물덩이의 진행 방향

① 저작된 음식물덩이가 위로 들어온다
식도를 통과한 음식물덩이가 내려오면 들문이 열리고 위로 음식물덩이가 들어온다.

미즙

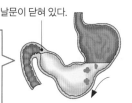

날문이 닫혀 있다.

② 연동운동으로 소화를 진행한다
위가 연동운동을 활발히 해서 음식물덩이와 소화액을 섞고 휘저어 소화를 진행한다.

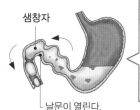

샘창자

③ 내용물을 샘창자로 보낸다
내용물이 걸쭉한 상태가 됐을 때 위의 날문부가 활발하게 연동운동을 해서 내용물을 날문 쪽으로 보낸다. 내용물의 압력으로 날문이 열리면 내용물이 샘창자로 조금씩 들어간다.

날문이 열린다.

연동운동의 '연'이란 꿈틀거린다는 뜻이다. 위뿐만이 아니라 식도와 작은창자 같은 소화관은 연동운동을 하고 있다. 이것을 전체적으로 보면 벌레가 꿈틀대며 기어가는 것처럼 보여서 이런 이름이 붙었다.

단당류와 아미노산 등으로 흡수

작은창자에서는 3대 영양소인 당질, 단백질, 지질과 미네랄(무기질), 비타민, 물이 흡수된다.

당질은 전분 등의 다당류나 설탕 같은 이당류를 포도당이나 과당 같은 단당류로 분해된 뒤 흡수한다. 많은 아미노산이 결합한 고분자 물질인 단백질은 아미노산으로 낱낱이 분해된 후 흡수한다.

지질(중성지방)은 3개의 지방산과 글리세린이 결합한 것인데 모두 낱낱이 분해되거나 지방산 하나와 글리세린으로 이루어진 모노글리세린으로 바뀐 뒤 흡수한다.

분자가 작은 미네랄, 비타민, 물은 그대로 흡수한다.

질병 정보

크론병

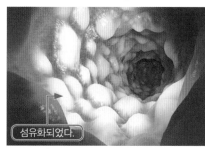

섬유화되었다.

▲ 크론병의 큰창자 환부

입에서 항문까지 소화관의 모든 장소에 만성의 염증, 궤양, 섬유화가 진행되는 질병이다. 진행이 느렸다가 빨라졌다가를 반복하면서 전체적으로는 서서히 진행된다. 20세 전후와 남성에게 다소 많이 나타나는 경향이 있다. 원인은 밝혀지지 않았다.

증상 가장 많이 보이는 것이 복통과 설사다. 열이 계속 나고 온몸 권태감, 하혈, 체중 감소 등의 증상이 나타나거나 창자에 구멍이 나는 누공이 생기기도 한다. 관절염, 홍채염 등 소화관 이외의 증상이 나타나는 경우도 있다.

치료 원인이 밝혀지지 않았기 때문에 완치법은 없다. 지질, 단백질, 식이섬유, 자극적인 음식이나 음주를 피하고 소화관이 쉴 수 있게 해주는 동시에 염증을 억제하는 약과 면역억제제를 투여해서 증상의 개선을 위해 노력한다.

큰창자

작은창자에서 이어져 항문에 도달할 때까지를 큰창자라고 한다. 큰창자는 막창자,
잘록창자, 곧창자로 나뉜다. 큰창자의 역할은 대변을 만드는 것이다.

●DATA
큰창자의 길이 : 약 1.6m
굵기(오름잘록창자) : 약 6cm
큰창자에서 흡수되는 수분 :
　약 400mL

큰창자의 구조

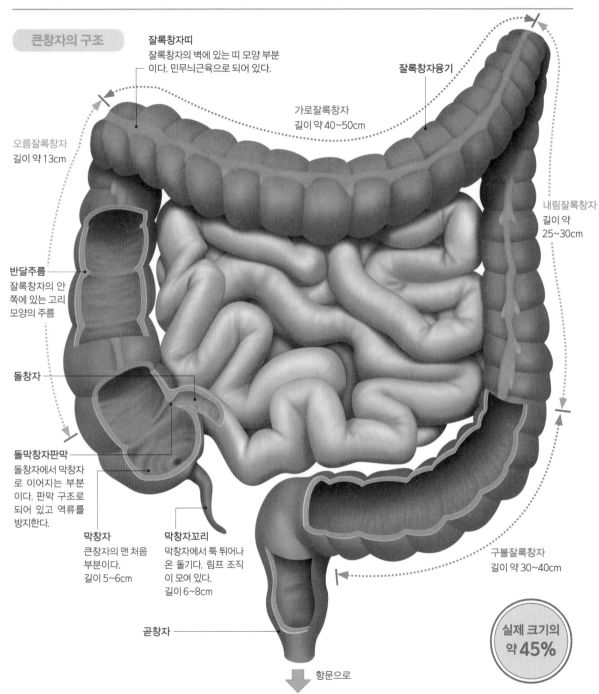

잘록창자띠
잘록창자의 벽에 있는 띠 모양 부분
이다. 민무늬근육으로 되어 있다.

잘록창자융기

가로잘록창자
길이 약 40~50cm

오름잘록창자
길이 약 13cm

내림잘록창자
길이 약
25~30cm

반달주름
잘록창자의 안
쪽에 있는 고리
모양의 주름

돌창자

돌막창자판막
돌창자에서 막창자
로 이어지는 부분
이다. 판막 구조로
되어 있고 역류를
방지한다.

막창자
큰창자의 맨 처음
부분이다.
길이 5~6cm

막창자꼬리
막창자에서 툭 튀어나
온 돌기다. 림프 조직
이 모여 있다.
길이 6~8cm

구불잘록창자
길이 약 30~40cm

곧창자

항문으로

실제 크기의
약 **45%**

Q ▶ 잘록창자의 표면에 보이는 줄은 무엇인가?

미니 지식

A ▶ 잘록창자 표면의 줄은 잘록창자띠이고 모두 세 곳에 있다. 잘록창자 벽을 세로로 달리는 민무늬근육이 모
인 것이며 잘록창자를 일정한 길이로 유지하는 일을 한다. 또 가로잘록창자의 잘록창자띠에는 배막이 늘
어져서 생긴 창자사이막이 붙어 있으며 가로잘록창자를 매달고 있다.

큰창자는 막창자, 잘록창자, 곧창자로 이루어진다

오른쪽 아랫배에서 돌창자가 큰창자에 붙는 부분이 돌막창자부위다. 큰창자로 파고드는 것처럼 이어지는 작은창자의 부분은 돌막창자판막을 형성하고 있다. 돌막창자 부위에서 아래는 앞이 막힌 막창자(5~6cm)이고 그 끝에 6~8cm의 막창자꼬리가 아래로 늘어져 있다.

돌막창자 부위에서 배를 둥그렇게 휘돌아 곧창자 직전까지가 잘록창자인데 약 13cm의 오름잘록창자, 40~50cm의 가로잘록창자, 25~30cm의 내림잘록창자, 30~40cm의 구불잘록창자가 이어진다. 구불잘록창자 다음은 아랫배 중앙을 하행하는 약 20cm의 곧창자로 이어진다.

오름잘록창자와 내림잘록창자는 뒤배벽에 거의 고정되어 있지만 가로잘록창자는 창자사이막(➡ 141쪽)에 매달려 있기 때문에 다소 움직인다.

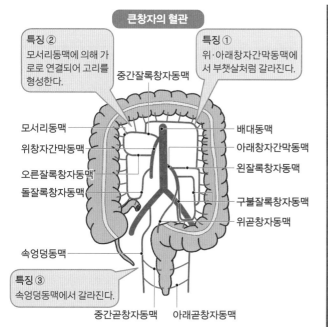

큰창자의 혈관

특징 ②
모서리동맥에 의해 가로로 연결되어 고리를 형성한다.

특징 ①
위·아래창자간막동맥에서 부챗살처럼 갈라진다.

중간잘록창자동맥

모서리동맥
위창자간막동맥
오른잘록창자동맥
돌잘록창자동맥
속엉덩동맥

배대동맥
아래창자간막동맥
왼잘록창자동맥
구불잘록창자동맥
위곧창자동맥

특징 ③
속엉덩동맥에서 갈라진다.

중간곧창자동맥   아래곧창자동맥

큰창자로 영양분을 보내는 동맥은 배대동맥에서 나온 위·아래창자간막동맥에서 부챗살처럼 갈라진다. 각각의 동맥은 큰창자에 도달하기 전에 모서리동맥에 의해 가로로 연결되어 고리를 만든다. 큰창자에서 혈액을 모으는 정맥은 동맥과 반대의 흐름이지만 거의 나란히 뻗으며 최후에는 문맥에 모여 간으로 들어간다. 곧창자 아랫부분의 혈관은 별도의 길이며 동맥은 속엉덩동맥에서 갈라진 혈관이 분포하고 있고 정맥은 곧창자정맥얼기에서 속엉덩정맥을 거쳐 아래대정맥으로 들어간다.

물을 제거해 대변을 만든다

큰창자는 작은창자에서 소화와 흡수가 끝난 찌꺼기에 있는 수분을 제거해 대변(➡146쪽)을 만든다. 돌막창자 부위에서 큰창자로 들어온 시점의 내용물(미즙)은 아직은 걸쭉한 상태다. 내용물은 오름잘록창자에 다소 오랫동안 머물며 대부분의 수분은 여기서 흡수된다. 가로잘록창자에서 내림잘록창자로 진행하는 사이에 수분은 더욱 흡수되고 내림잘록창자에서는 평소의 대변 모양이 거의 완성된다. 대변은 구불잘록창자에서 한 번 더 머문뒤 곧창자로 보내진다. 큰창자에는 많은 장내세균이 있다. 장내세균은 어떤 종류의 식이성 섬유를 발효해서 지방산을 만들고 지방산은 큰창자에서 흡수되어 에너지로 이용된다. 또 장내세균은 비타민 B군과 비타민 K 등을 만든다.

질병 정보

큰창자암

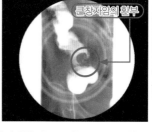

큰창자암의 환부

◀ 큰창자암 X선 사진

큰창자에 발생한 암으로 일본에서는 곧창자와 구불잘록창자에 많이 발병하고 최근 증가하는 경향에 있다. 원인은 확실하지 않지만 식이섬유의 섭취 부족과 동물성 지방의 과잉 섭취 같은 식생활의 서구화와 관계가 있다고 여겨진다.

증상 어느 부위에 생겼는가에 따라 증상이 다르다. 큰창자의 전반부 암에서는 설사와 복통, 후반부의 암에서는 변비와 복통, 구불잘록창자와 곧창자에서는 혈변과 점액변, 변이 가늘어지고 배가 팽팽해지는 등의 증상이 나타난다.

치료 암을 절제하는 것이 기본이다. 절제하는 범위와 방법은 암이 있는 부위와 퍼진 상황에 따라 다르다. 절제하는 부위에 따라서는 인공항문(스토마)을 만들기도 한다. 방사선요법과 화학요법을 함께 시행한다.

곧창자와 배변의 방식

곧창자는 배변 직전까지 대변이 대기하는 장소다. 곧창자에 일정량의 변이 쌓여
곧창자 안의 압력이 높아지면 그것이 신호가 되어 배변이 일어난다.

●DATA
곧창자의 길이 : 약 20cm
항문관의 길이
　남성 : 약 3~4cm
　여성 : 약 2~3cm

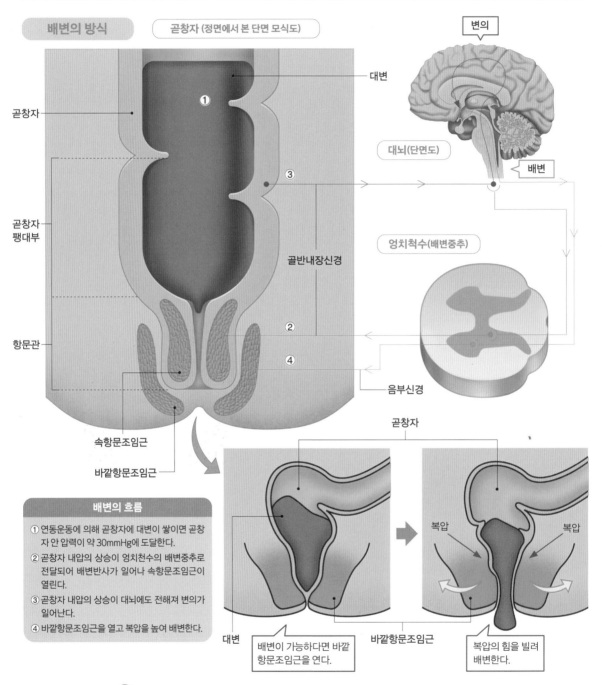

배변의 방식

곧창자 (정면에서 본 단면 모식도)

변의

대변

곧창자

대뇌(단면도)

곧창자
팽대부

골반내장신경

엉치척수(배변중추)

항문관

배변

음부신경

속항문조임근

바깥항문조임근

곧창자

복압

복압

배변의 흐름
① 연동운동에 의해 곧창자에 대변이 쌓이면 곧창
　자 안 압력이 약 30mmHg에 도달한다.
② 곧창자 내압의 상승이 엉치천수의 배변중추로
　전달되어 배변반사가 일어나 속항문조임근이
　열린다.
③ 곧창자 내압의 상승이 대뇌에도 전해져 변의가
　일어난다.
④ 바깥항문조임근을 열고 복압을 높여 배변한다.

대변

배변이 가능하다면 바깥
항문조임근을 연다.

바깥항문조임근

복압의 힘을 빌려
배변한다.

Q ▶ 아침 식사 후에 변의가 잘 생기는 이유는?

미니 지식

A ▶ 음식물이 위에 들어오면 내림잘록창자와 구불잘록창자에 큰 연동이 생겨서 대변을 단번에 곧창자로 보
내는 위·잘록창자반사가 일어난다. 보통 하루에 1~2회밖에 일어나지 않는 이 반사는 비어 있던 위에 음
식이 들어오는 아침 식사 후가 좀 더 잘 생긴다.

큰창자의 일부인 곧창자

곧창자는 구불잘록창자에서 이어진 큰창자(➡ 144쪽)의 일부이고 아랫배의 중앙, 엉치뼈의 앞을 내려가 항문으로 이어지고 있다. 곧창자는 골반의 바닥을 이루는 골반가로막(항문올림근 등으로 구성된다)을 관통하고, 여기에서 항문까지 3cm 정도의 관을 항문관이라고 한다. 곧창자는 정면에서 보면 수직이지만 옆에서 보면 크게 구부러져 있다. 특히 항문관은 그 위의 곧창자팽대부에서 직각으로 뒤쪽으로 굽어 있다.(➡아래 그림)

항문관은 속항문조임근과 바깥항문조임근이 둘러싸고 있다. 항문관 윗부분의 점막에는 작은 융기인 항문기둥이 보이고 그 아래 모서리를 빗살선(치아선, 항문피부선)이라고 한다. 그 주변이 점막조직과 피부조직의 연결부다.

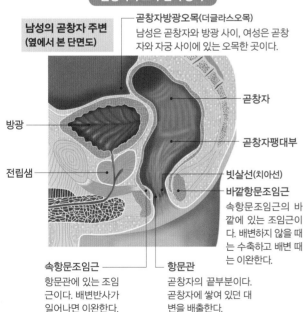

곧창자와 그 주변의 장기

남성의 곧창자 주변
(옆에서 본 단면도)

곧창자방광오목(더글라스오목)
남성은 곧창자와 방광 사이, 여성은 곧창자와 자궁 사이에 있는 오목한 곳이다.

방광

전립샘

곧창자

곧창자팽대부

빗살선(치아선)

바깥항문조임근
속항문조임근의 바깥에 있는 조임근이다. 배변하지 않을 때는 수축하고 배변 때는 이완한다.

속항문조임근
항문관에 있는 조임근이다. 배변반사가 일어나면 이완한다.

항문관
곧창자의 끝부분이다. 곧창자에 쌓여 있던 대변을 배출한다.

곧창자는 남성의 경우 방광, 전립샘 뒤에, 여성의 경우 방광, 질, 자궁 뒤에 위치한다. 곧창자의 외부 윗부분은 배막의 주름으로 덮여 있다. 남성의 곧창자와 방광 사이, 여성의 곧창자와 자궁 사이에 있는 오목한 부분을 곧창자 자궁오목이라고 한다. 항문관 상부까지의 점막의 하층에는 정맥이 많이 분포하고 있어 곧창자 정맥얼기라고 불리는 구조를 만들고 있다. 또한 항문관 하부의 피부조직으로 덮인 부분은 상부에 비해 통증에 민감하다.

변이 쌓이면 배변반사가 일어난다

변은 구불잘록창자에 잠깐 머물고 연동운동에 의해 조금씩 곧창자로 내려간다. 그리고 곧창자에 변이 쌓이고 내압이 약 30mmHg를 넘으면 그 정보가 엉치척수의 배변중추(S_2~S_4)에 전해져 배변반사가 일어난다. 배변반사로 인해 곧창자에 연동운동이 일어나 속항문조임근(불수의근)이 열린다. 한편 곧창자의 내압 상승 정보는 대뇌에도 전해져 변의를 느낀다. 그때 배변이 가능하다면 바깥항문조임근(수의근)을 열고 복압의 힘을 빌려서 배변한다. 배변이 가능하지 않은 경우는 자신의 의사로 바깥항문조임근을 꽉 조이고 참는다. 배변반사는 부교감신경에 의해 촉진되고 교감신경에 의해 억제된다.

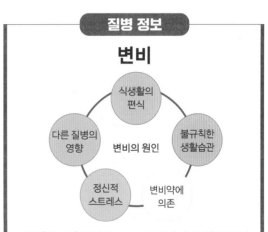

질병 정보

변비

식생활의 편식

다른 질병의 영향

변비의 원인

불규칙한 생활습관

정신적 스트레스

변비약에 의존

배변 횟수가 현저하게 줄고 변이 딱딱하며 시원하게 나오지 않는 등의 증상을 호소한다. 배변빈도에 관한 기준은 없다. 운동부족과 음식물의 문제가 일반적인 원인이지만 큰창자암과 장의 유착 등도 변비의 원인이 된다.

증상 배변 횟수가 줄고 매일 나오지 않으며 잔변감이 있고 변이 딱딱한 증상, 또 양이 적고 노력해서 배에 힘을 주지 않으면 나오지 않는 등의 증상이 나타난다. 복통과 복부 팽배를 동반하기도 한다. 만성이 되면 치질(열항과 지핵)이 발병하기도 한다.

치료 암 등 변비를 일으키는 원인 질환이 있을 경우는 그것을 먼저 치료한다. 특별히 질병이 없는 경우는 아침 식사를 거르지 말고 식이섬유와 수분을 충분히 섭취하며 적당한 운동을 한다. 변의를 참지 않는 등 생활습관 개선을 위해 노력한다.

이자

이자는 3대 영양소인 당질, 단백질, 지질을 소화하는 효소를 모두 포함한 강력한
소화액을 분비하는 외분비기관이다.

●DATA
이자의 길이 : 약 15cm
이자의 무게 : 약 70g

이자와 주변 부위

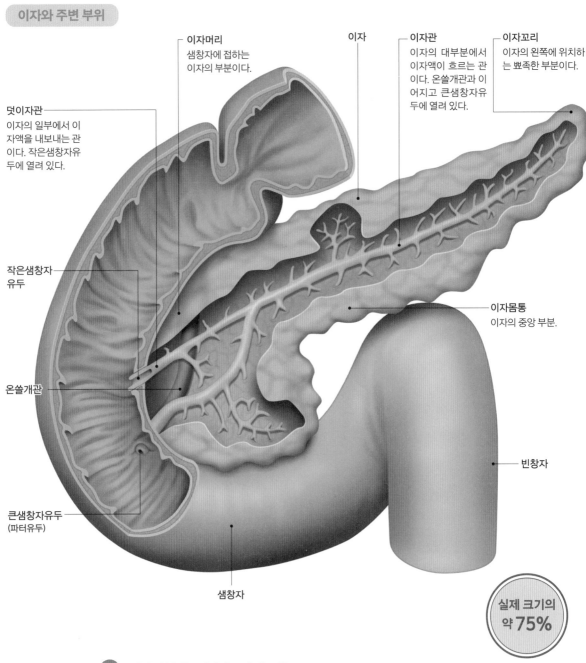

이자머리
샘창자에 접하는
이자의 부분이다.

이자

이자관
이자의 대부분에서
이자액이 흐르는 관
이다. 온쓸개관과 이
어지고 큰샘창자유
두에 열려 있다.

이자꼬리
이자의 왼쪽에 위치하
는 뾰족한 부분이다.

덧이자관
이자의 일부에서 이
자액을 내보내는 관
이다. 작은샘창자유
두에 열려 있다.

**작은샘창자
유두**

온쓸개관

큰샘창자유두
(파터유두)

샘창자

이자몸통
이자의 중앙 부분.

빈창자

실제 크기의
약 75%

Q ▶ **이자액 분비는 어떻게 조절되는가?**

미니 지식

A ▶ 미각이 자극되면 미주신경의 활동으로 이자액의 분비가 증가한다. 위에 있는 내용물이나 지방 등이 샘창
자에 닿으면 점막에서 세크레틴과 콜레시스토키닌이라는 호르몬이 분비되고 이들에 의해 이자액의 분비
가 촉진된다.

이자액을 모아서 샘창자로 보내는 이자관

이자는 위(→136쪽)의 뒤에 있는 가늘고 긴 장기이고 오른쪽은 샘창자(→138쪽)에 안겨 있듯이 위치한다. 샘창자에 접하는 부분을 이자머리라고 하고 하부는 아래로 돌출해 있다. 이자의 중앙을 이자몸통, 왼쪽의 뾰족한 부분을 이자꼬리라고 한다. 이자꼬리는 지라에 접해 있다. 이자의 안에 있는 나뭇가지 모양의 이자관은 이자에서 분비되는 소화액인 이자액을 모아서 샘창자로 보낸다. 대부분의 이자관이 집합된 이자관은 쓸개에서 온 온쓸개관과 이자머리에서 합류해서 샘창자로 들어간다. 이 부분을 큰샘창자유두(파터유두)라고 한다. 또 이자관과는 별도로 덧이자관이 샘창자에 열려 있는데 이것을 작은샘창자유두라고 한다.

3대 영양소를 모두 소화한다

이자액은 알칼리성이므로 위에서 들어온 산성의 내용물을 중화한다.

이자액에는 3대 영양소(당질, 단백질, 지질)를 소화하는 소화 효소가 모두 들어 있다. 당질을 분해하는 소화 효소에는 전분을 맥아당(말토스)으로 바꾸는 이자아밀레이스와 맥아 등을 포도당(글루코스)으로 바꾸는 말테이스가 포함되어 있다. 단백질을 분해하는 소화 효소에는 위에서 펩신으로 분해한 것을 펩티드로 바꾸는 트립신을 포함하고 있다. 지질을 분해하는 소화 효소에는 지방을 지방산과 글리세린으로 분해하는 이자라이페이스를 포함한다.

이처럼 이자는 소화관의 기능 외에 내분비관(→180쪽)의 기능도 갖고 있다.

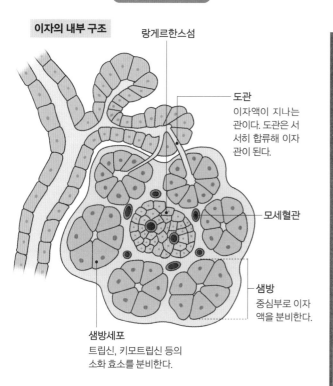

이자의 샘방세포

이자의 내부 구조

랑게르한스섬

도관
이자액이 지나는 관이다. 도관은 서서히 합류해 이자관이 된다.

모세혈관

샘방
중심부로 이자액을 분비한다.

샘방세포
트립신, 키모트립신 등의 소화 효소를 분비한다.

이자액이 분비되는 곳은 샘방세포로 구성된 샘방이며 이자의 90%는 샘방으로 채워져 있다. 샘방세포는 둥글게 모여 있고 중심부의 공간에서 이자액이 분비된다. 분비된 이자액은 도관을 타고 샘방을 나오는데 이런 도관들은 서서히 합류해 최종적으로 이자관이 된다.

질병 정보

급성 이자염

경증 급성 이자염
● 이자의 염증 ● 부종 ● 이자 주변의 염증

중증 급성 이자염
● 호흡곤란 ● 온몸성 출혈 ● 다발성 장기부전
● 쇼크증상 ● 중증감염증

▲ 경증 급성 이자염과 중증 급성 이자염 증상의 차이

이자액이 이자 자체를 소화한 것이며 심한 염증이 생기는 질병이다. 쓸개돌증과 과도한 음주가 2대 원인이다. 이자액이 이자 안에 고여 있는데 쓸개즙과 섞이고 활성화되어 이자 자체를 소화하기 시작한 것으로 여겨진다.

증상 명치 부위, 때로는 등과 허리에 극심한 통증이 느껴진다. 메슥거림과 구토, 고열, 오한의 증상을 동반하기도 한다. 중증이 되면 배꼽 주변과 왼쪽 옆구리에 피하출혈이 생기거나 쇼크를 일으키기도 한다.

치료 단식하고 진통제와 이자의 효소를 방해하는 약을 투여해서 안정하는 것이 기본이다. 감염증이 쉽게 일어나기 때문에 항균제를 투여한다. 쓸개돌이 원인인 경우는 내시경 수술로 쓸개돌을 제거한다.

간

간은 인체에서 가장 큰 장기이고 다양한 화학반응을 실행한다. 간에 질병이 있더라도 중증이 아닌 이상 증상이 나타나지 않기 때문에 '침묵의 장기'라고도 불린다.

●DATA
간의 크기 : 폭 약 25cm,
　　　　　높이 약 15cm
간의 무게 :
　남성 : 약 1,000~1,500g
　여성 : 약 900~1,350g

간과 주변 부위

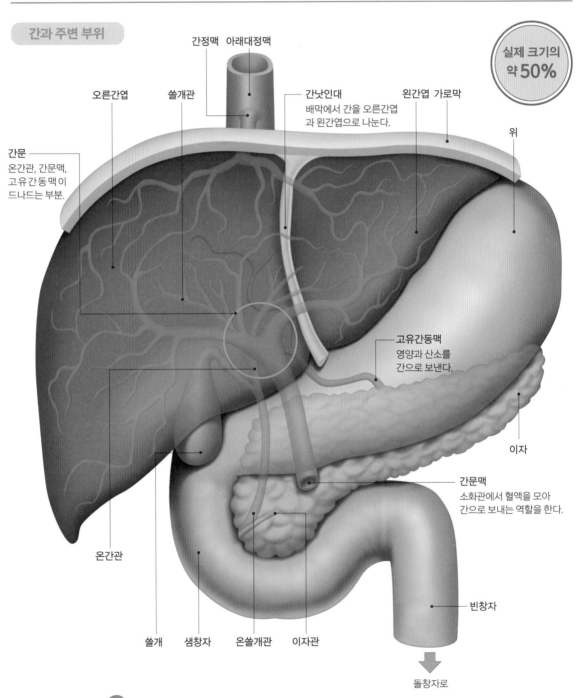

실제 크기의
약 50%

간정맥　아래대정맥

오른간엽　쓸개관

간낫인대
배막에서 간을 오른간엽
과 왼간엽으로 나눈다.

왼간엽　가로막

위

간문
온간관, 간문맥,
고유간동 맥이
드나드는 부분.

고유간동맥
영양과 산소를
간으로 보낸다.

이자

간문맥
소화관에서 혈액을 모아
간으로 보내는 역할을 한다.

온간관

빈창자

쓸개　샘창자　온쓸개관　이자관

돌창자로

Q ▶ 간의 재생력은 얼마나 뛰어날까?

미니 지식

A ▶ 간세포가 건강하다면 간은 4분의 3을 질제해도 4개월 정도 지나면 원래의 크기가 된다. 하지만 간경변 등 간의 조직이 돌이킬 수 없는 장애를 입은 경우는 재생하지 않는다.

소화관에서 나온 혈액이 모이는 간

간은 오른쪽 명치 그리고 가로막의 바로 아래에 있다. 위(➡136쪽)와 샘창자(➡138쪽)의 위 앞쪽에 있고 일부는 잘록창자와도 접해 있다. 전체적으로 봤을 때 삼각뿔 모양이고 전체에서 5분의 4를 차지하는 오른간엽과 나머지의 왼간엽으로 나뉘어 있다. 오른간엽과 왼간엽은 배막이 파고들어가는 듯해서 생긴 간낫인대에 의해 나뉜다.

아래면에는 소화관에서 나온 혈액을 모으는 간문맥과 간 자체에 영양분과 산소를 보내는 고유간동맥, 간에서 만들어진 쓸개즙을 쓸개로 보내는 온간관 등이 드나드는 간문이 있다. 간에서 심장(➡96쪽)으로 가는 혈액을 모으는 간정맥은 간의 뒤면을 파고들듯 세로로 지나가는 아래대정맥으로 직접 들어간다.

간소엽의 구조

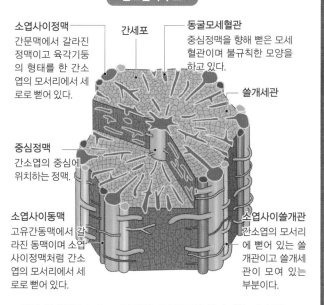

소엽사이정맥
간문맥에서 갈라진 정맥이고 육각기둥의 형태를 한 간소엽의 모서리에서 세로로 뻗어 있다.

간세포

동굴모세혈관
중심정맥을 향해 뻗은 모세혈관이며 불규칙한 모양을 하고 있다.

쓸개세관

중심정맥
간소엽의 중심에 위치하는 정맥.

소엽사이동맥
고유간동맥에서 갈라진 동맥이며 소엽사이정맥처럼 간소엽의 모서리에서 세로로 뻗어 있다.

소엽사이쓸개관
간소엽의 모서리에 뻗어 있는 쓸개관이고 쓸개세관이 모여 있는 부분이다.

간을 확대하면 1~2mm의 육각기둥 구조를 볼 수 있는데 이것을 간소엽이라고 한다. 소엽사이동맥과 소엽사이정맥에서 들어온 혈액은 간세포 사이에서 중심을 향해 뻗어 있는 동굴모세혈관(동굴맥관)에서 합류해 중심정맥으로 들어간다. 중심정맥도 점차 모여서 최종적으로는 간정맥이 되어 아래대정맥으로 들어간다. 한편 동굴모세혈관과는 별도로 간세포 사이의 틈에는 쓸개세관이 있는데 간세포에서 만들어진 쓸개즙이 여기에 모인다. 쓸개세관은 간소엽의 모서리에서 세로로 뻗어 있는 소엽사이쓸개관에 모이고 최종적으로는 온간관을 통해 간문에서 나온다.

다양한 화학반응을 담당

간은 인체의 화학공장이라고도 한다. 그 역할은 물질의 대사, 쓸개즙의 생성, 유독 물질과 약물의 해독, 혈액응고인자의 생성, 혈액의 저장, 비타민의 저장 등 다양하고 복잡하다.

간에서는 소화관에서 흡수한 포도당을 글리코겐으로 합성해 저장하고 있다가 혈당치가 내려갔을 때와 스트레스 상태일 때 등 필요한 때에 포도당을 혈중으로 방출한다. 또 흡수한 아미노산을 원료로 알부민과 콜라겐 등의 단백질을 합성해서 온몸으로 보내거나 불필요한 아미노산을 분해해서 배설한다. 호르몬과 세포막 등의 재료이기도 한 콜레스테롤을 합성하거나 일부의 호르몬을 불활성화한다.

질병 정보

간암

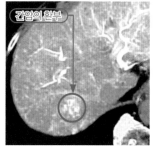

간암의 환부

▲ 간암의 CT 화면
(사진 제공 : 독립행정법인 국립국제의료연구센터 간염정보센터)

간에 생긴 암으로 간 자체에서 발생한 원발성 간암과 다른 부분의 암이 전이해서 생긴 전이성 간암이 있다. 대부분의 원발성 간암은 C형 간염바이러스에 감염된 후 서서히 나타난 만성 간염과 간경변이 원인이다.

증상 만성 간염 단계에서는 권태감이 나타나지만 단순한 피로라며 가벼이 넘겨버리기도 한다. 간경변과 간암이 진행되면 강한 권태감과 황달, 체중 감소, 배에 물이 차는 복수, 복부팽만감, 간성혼수에 의한 의식 장애 등이 일어난다.

치료 간 기능을 유지할 수 있으면 환부를 절제한다. 간 기능이 현저하게 떨어져 있는 경우는 절제할 수 없다. 이런 경우 암에 혈액을 보내는 혈관을 막아버리거나 환부 가까이에 항암제 등을 주입하는 치료 혹은 간이식을 시행하기도 한다.

쓸개

쓸개는 간에서 만든 쓸개즙이 일시적으로 머물고 농축되는 주머니다. 쓸개즙에는 소화 효소가 없지만 지방의 소화는 돕는다.

●DATA
쓸개의 전체 길이 : 약 7~10cm
폭 : 약 2~4cm
용량 : 약 30~70mL

쓸개의 위치와 명칭

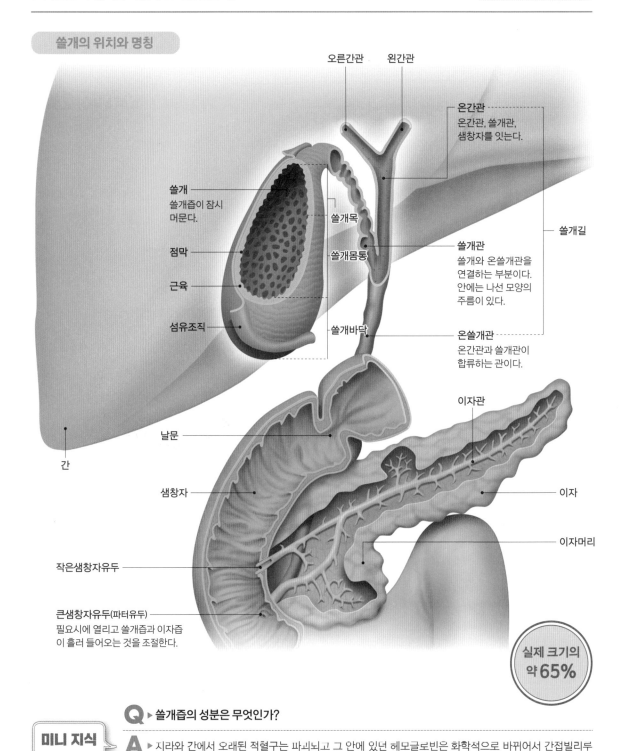

오른간관
왼간관

온간관
온간관, 쓸개관, 샘창자를 잇는다.

쓸개
쓸개즙이 잠시 머문다.

쓸개목

쓸개길

쓸개관
쓸개와 온쓸개관을 연결하는 부분이다. 안에는 나선 모양의 주름이 있다.

점막

쓸개몸통

근육

섬유조직

쓸개바닥

온쓸개관
온간관과 쓸개관이 합류하는 관이다.

이자관

날문

간

샘창자

이자

이자머리

작은샘창자유두

큰샘창자유두(파터유두)
필요시에 열리고 쓸개즙과 이자즙이 흘러 들어오는 것을 조절한다.

실제 크기의 약 65%

Q ▶ 쓸개즙의 성분은 무엇인가?

미니 지식

A ▶ 지라와 간에서 오래된 적혈구는 파괴되고 그 안에 있던 헤모글로빈은 화학적으로 바뀌어서 간접빌리루빈이 되며 이것이 간에서 한번 더 처리되어 직접빌리루빈이 된다. 이것이 쓸개즙의 주요 성분이다.

가지 모양의 쓸개

간(➡150쪽)의 오른간엽 아래에 위치하는 가지 모양의 주머니가 쓸개다. 아래로 향한 둥근 부분을 쓸개바닥, 중앙 부분을 쓸개몸통, 그 위쪽으로 다소 가늘어지는 부분을 쓸개목이라고 한다. 쓸개목에서 이어지는 관이 쓸개관이며 쓸개목과 연결되는 부분은 강하게 꺾여 있다. 또 쓸개관 내부에는 나선형의 나선 주름이 있다.

간의 간문에서 나온 오른간관과 왼간관은 합류해서 온간관이 되고 쓸개관과 합류해서 온쓸개관이 된다.

온쓸개관은 이자(➡148쪽)의 이자머리를 관통해서 이자관과 합류하고 큰샘창자유두(파터유두)에서 샘창자로 열려 있다. 큰샘창자유두의 안쪽에는 오디조임근이 있는데 필요할 때 열린다.

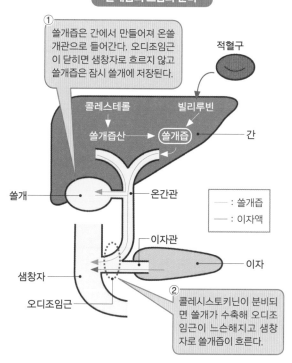

쓸개즙의 흐름과 분비

① 쓸개즙은 간에서 만들어져 온쓸개관으로 들어간다. 오디조임근이 닫히면 샘창자로 흐르지 않고 쓸개즙은 잠시 쓸개에 저장된다.

적혈구

콜레스테롤   빌리루빈

쓸개즙산 → 쓸개즙 ← 간

쓸개   온간관

   : 쓸개즙
   : 이자액

이자관

이자

샘창자

오디조임근

② 콜레시스토키닌이 분비되면 쓸개가 수축해 오디조임근이 느슨해지고 샘창자로 쓸개즙이 흐른다.

간에서 만들어진 쓸개즙은 파터유두의 오디조임근이 닫혀 있으면 쓸개에 머물며 농축된다.

샘창자의 점막에 위에서 들어온 내용물의 지질이 닿으면 콜레시스토키닌(판크레오자이민이라고도 한다)이라는 소화관 호르몬이 분비되어 그 작용으로 쓸개가 수축하고 오디조임근이 이완해서 이자액과 함께 쓸개즙이 샘창자로 흘러 들어간다.

쓸개즙에는 소화 효소가 없다

쓸개즙은 간에서 만들어져 하루에 600~800mL가 샘창자로 분비되고 있다. 쓸개즙은 간관에서 쓸개관을 거쳐 쓸개로 보내지는데 쓸개에서 기다리는 동안에 4~10배 정도 농축된다.

쓸개즙은 알칼리성의 황록색 액체로 쓸개즙산, 빌리루빈, 인지질 등을 포함한다. 쓸개즙산은 콜레스테롤에서 만들고 빌리루빈은 오래된 적혈구(➡118쪽)를 파괴하고 남은 헤모글로빈을 원료로 해서 만든다.

쓸개즙은 작은창자에서의 지질 흡수를 돕지만 소화 효소는 들어 있지 않다. 또 쓸개즙은 이자액과 섞이면 이자액의 소화 효소를 활성화한다.

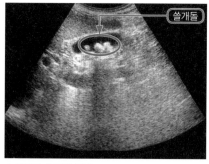

질병 정보

쓸개돌증

쓸개돌

▲ 쓸개의 초음파 사진

쓸개에 돌이 생긴 질병이다. 돌은 쓸개즙의 성분이 굳은 것인데 콜레스테롤결석, 빌리루빈이 굳은 흑색석과 빌리루빈칼슘결석 등의 종류가 있다. 40대이고 비만이며 아이를 많이 낳은 여성에게 많다고 한다.

증상 무증상일 경우도 적지 않다. 돌이 어딘가에 쌓여서 쓸개즙의 흐름을 방해하거나 염증이 생기면 특히 지질이 많은 식사 후에 오른 명치 부위에 반복되는 극심한 복통(산통발작)이 있거나 황달, 메슥거림과 구토 등이 나타난다.

치료 증상이 없으면 지질의 섭취를 줄이면서 경과를 지켜본다. 돌을 녹이는 작용이 있는 약을 투여하거나 체외에서 충격파를 쏘아서 돌을 부수거나 하는 외에 복강경이나 개복 수술로 쓸개를 통째로 적출하기도 한다.

소화기의 질병과 증상

소화기의 질병은 식생활과 흡연, 음주 등이 원인일 경우가 많다. 증상으로는 복통과 메슥거림, 변의 상태와 색깔 등에 이상이 나타나기 쉽다.

소화기 질병의 주요 증상

복통

배(복부)에는 실제로 많은 장기·기관과 수많은 혈관 등이 있기 때문에 복통의 원인도 다양하다. 때로는 뱃속 장기가 아니라 가슴 장기의 질병이 원인으로 복통이 일어나기도 한다.

단순히 배라고 해도 그 범위가 넓고 질병에 따라 통증 부위가 다르다. 이를 반대로 이용하면, 통증 부위와 어떤 통증인가에 따라 어느 장기에 무슨 일이 일어나고 있는지 추측할 수 있다.

먼저, 복통은 명치 부위(상복부 중앙), 우상복부, 좌상복부, 복부 중앙(배꼽 주변), 우측복부, 좌측복부, 우하복부, 좌하복부, 하복부 중앙, 복부 전체의 10개 부위로 나눠 관찰하면 파악하기 어렵지 않다.

복통의 정도도 다양한데, 갑자기 극심한 통증이 생기고 통증 때문에 배벽의 근육이 긴장해서 딱딱해지는 근성방어가 일어났다면 응급처치가 필요하다. 특히 응급수술이 필요한 극심한 복통 상태를 급성 복증이라고 한다.

치료

근성방어가 있는 극심한 복통의 경우는 중증의 일레우스(장폐색)와 장중첩, 탈장, 소화관의 천공, 급성 이자염, 자궁외임신, 난소낭종의 경염전, 배막염(복막염), 급성 심근경색과 복부대동맥류 파열 등이 의심되며 대부분의 경우 긴급 수술이 필요하다.

소화관, 콩팥, 이자 등의 장기에 염증이 생기면 발열을 동반하기 때문에 안정을 취하고 체력 소모를 억제하면서 항균제와 항염증제 등을 투여한 뒤 경과를 지켜본다. 장염 등 소화관의 염증의 경우는 소화관이 쉴 수 있도록 금식하기도 한다.

식도	말로리바이스증후군, 특발성 식도파열 등
위	위염, 위암, 위점막병변, 위궤양 등
작은창자	샘창자궤양, 장폐색 등
큰창자	감염성 장염, 막창자꼬리염, 장폐색, 과민성 장증후군, 큰창자암, 큰창자염 등
쓸개·이자·배막	쓸개돌증, 쓸개염, 급성 이자염, 배막염 등

▲ 복통을 일으키는 소화기의 주요 질병

오심·구토

구역질을 하거나 위 안에 있던 것을 토해내고 싶다는 강력한 감각이 메슥거림(오심)이다. 위가 돌연 강한 역연동을 일으켜 가로막과 호흡근, 복근군의 급격한 수축에 의해 위의 내용물이 뿜어져 나오는 것이 구토다.

구토에는 숨뇌의 구토중추가 자극되어 일어나는 중추성 구토와 말초의 장기 등이 자극되어 반사적으로 일어나는 반사성 구토가 있다.

중추성 구토는 뇌졸중이나 수막염, 당뇨병성 혼수, 신부전 등 외에 정신적인 스트레스나 차멀미 등으로 일어난다. 반사성 구토는 급성 이자염, 쓸개돌증이나 쓸개염, 일레우스(장폐색. ➡141쪽), 위염과 소화성궤양, 식중독, 싫은 냄새를 맡았을 때 등에 일어난다.

구토와 함께 상부소화관에서 출혈한 피를 토하는 것을 토혈이라고 한다. 기도에서 출혈된 피를 토하는 것이 각혈인데 혈액이 인두를 자극해서 구토를 유발해 토혈이 되기도 한다.

치료

의식 장애, 극심한 두통과 복통, 배벽의 근육이 긴장해서 딱딱해지는 근성방어, 쇼크 등이 함께 나타나는 경우는 응급처치가 필요하다. 가능한 한 원인을 빨리 특정하고 그것에 대처한다. 때로는 긴급 수술을 할 수 있다.

발열, 설사, 복통을 동반하는 경우는 소화관의 감염증이 의심되므로 금식을 하고 항균약 등을 투여한다.

구토가 지속되면 심한 탈수증을 일으킬 수 있다. 메스꺼움이 있으면 경구섭취가 어렵기 때문에 수액으로 필요한 수분과 미네랄을 투여한다.

식도	역류성 식도염
위	위궤양, 급성 위염
샘창자	샘창자궤양
작은창자·큰창자	일레우스(장폐색), 급성 막창자꼬리염
이자	급성 이자염
간	간염, 간부전
복막	급성 배막염

▲ 오심, 구토를 일으키는 소화기의 주요 질병

간염

간에 생긴 염증 때문에 간세포가 파괴된다. 급성 간염은 증상이 심각하고 급속하게 악화될 수 있으며 중증의 경우 사망하기도 한다. 만성 간염에는 간 조직이 서서히 재생 불가능할 정도로 변성되기도 한다. A형, B형, C형 간염 바이러스 감염에 의한 바이러스성 간염이 많고 이외에 알코올성 간염과 자가면역성 간염, 약물성 간염 등이 있다. 특히 C형 간염은 감염이 되고서 몇 년이나 지난 후부터 만성 간염과 간경변, 간암을 발병시킬 수 있으므로 조기 발견이 중요하다.

증상

급성 간염에서는 발열, 권태감, 식욕부진, 복통, 메슥거림과 구토 등이 나타난다. 염증이 심해지면 황달과 간비대 등이 나타난다. 급성 간염의 일부는 고도의 간 기능 장애와 의식 장애(간성혼수)를 일으키는 급성 간부전이 되고 사망에 이를 수도 있다.

만성 간염은 6개월 이상 간 기능 장애가 지속되는 상태이며 자각 증상은 거의 없고 권태감과 식욕부진 등이 보이는 정도다. 간경변까지 되면 황달 등의 증상이 나타난다.

치료

급성 간부전에서는 안정, 금식 말고도 호흡과 순환의 관리, 혈장교환, 간세포를 보호하는 약물의 투여 등으로 응급 상황을 극복한다. 급성 간염에도 안정이 제일 중요하고 필요한 영양은 수액 등으로 보급하며 항바이러스약인 인터페론과 간보호제 등을 투여한다.

만성 간염에서는 인터페론 등을 투여하는 것 외에 고열량 고단백의 식사를 하면서 간경변 등으로 진행하는지 여부를 확인하기 위해 정기적인 진찰을 받는다.

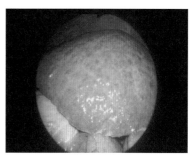
▲ **만성 간염의 간** (사진 제공 : 니가타현립중앙병원)

간경변

바이러스성 간염과 알코올성 간염 등이 만성화해서 서서히 간 조직이 딱딱하게 섬유화되는 질병이다. 간은 재생 능력이 높은 장기지만 만성적인 염증이 지속되면 정상 조직의 재생이 이에 따르지 못하고 손상된 조직은 섬유화된다. 한편 섬유화가 되지 않은 부드러운 부분은 커지므로 결국 간의 표면은 울퉁불퉁하게 되고 만다.

섬유화된 간 조직은 원래로 돌아가지 않는다. 그래서 복약과 생활습관에 관한 의사의 지시를 지키고 남아 있는 간의 기능을 될 수 있는 한 유지하는 것이 매우 중요하다. 또 정기적으로 진찰을 받고 간경변의 진행과 간암이 생기지는 않았는지 감시할 필요가 있다.

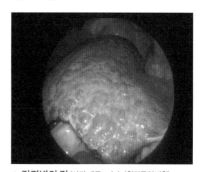
▲ **간경변의 간** (사진 제공 : 니가타현립중앙병원)

증상

강한 권태감, 쉽게 피로를 느끼고 황달, 피부의 가려움 등의 증상이 나타난다. 손바닥이 정상인보다 붉어지는 손바닥 홍반이나 피부밑의 가느다란 혈관이 거미줄처럼 퍼지는 거미 모양 혈관종이 보이기도 한다.

진행하면 손목을 젖히면 손이 위아래로 날개치듯 떨리는 퍼덕떨림과 간으로 들어가는 간문맥의 압력이 높아져 배에 물이 차는 복수와 복벽의 정맥이 굵게 팽창된 정맥출혈(메두사의 머리), 식도정맥류 등이 생긴다. 또 오늘이 며칠이고 자신이 어디에 있는지 알지 못하는 지남력 상실과 섬망, 의식 장애 등의 간성뇌증(간성혼수)을 일으키기도 한다.

치료

금주와 안정이 필요하다. 누워 있는 편이 간으로의 혈류량이 증가하기 때문에 간세포 재생을 촉진할 수 있다고 한다. 간보호제와 비타민제 등을 투여한다. 음식은 고칼로리, 고단백질, 고비타민 식사를 하는데 간 기능이 기준 이하로 떨어진 경우와 간성뇌증이 발생한 경우는 단백질을 제한한다.

증상에 맞춰서 이뇨제와 신선동결혈장, 항균제 등의 약물을 투여한다. 또 간이식을 할 경우도 있다.

막창자꼬리염(충수염)

일반적으로 '막창자염'이라고 불리지만 막창자의 염증이 아니라 막창자에서 비죽 나온 막창자꼬리에 생긴 염증이다. 막창자꼬리에서 막창자로 열려 있는 구멍이 변이나 이물질, 종양 등으로 막히면 막창자꼬리 내부에 세균 감염이 일어나 발병한다고 보지만 확실하지 않다.

염증을 일으킨 막창자꼬리에 구멍이 생겨(천공) 그곳을 통해 농이나 변 등이 복강(배안)으로 새어 들어가 배막염을 일으키고 급격하게 중증화되어 사망하기도 한다. 막창자꼬리염은 급성 복증 중에서 가장 많이 일어나는 질병이다.

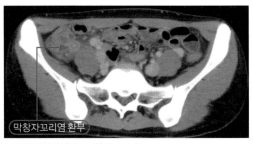
▲ **막창자꼬리염의 CT 화면** (사진 제공 : 기무라병원)

증상

명치 부위와 배꼽 주변에 통증이 생기고 메슥거림과 구토, 식욕부진, 발열 등을 동반한다. 복통은 시간의 경과와 함께 오른쪽 아래에 있는 막창자꼬리 부근으로 이동한다. 우하복부를 눌렀을 때보다 떼는 순간에 통증이 있는데 이것을 블룸베르그징후라고 한다. 단, 고령자에서는 이러한 전형적인 증상이 나타나지 않는 경우가 있다.

막창자꼬리에 구멍이 생기면 복통이 심해지고 배벽이 긴장해서 딱딱해지는 근성방어가 나타난다.

치료

막창자꼬리가 천공하지 않고 증상이 심하지 않을 경우는 단식과 항균제 투여 등의 내과적인 치료로 회복을 기다린다. 단, 이 경우는 재발할 위험이 있다.

염증이 심하고 막창자꼬리에 구멍이 나 있을 위험이 있는 경우나 배막염을 일으키고 있으면 긴급 수술이 필요하다. 개복하거나 또는 복강경으로 막창자꼬리를 절제한다.

막창자꼬리염은 변비가 원인인 경우가 많으므로 변비가 되지 않도록 예방하는 게 중요하다.

과민성 장증후군(IBS)

장에 염증이나 종양 등의 질병이 없는데도 복통, 설사 등을 반복하는 질병이다. 스트레스와 관계가 깊다. 장이 약하고 예민한 성격, 불규칙한 생활 등에 강한 스트레스가 겹치면 스트레스를 감지한 뇌에서 장에 신호를 보내 장의 점막에서 세로토닌이 분비된다. 그렇게 되면 세로토닌에 의해 장의 연동운동이 이상을 일으켜 갑자기 복통과 설사, 변비 등을 일으킨다고 한다. 이 갑작스런 복통과 설사 자체가 다시 스트레스가 되어 악순환이 생긴다. 특징적인 증상을 확인한 뒤 X선 검사 등으로 큰창자에 염증 등의 질병이 없는 것을 확인해 진단한다.

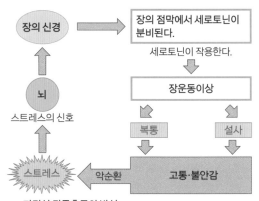
▲ 과민성 장증후군의 방식

증상

대중교통 안에서나 회의 중일 때, 특정한 사람이나 상황을 맞닥뜨리면 갑작스런 복통이 일어나거나 설사를 한다. 설사를 하면 복통은 일단 가라앉는 것이 보통이지만 지속되기도 한다. 이외에 배에서 꾸르륵 소리가 나거나 가스가 나오거나 배가 당기는 등의 증상이 나타난다.

언제나 설사를 하는 유형과 변비가 되는 유형, 설사와 변비를 반복하는 유형이 있다. 메슥거림과 식욕부진, 두통, 피로감, 현기증 등의 증상을 동반하기도 한다.

치료

먼저 생활습관을 개선한다. 폭음 폭식은 피하고 균형 잡힌 식사를 한다. 충분한 수면을 취하고 적당한 운동을 하는 등 스트레스의 경감을 위해 노력한다. 금연하고 과도한 음주를 삼가는 것도 중요하다.

증상에 따라서 세로토닌 수용체 길항제와 소화관운동 조절제, 항불안제 등에 의한 약물요법을 시행한다. 심리요법을 추가하기도 한다. 치료는 장기적일 수 있으므로 느긋한 마음으로 지속하는 게 중요하다.

7장

콩팥·비뇨기

콩팥·비뇨기는 체내의 항상성을 유지하기 위해 중요한 역할을 한다. 콩팥은 혈액을 여과하고 체내에 생긴 노폐물 중 물에 녹는 물질과 불필요한 수분, 전해질 등을 모아서 소변으로 만들며 비뇨기가 이것을 배출한다.

콩팥

콩팥은 체내에서 생긴 노폐물과 불필요한 것을 소변으로 배출하는 기관이다.
언제나 많은 혈액이 흐르고 혈압과 혈액을 감시하기도 한다.

●DATA
콩팥의 길이 : 약 10cm
콩팥의 폭 : 약 5cm
콩팥의 두께 : 약 3cm
콩팥의 무게 : 약 110~130g

콩팥의 구조

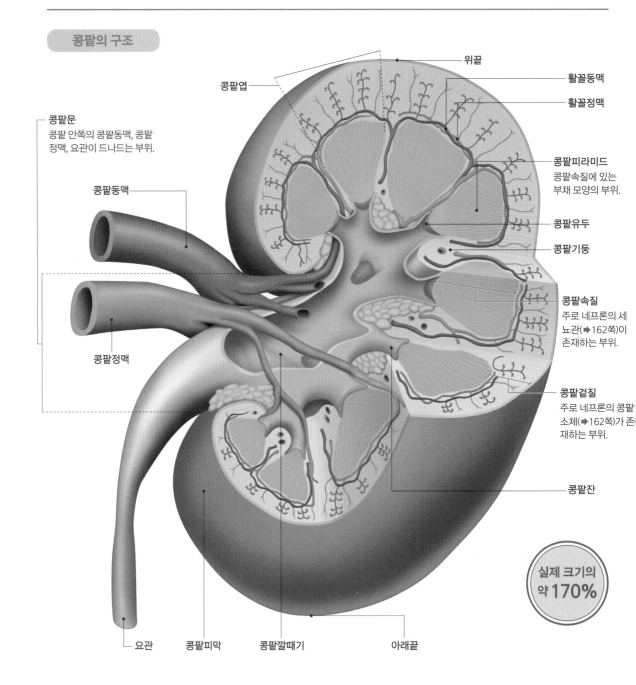

위끝

활꼴동맥

활꼴정맥

콩팥엽

콩팥피라미드
콩팥속질에 있는
부채 모양의 부위.

콩팥유두

콩팥기둥

콩팥문
콩팥 안쪽의 콩팥동맥, 콩팥
정맥, 요관이 드나드는 부위.

콩팥동맥

콩팥속질
주로 네프론의 세
뇨관(➡162쪽)이
존재하는 부위.

콩팥정맥

콩팥겉질
주로 네프론의 콩팥
소체(➡162쪽)가 존
재하는 부위.

콩팥잔

실제 크기의
약 170%

요관   콩팥피막   콩팥깔때기   아래끝

Q ▶ 콩팥은 뼈와 관계가 있는가?

미니 지식

A ▶ 콩팥은 비타민 D를 활성화하는 역할도 갖고 있다. 활성형 비타민 D는 칼슘과 인의 흡수를 돕고 이것을 뼈
와 치아에 축적하기 때문에 콩팥에 장애가 있으면 골대사(➡15쪽)에 이상이 일어난다.

콩팥의 겉모습과 내부 구조

콩팥은 곡식의 팥과 같은 모양의 장기이고 왼쪽과 오른쪽 등에 하나씩 있다. 콩팥은 배막보다 뒤에 위치하는 배막뒤 장기(➡139쪽)다.

좌우의 콩팥은 팥의 눈, 즉 움푹 들어간 부분을 안쪽으로 해서 서로 마주 보고 있다. 이 움푹한 부분으로 **콩팥동맥**, **콩팥정맥**과 요관이 드나들며 이 부분을 **콩팥문**이라고 한다.

콩팥의 표면 가까이 3분의 1 정도의 부분을 **콩팥겉질**, 이것보다 안쪽 부분을 **콩팥속질**이라고 한다. 콩팥겉질에는 혈관이 많이 뻗어 있다. 콩팥속질에는 원뿔 모양의 **콩팥피라미드**가 있으며 콩팥피라미드와 콩팥피라미드 사이 부분을 **콩팥기둥**이라고 한다. 콩팥피라미드에서 콩팥문 쪽을 향해 튀어나온 부분을 **콩팥유두**라고 하고 여기에 **콩팥잔**이 붙어 있다.

좌우 콩팥의 위치

콩팥은 제12등뼈~제3허리뼈 높이에서 척주의 좌우에 있다. CT 영상의 단면으로 보면 콩팥은 척주 좌우의 옴폭 들어간 곳에 있는 것을 알 수 있다. 콩팥과 같은 높이에 이자와 샘창자, 간, 배대동맥과 아래대정맥 등이 있다.

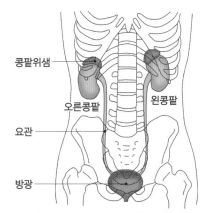

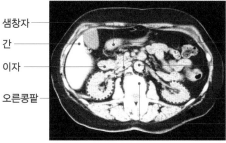

▲ 콩팥과 주변 부위의 CT 영상

소변의 생성과 그 밖의 일

콩팥의 주요 역할은 소변(➡160쪽)을 만들어 배설하고 체내의 항상성(호메오스타시스)을 유지하는 것이다. 온몸에서 만들어진 요소와 요산 등의 노폐물을 몸 밖으로 버리고 체내의 수분량과 체액의 pH, 삼투압 등을 조절한다. 소변이 만들어지지 않으면 항상성이 무너져 생명이 위험해진다.

콩팥은 혈액에서 소변을 만들기 때문에 콩팥에는 1분 동안 1L나 되는 다량의 혈액이 흐르고 있다. 콩팥은 이 혈액을 감시해 산소 농도가 낮아지면 **적혈구**(➡118쪽)의 생성을 촉진하는 호르몬인 **적혈구 생성소**(에리트로포이에틴)를 분비한다. 또한 혈류가 낮을 때는 혈압을 올리는 호르몬을 활성화시키는 물질을, 혈압이 너무 높을 때는 이것을 낮추는 물질을 분비한다.

질병 정보
콩팥염

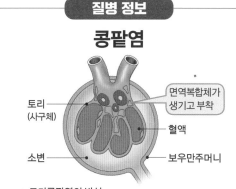

▲ 토리콩팥염의 방식

콩팥의 염증이라는 의미인데 정확하게는 토리콩팥염(사구체신염)이라고 한다. 아이들에게 많은 질병으로 급성과 만성이 있다. 세균이나 바이러스의 감염으로 항원과 항체 그리고 도움체가 결합한 면역복합체가 만들어지는데 이것이 콩팥의 토리에 들러붙는 것이 원인이다.

증상 인두염과 편도염 등에 걸리고 약 2주 후에 부종, 혈뇨, 고혈압(3대 주요 증상)과 두통, 단백뇨가 나타난다. 급성에서도 혈뇨가 1~6개월이나 지속된다. 혈뇨와 단백뇨가 1년 이상 지속되면 만성 토리콩팥염이다.

치료 안정을 취하고 고열량 저단백, 염분과 수분 제한을 기본으로 한 식사요법을 시행한다. 단백질과 염분의 섭취량 등은 병증에 따라 결정된다. 약물은 필요할 때만 이뇨제와 항균제 등을 투여한다.

네프론과 소변 생성의 방식

콩팥에서 소변을 만들기 위한 장치를 네프론(신단위)라고 한다. 네프론은 토리와
보우만주머니로 이루어진 콩팥소체와 콩팥세관으로 구성된다.

●DATA
콩팥소체의 지름
: 약 0.1~0.2mm
네프론의 수(한쪽 콩팥)
: 약 100만~120만 개
하루의 소변량 : 약 1.5L

네프론의 구조

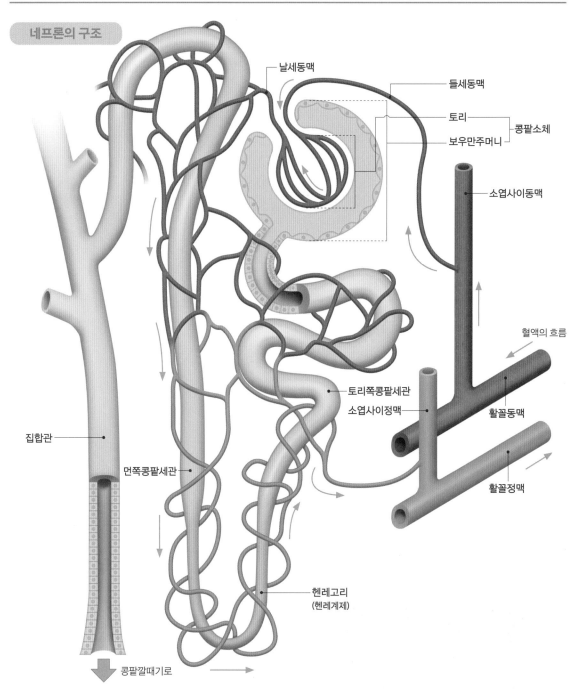

날세동맥

들세동맥

토리

보우만주머니

콩팥소체

소엽사이동맥

혈액의 흐름

토리쪽콩팥세관

소엽사이정맥

활꼴동맥

집합관

면쪽콩팥세관

활꼴정맥

헨레고리
(헨레계제)

콩팥깔때기로

Q ▶ 소변은 끊임없이 계속 만들어지는가?

미니 지식

A ▶ 소변은 24시간 쉬지 않고 만들어진다. 성인의 경우 평균적으로는 1시간에 체중 1kg당 1mL의 소변이 만들어진다. 물론 그 당시의 발한량과 수분 섭취량 등의 조건에 따라 만들어지는 소변의 양은 달라진다.

네프론의 구조

네프론은 혈액을 여과해서 소변을 만들기 위한 장치로 신단위라고도 불리며 **콩팥소체**와 **콩팥세관**으로 구성되어 있다.

콩팥소체는 모세혈관이 실타래처럼 뭉쳐 있는 **토리**와 이것을 감싼 **보우만주머니**로 이루어지며 보우만주머니에서 **콩팥세관**이 뻗어 있다. 콩팥세관은 **토리쪽콩팥세관**, 가늘어지면서 U턴하는 헨레고리(헨레계제), 다시 굵어지는 **먼쪽콩팥세관**과 이어지다가 **집합관**으로 합류한다.

콩팥소체에는 소엽사이동맥에서 갈라진 들세동맥이 들어가 토리를 만들고 날세동맥이 되어 토리를 나간다. 날세동맥은 모세혈관망을 만들어 콩팥세관을 휘감은 뒤 소엽사이정맥에 합류한다.

혈액을 여과해서 소변을 만든다

토리를 거쳐 가는 혈액에서 물, 미네랄, 이온과 요산 등 분자가 작은 노폐물이 보우만주머니에서 걸러진다. 혈구와 고분자인 단백질 등은 토리에 남는다. 이 보우만주머니에 여과된 것을 원뇨라고 부른다.

원뇨가 콩팥세관을 흐르는 동안 콩팥세관을 둘러싼 모세혈관으로 체내에서 필요한 수분과 미네랄, 포도당 등이 재흡수된다. 또 모세혈관 쪽에서도 불필요한 것이 콩팥세관으로 분비된다. 이렇게 해서 만들어진 소변은 콩팥세관을 지나 집합관에 모인다. 원뇨는 하루에 150L나 만들어지지만 콩팥세관에서의 재흡수와 분비를 한 결과, 100분의 1 정도로 농축된다.

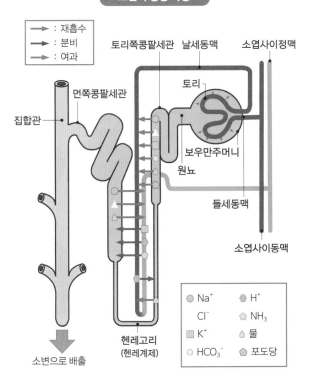

소변의 생성 과정

→ : 재흡수
→ : 분비
→ : 여과

토리쪽콩팥세관　날세동맥　소엽사이정맥
먼쪽콩팥세관
토리
집합관
보우만주머니
원뇨
들세동맥
소엽사이동맥
소변으로 배출
헨레고리(헨레계제)

○ Na⁺　◐ H⁺
Cl⁻　⬠ NH₃
◻ K⁺　💧 물
○ HCO₃⁻　⬡ 포도당

토리쪽콩팥세관에서는 원뇨에서 약 80%나 재흡수가 일어난다. 특히 인체에 필요한 포도당은 여기서 100% 회수된다. 헨레고리에서는 물과 Na^+ 등이, 먼쪽콩팥세관에서는 Na^+과 HCO_3^- 등이 재흡수된다. 또 먼쪽콩팥세관에서는 재흡수에서도 불필요하다고 판단된 K^+와 H^+ 등이 분비되어 소변으로 버려진다.

질병 정보

CKD (만성 콩팥병)

▼ CKD 중증도 분류

원질환	단백뇨 구분		A1	A2	A3
당뇨병	알부민뇨 정량(mg/일)		정상	미량 알부민뇨	현성 알부민뇨
	알부민뇨/Cr비(mg/g Cr)		30 미만	30~299	300 이상
고혈압, 콩팥염, 다발성 뭇주머니콩팥, 콩팥이식, 불명, 그 외	단백뇨 정량(g/일)		정상	경도 단백뇨	고도 단백뇨
	단백뇨/Cr비(g/g Cr)		0.15 미만	0.15~0.49	0.50 이상
GFR 구분 (mL/분/ 1.73m²)	G1	정상 또는 높은 수치	≥90		
	G2	정상 또는 경도 저하	60~89		
	G3a	경도~중등도 저하	45~59		
	G3b	중등도~고도 저하	30~44		
	G4	고도 저하	15~29		
	G5	말기신부전(ESKD)	<15		

초록색을 기준으로, 황색, 오렌지색, 적색 순으로 단계가 상승(KDIGO CKD guideline 2012를 일본인 대상으로 바꿈)

CKD란 최종으로 콩팥 기능 상실(➡170쪽)이 되거나 인공투석과 콩팥이식이 필요하게 될 가능성이 높은 만성 콩팥 장애다. 토리콩팥염, 당뇨성콩팥병증, 콩팥경화증, 다발성 뭇주머니콩팥 등 모든 만성 콩팥 질환을 포함한다.

증상　CKD는 토리에서 1분 동안 얼마만큼 혈액을 여과할 수 있는가를 추정한 수치인 GFR값(eGFR값)으로 평가한다. 추정 GFR값은 혈청크레아티닌과 연령, 성별로 산출한다. 단백뇨와 혈뇨의 유무도 추가한다.

치료　중증도 분류에 따라 소금 섭취를 줄이고 단백질 섭취의 제한, 혈압 조절, 혈당치나 혈중지질의 관리, 금연, 비만의 개선 등을 시행한다. 이른 시기부터 치료와 생활 개선을 실천해서 콩팥 장애가 진행되지 않게 막는 것이 중요하다.

콩팥깔때기·요관

●DATA
요관의 길이 : 약 25~27cm
요관의 지름 : 약 5~7mm

콩팥깔때기와 요관은 콩팥에서 만들어진 소변을 방광으로 보내기 위한 기관이다.
벽에는 민무늬근육이 발달해 있고 기능적으로 소변을 방광으로 보내고 있다.

콩팥과 방광을 잇는 요관

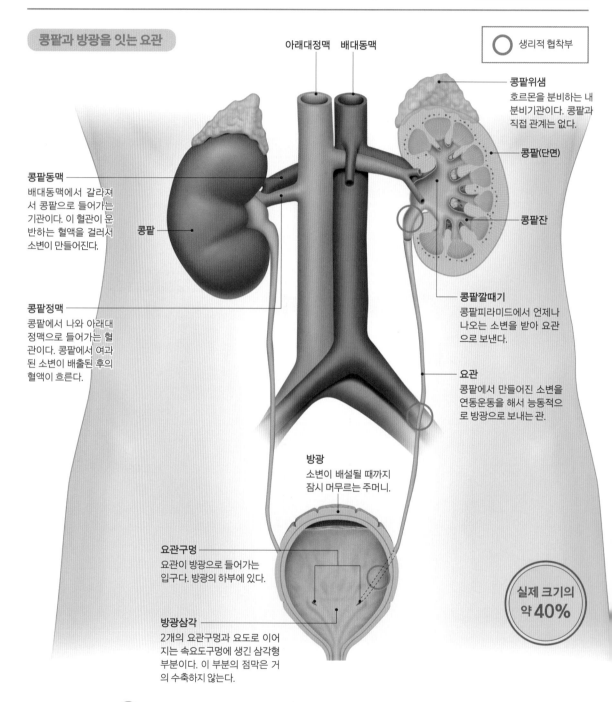

아래대정맥 배대동맥

○ 생리적 협착부

콩팥위샘
호르몬을 분비하는 내
분비기관이다. 콩팥과
직접 관계는 없다.

콩팥(단면)

콩팥동맥
배대동맥에서 갈라져
서 콩팥으로 들어가는
기관이다. 이 혈관이 운
반하는 혈액을 걸러서
소변이 만들어진다.

콩팥

콩팥잔

콩팥정맥
콩팥에서 나와 아래대
정맥으로 들어가는 혈
관이다. 콩팥에서 여과
된 소변이 배출된 후의
혈액이 흐른다.

콩팥깔때기
콩팥피라미드에서 언제나
나오는 소변을 받아 요관
으로 보낸다.

요관
콩팥에서 만들어진 소변을
연동운동을 해서 능동적으
로 방광으로 보내는 관.

방광
소변이 배설될 때까지
잠시 머무르는 주머니.

요관구멍
요관이 방광으로 들어가는
입구다. 방광의 하부에 있다.

방광삼각
2개의 요관구멍과 요도로 이어
지는 속요도구멍에 생긴 삼각형
부분이다. 이 부분의 점막은 거
의 수축하지 않는다.

실제 크기의
약 **40%**

Q ▶ 요로란 어디를 말하는가?

미니 지식

A ▶ 요로란 소변이 지나는 길을 의미하며 콩팥잔, 콩팥깔때기, 요관, 방광, 요도를 가리킨다. 요로는 소변의 성
분을 조절하는 일도 한다. 또 콩팥과 요로를 합쳐 비뇨기라고도 부른다.

소변을 모아서 보내는 콩팥잔과 콩팥깔때기

콩팥(➡158쪽)의 속질에 나란히 있는 콩팥피라미드의 콩팥유두에는 네프론(➡160쪽)의 콩팥세관이 합류한 집합관이 열려 있다. 콩팥유두는 술잔 모양의 **콩팥잔**과 이어지며 집합관에서 나오는 소변을 받는다.

2~3개의 콩팥잔이 하나로 합류하다가 커다란 깔때기 모양을 이루는 부분을 **콩팥깔때기**라고 한다. 콩팥깔때기는 요관으로 이어진다.

콩팥잔과 콩팥깔때기는 집합관에서 나오는 소변을 모아서 요관으로 보낸다. 집합관에는 토리에서 만들어진 소변이 언제나 조금씩 나오고 있다. 콩팥잔과 콩팥깔때기는 이 소변을 모아 콩팥 벽 민무늬근육의 연동운동(➡아래 그림)에 의해 소변을 요관으로 보낸다.

콩팥깔때기와 요관의 연동운동

콩팥깔때기와 요관은 단순한 통로가 아니다. 콩팥깔때기와 요관 벽에 있는 민무늬근육이 일으키는 연동운동에 의해 능동적으로 소변을 내보내기 때문이다. 따라서 누워 있어도 물구나무를 서도 무중력인 곳에서도 소변은 방광으로 흐른다. 소변은 언제나 방광으로 흐르며, 정상이라면 역류하는 일은 없다.

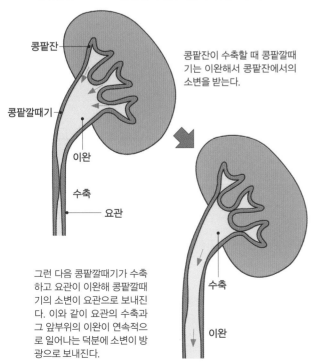

콩팥잔이 수축할 때 콩팥깔때기는 이완해서 콩팥잔에서의 소변을 받는다.

그런 다음 콩팥깔때기가 수축하고 요관이 이완해 콩팥깔때기의 소변이 요관으로 보내진다. 이와 같이 요관의 수축과 그 앞부위의 이완이 연속적으로 일어나는 덕분에 소변이 방광으로 보내진다.

콩팥깔때기에서 방광으로 소변을 보내는 요관

요관은 콩팥깔때기에서 모인 소변을 방광(➡164쪽)으로 보내는 관이며 콩팥잔과 콩팥깔때기처럼 소변의 생성과 성분 조절에는 관여하지 않는다. 요관은 콩팥문을 나와 하행해 방광 뒤벽으로 비스듬하게 방광으로 들어간다.

요관에는 다소 좁아지는 부분이 세 곳이나 있는데 각각 콩팥깔때기와 요관의 이행부, 온엉덩동맥과 교차하는 부위, 방광 벽을 통과하는 부위이며 생리적 협착부라고 한다. 요관결석이 걸리기 쉬운 장소도 이곳이다.

요관의 벽에도 민무늬근육이 있고 연동운동을 해서 소변을 방광으로 보낸다.

질병 정보

요관결석

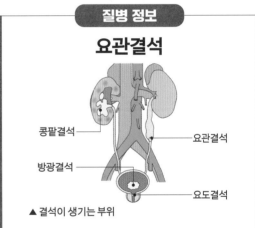

콩팥결석

방광결석

요관결석

요도결석

▲ 결석이 생기는 부위

콩팥깔때기 등에서 만들어진 결석이 요관에 쌓여 갑자기 극심한 통증이 생기는 질병이다. 식생활의 편중에 의한 소변의 pH 문제, 질병으로 인해 누워만 있어서 일어나는 소변의 정체, 통풍, 요도감염, 수분 섭취 부족 등 때문에 소변 속 어떤 성분이 굳어서 돌이 된 것이다.

증상 콩팥깔때기와 방광 안에 돌이 있는 것만으로는 무증상일 경우도 있지만 돌이 요관에 걸리면 복부와 등, 허리에 갑자기 극심한 통증이 생긴다. 이 통증 때문에 메슥거림을 느끼거나 구토를 하며 혈뇨가 보이기도 한다.

치료 진통제를 투여하고 수분을 많이 섭취해서 자연적으로 돌이 배출되길 기다린다. 배출되지 않을 때는 충격파를 이용해 돌을 작게 부숴 배출시킨다. 재발하기 쉽기 때문에 예방을 위해 수분 섭취와 식생활의 개선이 필요하다.

방광

방광은 배뇨할 때까지 소변을 담아두기 위한 주머니로 강한 신축성을 자랑한다.
배뇨 때에는 방광 벽의 민무늬근육이 수축해서 요도로 소변을 내보낸다.

●DATA
방광의 용량
: 약 300~500mL
방광 벽의 두께
: 약 3~15mm

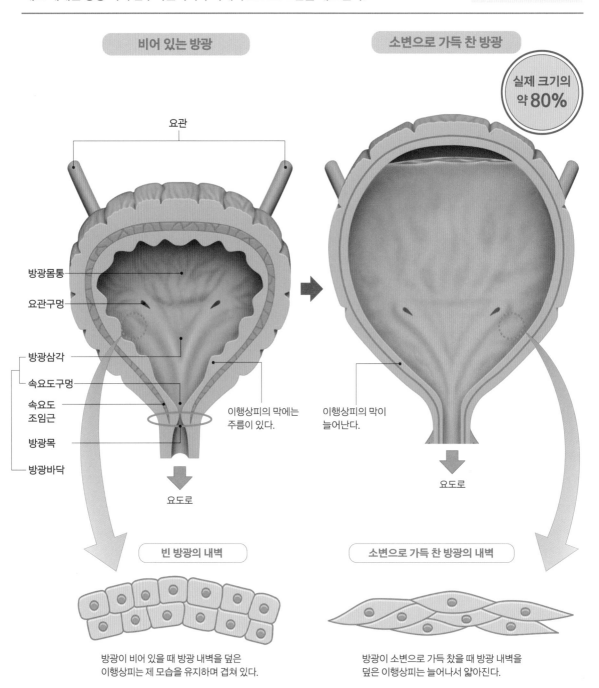

비어 있는 방광

소변으로 가득 찬 방광

실제 크기의
약 80%

요관

방광몸통

요관구멍

방광삼각

속요도구멍

속요도
조임근

방광목

방광바닥

이행상피의 막에는
주름이 있다.

요도로

이행상피의 막이
늘어난다.

요도로

빈 방광의 내벽

소변으로 가득 찬 방광의 내벽

방광이 비어 있을 때 방광 내벽을 덮은
이행상피는 제 모습을 유지하며 겹쳐 있다.

방광이 소변으로 가득 찼을 때 방광 내벽을
덮은 이행상피는 늘어나서 얇아진다.

Q ▸ 방광이 너무 팽창하면 소변이 요관으로 역류하지는 않는가?

미니 지식

A ▸ 방광이 소변으로 가득 차면 방광 벽이 얇아지고 동시에 방광 벽에 압력이 생겨 방광 벽을 뚫고 들어온 요관의 구멍은 눌려 찌그러진다. 그렇기에 정상이라면 방광에 들어온 소변이 요관으로 역류하는 일은 없다.

방광은 민무늬근육 주머니

방광은 콩팥(➡158쪽)에서 만들어진 소변을 일시적으로 모아두는 기관이며 골반(➡187쪽, 191쪽)에 있는 두덩뼈 바로 뒤에 위치한다. 남성은 방광 뒤에 곧창자(➡146쪽)가, 여성은 방광 뒤쪽 위에 자궁(➡186쪽)이 있다.

방광은 민무늬근육으로 된 주머니다. 방광 뒤벽의 다소 아래쪽으로 좌우의 요관이 위에서 아래로 비스듬히 꽂히듯 연결되어 요관구멍을 형성하고 있다. 방광 아래에는 요도의 출구인 속요도구멍이 있다. 2개의 요관구멍과 속요도구멍으로 구성된 역삼각형을 방광삼각이라고 하며 이것을 포함한 방광 뒤벽 주변을 방광바닥이라고 부른다. 그리고 방광 위 부분과 방광바닥 사이를 방광몸통이라고 한다.

배뇨 전의 방광

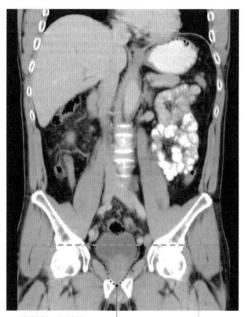

▲ 방광의 MRI 화면   방광   두덩뼈상선의 위치

방광이 비었을 때 방광은 두덩뼈위모서리보다 낮은 위치에 있다. 방광에 소변이 모여 방광몸통의 상부가 위쪽으로 팽창해 방광이 구형이 되면 방광이 두덩뼈위모서리보다 위쪽에서 보인다. 두덩뼈의 조금 위쪽에서 방광으로 바늘을 찔러 소변을 채취하는 방광 천자는 이런 점을 이용하는 것이다. 한편 평상시는 두덩뼈위모서리보다 조금 위쪽으로 방광몸통이 보일 만큼 팽창하기 전에 요의가 일어난다.

방광의 수축과 확장의 방식

방광 벽의 민무늬근육이 수축해 소변이 배설되고 방광이 비워지면 방광 벽 두께는 1.5cm 정도가 된다. 소변이 모여 방광이 팽창해 있을 때 민무늬근육은 이완해 있고 방광 벽은 수 밀리미터까지 얇아진다. 이행상피라 불리는 방광 내 점막조직은, 방광 수축 때는 세포가 제 두께를 유지하므로 두껍고 방광이 팽창해 있을 때는 세포가 편평해지기 때문에 얇아진다.

방광은 그 모습 그대로 늘어나고 줄어드는 게 아니다. 요도구멍 주변의 방광목, 방광바닥은 주위에 고정되어 그다지 움직이지 않는다. 그러므로 방광의 신축은 주로 방광몸통의 상부가 위쪽으로 둥그렇게 팽창하거나 오목해지는 것이다.

질병 정보

방광암

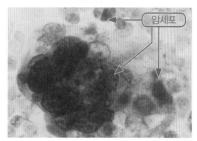

암세포

▲ 방광암의 현미경 사진

방광 점막에 생긴 암으로 50~60대 남성에게 많이 발병하는 경향이 있으며 재발하기 쉬운 것이 특징이다. 방향족아미노산 등의 염료와 방광암의 발병이 서로 관계가 있어서 이것을 다루는 직업을 가진 사람에게 많다고 한다.

증상 자각 증상이 별로 없고 갑자기 혈뇨가 나온다. 또는 혈뇨가 육안으로는 알 수 없고 소변 검사로 발견되기도 한다. 진행되면 하복부의 위화감과 배뇨 때 통증 등이 나타나고 암이 요도를 막으면 요폐가 일어난다.

치료 암을 절제하는 것이 기본이다. 방사선요법과 화학요법도 시행한다. 방광을 절제하면 소변을 모아두는 장소가 없어지기 때문에 장의 일부를 방광의 대용물로 이용하거나 요관을 직접 배벽에 만들기도 해서 요로를 변경한다.

요도

●DATA
남성의 요도 : 약 15~20cm
여성의 요도 : 약 3~4cm

요도는 방광에 있던 소변을 밖으로 배설하는 관이다. 남성의 경우는 생식기의 역할도
함께 맡기 때문에 여성의 요도와는 길이 등이 크게 다르다.

남성의 요도와 주변 부위

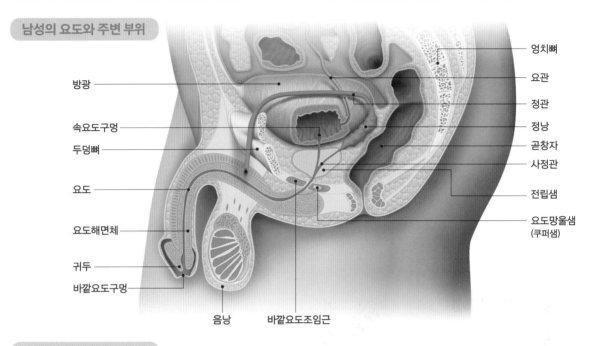

방광
속요도구멍
두덩뼈
요도
요도해면체
귀두
바깥요도구멍
음낭
바깥요도조임근

엉치뼈
요관
정관
정낭
곧창자
사정관
전립샘
요도망울샘
(쿠퍼샘)

여성의 요도와 주변 부위

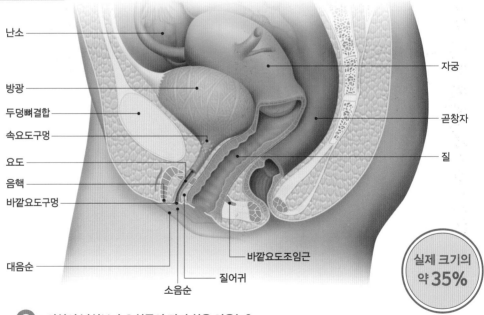

난소
방광
두덩뼈결합
속요도구멍
요도
음핵
바깥요도구멍
대음순
소음순
질어귀
바깥요도조임근

자궁
곧창자
질

실제 크기의
약 35%

미니 지식

Q ▶ 여성이 남성보다 요실금이 되기 쉬운 이유는?

A ▶ 요도가 짧은 것도 하나의 원인이지만 바깥요도조임근의 형태와도 관계가 있다. 남성의 바깥요도조임근
은 요도를 둥그렇게 둘러싸고 있지만 여성의 바깥요도조임근은 질구 뒷부분이 열려 있고 요도를 둘러싸
고 있지 않기 때문에 닫는 힘이 약하다.

남성의 요도

방광(➡164쪽) 아래의 속요도구멍에서 바깥요도구멍까지가 요도다. 남성의 요도는 그 기능을 생식기와 겸해 있기도 해서 구조가 복잡하고 길다.

속요도구멍을 나온 요도는 전립샘 안을 지나간다. 그런 뒤에 골반바닥에 있는 바깥요도조임근을 통과해 요도해면체 안을 지나 바깥요도구멍으로 향한다. 도중에 사정관과 정낭, 요도망울샘(쿠퍼샘)에서 나온 관이 합류한다.(➡190쪽)

요도를 옆에서 보면, 속요도구멍에서 하행한 후 두덩뼈 아래에서 요도해면체로 들어가는 곳에서 진행 방향으로 굴곡하고 다시 두덩뼈 앞 주변에서 아래쪽으로 굽어 있어서 전체적으로 S자를 그리고 있다.

여성의 요관

여성의 요관은 지극히 단순하다. 방광 아랫부분의 속요도구멍을 나와 거의 수직 아래 방향으로 하행해 바깥요도구멍으로 열려 있다. 바깥요도구멍은 두덩뼈결합의 아래모서리 뒤쪽, 소음순 사이에서 질구 앞인 질어귀에 있다.

여성의 요도는 짧기 때문에 외부의 세균 등이 침입해서 일으키는 요도염과 방광염이 발병하기 쉽다. 또 그 감염이 요관을 타고 올라가 일으키는 깔때기콩팥염도 압도적으로 여성에게 많다.

속요도구멍에는 속요도조임근(➡164쪽)이 있다. 또 골반바닥을 덮는 근육무리로 구성된 요생식격막을 관통하는 부분에는 바깥요도조임근이 있다. 이 조임근은 남성의 경우에도 거의 같은 위치에 있다.

전립샘 비대와 요도

정상의 전립샘

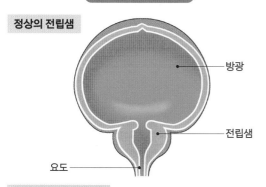

- 방광
- 전립샘
- 요도

전립샘이 비대한 상태

전립샘이 커져서 방광, 요도를 압박한다. 소변 배출이 힘들고 소변이 가늘어진다.

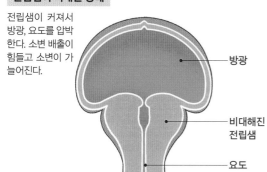

- 방광
- 비대해진 전립샘
- 요도

방광의 바로 아래에 있고 요도를 감싸고 있는 전립샘은 노화와 함께 서서히 커지기도 한다. 이 전립샘이 요도와 때로는 방광 아랫부분을 압박하면서 커지는 것이 전립샘비대증이다. 소변의 배출이 힘들고 소변 줄기가 가늘며 소변이 나오기 시작할 때까지 시간이 걸리는 등의 증상이 나타난다. 중증이 되면 소변이 나오지 않게 되거나(요폐) 요실금이 생기기도 한다.

질병 정보

요도염

원인이 되는 균	균의 잠복 기간	증상
임균	약 2~3일	●극심한 배뇨통 ●농의 색은 황색 등
클라미디아	약 1~3주간	●요도의 위화감 ●배뇨통 ●농의 색은 투명 또는 흰색 등

▲ 균에 의한 요도염의 차이

요도에 세균 등이 침입해서 염증을 일으키는 질병이지만 남성의 경우를 가리키는 게 보통이다. 여성은 요도염과 동시에 방광염이 발병하기 때문에 요도염 하나만을 가리키는 경우는 드물다. 남성의 요도염이 많은 이유는 임질이나 클라미디아 등에 의한 성감염증이다.

증상 원인이 되는 균에 따라 증상에 차이가 있는데 요도의 위화감과 통증·가려움증, 농이 섞인 농뇨가 나온다. 바깥요도구멍이 빨갛게 되거나 부어오르기도 한다. 감염이 전립샘과 부고환으로 퍼지기도 한다.

치료 원인균에 맞춰서 항균약을 투여한다. 치료 시작이 늦어지면 염증이 퍼지는 한편 성행위에 의해 다른 사람에게 옮길 위험이 있기 때문에 이상을 느끼면 가급적 빨리 비뇨기과의 검진을 받는 게 중요하다.

배뇨의 방식

방광에 일정량의 소변이 모이면 그 자체로 배뇨 개시의 신호가 된다. 배뇨 과정의 일부는
반사에 의한 불수의로 이루어지고 또 일부는 수의적으로 이루어진다.

●DATA
1개의 배뇨량
: 약 200~400mL
배뇨에 걸리는 시간
: 약 20~30초

배뇨의 원리

배뇨의 흐름

① 방광에 소변이 모이고 방광 벽의 압력이 높아지면 이 신호가 배뇨
중추에 전해진다.
② 배뇨반사가 일어나 방광 벽의 민무늬근육이 수축해 속요도조임근
이 열린다.
③ 방광에 소변이 쌓였다는 것이 대뇌에도 전해져 요의가 일어난다.
④ 바깥요도조임근을 자신의 의사로 열고 배뇨한다.

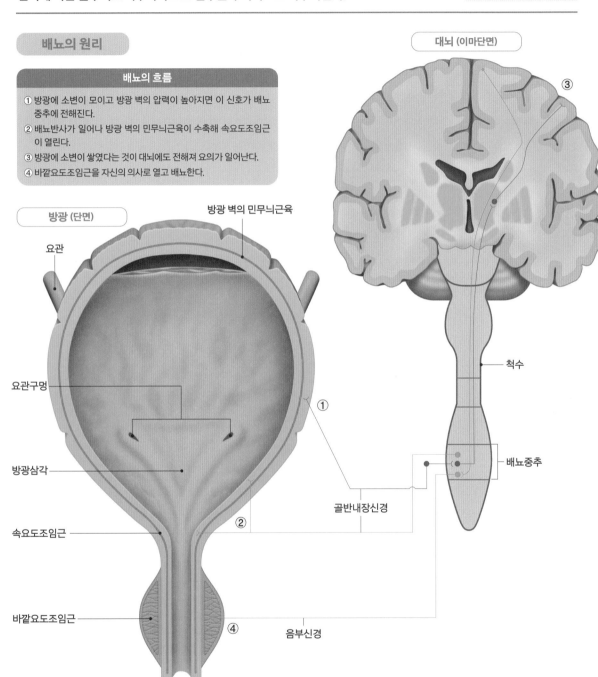

방광 (단면)

대뇌 (이마단면)

방광 벽의 민무늬근육

요관

요관구멍

방광삼각

속요도조임근

바깥요도조임근

음부신경

골반내장신경

척수

배뇨중추

①
②
③
④

Q ▸ 야간빈뇨란 어떤 상태를 말하는가?

미니 지식

A ▸ 밤중에 2~3회 이상 배뇨를 위해 자다가 일어나는 것을 말한다. 노화 때문에 야간의 요농축 기능이 떨어지
거나 잠자리에 들기 전에 이뇨 작용이 있는 것을 마신 경우, 콩팥 기능 상실에 의한 부종(누워 있어서 소변이
증가)도 원인이다.

배뇨가 일어나는 방식

방광(➡164쪽)에 200mL 정도의 소변이 머물면 방광 벽이 그 압력을 감지하고 그 정보가 엉치척수의 배뇨중추(S_2~S_4)에 전달된다. 그러면 배뇨반사가 일어나 방광 벽의 민무늬근육이 수축해 방광내압이 높아지고 속요도조임근이 열린다. 한편 방광에 소변이 모였다는 정보는 대뇌에도 전달되어 요의가 일어난다. 그 시점에서 배뇨할 수 있는 상황이라면 자신의 의사로 수의근인 바깥요도조임근을 열고 배뇨한다. 배뇨할 수 없는 상황일 때는 바깥요도조임근을 조이고 참는다. 한편 배뇨를 필사적으로 참으면 방광은 500~800mL의 소변을 담을 수 있다고 한다.

배뇨 장애의 종류

아래의 표는 다양한 배뇨 장애의 증상과 원인을 정리한 것이다.

종류	증상	원인
빈뇨	하루에 8~10회 이상 배뇨가 있다.	다뇨, 방광 용량의 감소, 방광염, 신경 장애, 정신적인 것
야간빈뇨	취침 시에 2~3회 이상 배뇨를 위해 잠자리에서 일어난다.	노화, 콩팥 기능 저하, 심부전, 취침 전 수분의 과잉 섭취
요폐	방광 안에 소변이 있는데도 나오지 않는다.	전립샘비대증, 암, 결석, 배뇨를 조절하는 말초·중추의 신경 장애
무뇨·소변감소증	하루의 소변량이 100mL 이하를 무뇨, 400mL 이하를 소변감소증이라고 한다.	요로의 폐색과 콩팥동맥의 완전폐색, 콩팥 기능 저하 등
다뇨	하루의 소변량이 2,500mL 이상	수분의 과잉 섭취, 당뇨병, 요붕증[비정상적으로 다량의 소변을 배설하는 질병], 만성 콩팥 기능 상실의 초기 등
천연성·염연성배뇨	천연성은 소변이 나오기까지 시간이 걸리는 것이고 염연성은 배뇨에 시간이 걸리는 것이다.	전립샘비대증, 전립샘암, 신경인성 방광, 요도협착 등
야뇨	수면 중에 무의식으로 배뇨하는 것.	야간다뇨, 수면 중 방광의 과활동, 수면각성 장애 등
요실금	(➡ 오른쪽에 설명)	

정상적인 배뇨란

배뇨의 원동력은 기본적으로 방광 벽의 수축뿐이다. 보통은 배에 힘을 주거나 아랫배를 누르거나 하지 않아도 힘차게 나오는 게 정상이다. 소변이 힘없이 나오고 도중에 끊기며 배뇨에 시간이 걸리는 증상은 방광 벽의 수축 능력의 저하와 요도의 협착 등을 고려할 수 있다.

요의가 확실히 있고 필요하다면 어느 정도 참을 수 있는 것이 정상적인 상태이다. 야간은 농축된 소변을 만드는 작용이 있어서 요의 때문에 잠에서 깨지 않게 되어 있다. 1회의 소변량은 200~400mL이고 하루의 배뇨 횟수는 5~7회 정도가 평균적이다. 물론 하루의 수분 섭취량과 땀을 흘린 양 등에 의해 소변량과 횟수는 증감한다.

질병 정보

요실금

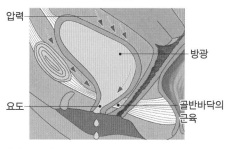

압력 / 방광 / 요도 / 골반바닥의 근육

자신의 의사와는 관계없이 소변이 새는 것이다. 배뇨의 방식에 문제가 생겨 일어나는 기질성요실금과 치매나 마비 때문에 원활하게 배뇨를 할 수 없어서 새는 기능성 요실금이 있다. 노화와 방광염, 중추신경의 이상 등이 원인이다.

증상 기침을 하면 새는 복압성 요실금, 방광염 등으로 방광이 과민해져 소변을 참지 못하는 절박성 요실금, 잔뇨가 많아 방광의 압력이 상승해서 새는 일류성 요실금, 중추신경의 이상으로 요의를 느끼지 않았는데 배뇨가 일어나는 반사성 요실금 등이 있다.

치료 요실금의 원인이 되는 질병이 있고 치료가 가능한 경우라면 약물치료와 수술 등을 시행한다. 그런 다음에 유형에 따라 골반바닥근육 훈련, 규칙적인 간격으로 화장실에 가는(유도하는 것이다) 자가도뇨 등의 관리를 한다.

콩팥·비뇨기의 질병

콩팥·비뇨기계의 질병은 배뇨이상, 감염증, 염증에서 종양까지 다양하다. 여기서는 콩팥 기능 상실을 다루겠다.

콩팥 기능 상실

신부전이란 명칭으로 불렸던 콩팥 기능 상실은 콩팥의 기능이 현저하게 떨어진 상태를 지칭하며 특정 질병의 명칭이 아니다. 콩팥 기능 상실에는 급성과 만성이 있다. 체내의 항상성 유지 기능이 제대로 작동되지 않아 체내의 수분량과 pH, 체액의 미네랄 농도, 혈압 등에 이상이 발생하며 중증의 경우 사망하기도 한다.

급성 콩팥 기능 상실

급성 콩팥 기능 상실은 콩팥 기능이 급격하게 나빠지는 상태다. 대출혈과 탈수, 쇼크, 급성 토리콩팥염 등의 급속한 진행, 요관의 완전폐색 등이 원인이다. 적절한 치료를 하면 급성이 되기 전과 비슷한 정도로 콩팥의 기능 장애가 서서히 회복되기도 한다.

증상

소변이 나오지 않게 되고 체내에 수분이 쌓이기 때문에 고혈압, 부종, 울혈성 심부전, 폐수종 등이 급속도로 진행된다. 두통과 메슥거림 등이 나타나고 중증이 되면 의식 혼탁, 경련 등을 일으키기도 한다. 사망률은 50% 정도이다.

대출혈과 쇼크 등이 원인인 콩팥앞성 급성 콩팥 기능 상실에서는 콩팥으로 혈액이 도달하지 않아 소변 생성이 불가능해진다. 콩팥 자체에 장애가 일어난 콩팥성 급성 콩팥 기능 상실에서는 부종과 아시도시스(산독증) 등이 일어난다. 또 요로가 막혀서 일어나는 콩팥뒤성 급성 콩팥 기능 상실에서는 콩팥깔때기가 비대해지는 물콩팥증이 보이기도 한다.

치료

콩팥 기능 상실의 원인이 되는 출혈과 쇼크, 요관의 폐색 등을 개선할 필요가 있다.

콩팥앞성 급성 콩팥 기능 상실에서는 출혈 등을 멈추게 하고 수혈과 수액으로 순환혈액량을 확보한다. 콩팥성 급성 콩팥 기능 상실은 콩팥앞성과 콩팥뒤성보다 예후가 나쁜 경향이 있다. 소변과 불감증설[땀이 나지 않더라도 피부와 호흡을 통해 항상 수분이 증발되는 현상]을 고려한 배설량에 따른 수분의 투여, 심정지를 일으킬 위험이 있는 고칼륨혈증의 개선, 아시도시스의 개선과 영양 관리 등을 시행한다.

콩팥뒤성 급성 콩팥 기능 상실의 경우는 카테터를 사용해 요로를 개통하거나 다른 방식으로 소변을 밖으로 빼내기 위해 신루 설치를 한다.

만성 콩팥 기능 상실

만성은 모든 콩팥 질환이 진행된 최종 단계라 할 수 있다. 만성 토리콩팥염이나 당뇨병성 콩팥병증, 악성 콩팥굳음증 등이 원인이다. 콩팥 기능 장애는 되돌릴 수 없어서 치유되지 않는다. 따라서 만성 콩팥 기능 상실의 진행을 될 수 있으면 늦추는 것이 중요하다. 콩팥 기능 상실의 진행 상황을 스스로 인식하고 식사요법 등의 치료에 전념하는 것이 중요하다.

증상

만성 콩팥 기능 상실은 토리에서 어느 정도의 혈액을 여과할 수 있는가를 나타내는 토리 기능검사(GFR)가 만성적으로 30mL/분 이하가 된 상태이다.

GFR이 30mL/분 정도인 경우 자각 증상은 권태감과 쉽게 피로해지는 것을 느끼는 정도이다. 야간에 농축된 소변을 만드는 능력이 떨어지기 때문에 야간의 소변량이 증가한다. 콩팥 기능 상실이 더 진행되어 GFR이 10mL/분 이하가 되면 체내의 노폐물이 쌓여서 부종, 권태감, 두통, 의식 장애, 경련, 고혈압, 가슴막 안에 물이 고이는 흉수, 잇몸과 피하의 출혈, 피부 가려움, 메슥거림, 빈혈 같은 요독증의 증상이 나타난다.

치료

만성 콩팥 기능 상실이 되면 콩팥 장애는 되돌릴 수 없으므로 증상 치료가 되어도 콩팥은 원래대로 돌아가지 않는다. 남은 콩팥 기능을 유지하기 위해 저단백 고칼로리의 식사를 하고 나트륨과 칼륨, 인, 수분을 제한한다.

고혈압에 대해서는 혈압을 낮추는 약, 고칼륨 혈증에 대해서는 칼륨이온교환수지제, 빈혈에 대해서는 에리트로포이에틴 등 증상에 맞춰서 약물요법을 시행한다. 머지않아 투석 장치로 혈액을 정화하는 인공투석이 필요하게 된다. 또는 콩팥 이식을 통해 새로운 콩팥 기능을 얻을 수밖에 없다.

8장

내분비

내분비샘에서 혈액 속으로 분비되는 호르몬은 혈류를 타고 목적지가 되는 기관에 도달해 그 기관의 기능을 촉진 또는 억제한다. 내분비계는 자율신경과 함께 생체의 다양한 기능을 조절하고 있다.

시상하부

시상하부는 사이뇌의 앞쪽 부분에 위치하고 많은 신경핵을 갖는다. 내분비계의 중추이며 주로 뇌하수체를 자극하는 호르몬을 분비한다.

●DATA
시상하부의 크기 : 콩알 크기
시상하부의 무게 : 약 4g
주요 신경핵 : 10개

시상하부의 위치 (대뇌 정중앙단면)

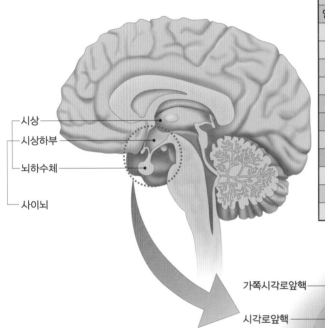

시상
시상하부
뇌하수체
사이뇌

신경핵 명칭	역할
가쪽시각로앞핵	수면 등의 억제에 관여
안쪽시각로앞핵	섭식행동에 관여
시각로위핵	바소프레신을 생성
시교차위핵	체내시계를 조절
시각로앞핵	생식샘자극호르몬방출호르몬을 분비
뇌실곁핵	내분비계와 자율신경계의 핵심
등쪽부분	척수의 교감신경절전뉴런에 투사
등쪽안쪽핵	본능행동과 자율신경조절에 관여
뒤핵	교감신경과 연락하는 역할
가쪽핵	교감신경과 연락하는 역할
배쪽안쪽핵	섭식행동의 억제
유두체핵	체온조절, 섭식행동, 방어반응 등의 기능에 관여
깔때기핵	성장호르몬, 황체호르몬 등의 분비를 조절

시상하부에서 분비되는 호르몬

방출호르몬
- 성장호르몬방출호르몬
- 프로락틴방출호르몬
- 갑상샘자극호르몬방출호르몬
- 콩팥위샘겉질자극호르몬방출호르몬
- 생식샘자극호르몬방출호르몬
- 멜라닌세포자극호르몬방출호르몬

억제호르몬
- 성장호르몬억제호르몬
- 프로락틴억제호르몬
- 멜라닌세포자극호르몬억제호르몬

뇌하수체뒤엽호르몬
- 옥시토신
- 바소프레신

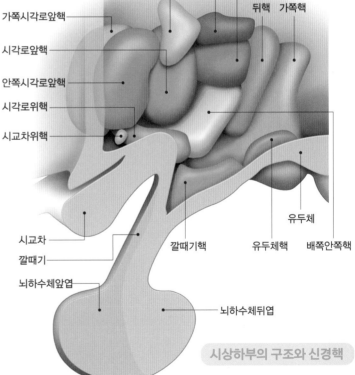

뇌실곁핵　등쪽핵　등쪽안쪽핵
뒤핵　가쪽핵
가쪽시각로앞핵
시각로앞핵
안쪽시각로앞핵
시각로위핵
시교차위핵
시교차
깔때기
뇌하수체앞엽
깔때기핵
유두체
유두체핵　배쪽안쪽핵
뇌하수체뒤엽

시상하부의 구조와 신경핵

Q ▶ 시상하부의 신경핵이란 무엇인가?

미니 지식

A ▶ 신경핵은 신경세포의 덩어리이다. 각 신경핵의 역할은 달라서 호르몬의 생성, 본능 행동과 섭식 행동, 수면, 체온 조절 등의 기능을 맡고 있으며 대뇌변연계와 자율신경 등과의 연락을 담당하고 있다.

시상하부의 위치와 구조

시상하부는 뇌줄기(➡38쪽)의 앞쪽 부분에 있다. 시신경이 교차하는 시교차, 그 뒤쪽의 깔때기와 또 그 뒤쪽의 유두체 그리고 이들의 위쪽 부근이 전부 시상하부다. 시상하부의 깔때기 끝에는 뇌하수체(➡174쪽)가 매달려 있다.

시상하부에는 신경세포가 모인 신경핵이 있다. 어떤 신경핵은 호르몬을 만들고 또 어떤 신경핵은 어떤 역할의 중추를 담당한다. 또 다른 어떤 신경핵은 대뇌변연계(➡36쪽)와 자율신경(➡48쪽)과 연락한다. 시상하부는 대뇌겉질과 대뇌변연계, 뇌줄기, 시상 사이에 복잡한 신경섬유 결합도 갖고 있다.

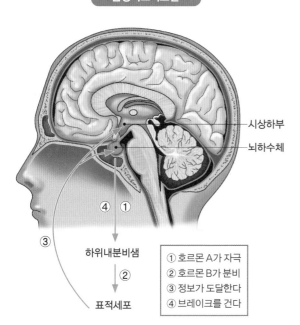

음성피드백조절

시상하부
뇌하수체

④ ①
③
하위내분비샘
②
표적세포

① 호르몬 A가 자극
② 호르몬 B가 분비
③ 정보가 도달한다
④ 브레이크를 건다

내분비계에는 호르몬의 혈중 농도를 조절하는 방식이 있다. 예를 들면, 뇌하수체에서 하위 내분비샘을 자극하는 호르몬 A가 분비되면 이것을 받아서 하위 내분비샘에서 호르몬 B가 혈중으로 분비되어 표적세포에 작용한다. 시간이 지나 혈중에 호르몬 B가 늘어나면 그 정보가 시상하부와 뇌하수체에 닿아 호르몬 A의 분비를 억제한다. 또 그 정보는 하위 내분비샘에도 도달해 호르몬 B의 분비를 멈추게 한다.

이처럼 호르몬의 분비가 늘어나면 분비를 억제하는 과정이 작동하는데 이것을 음성피드백조절이라고 한다. 이처럼 호르몬의 분비량은 상황에 맞춰서 미묘하게 조절되고 있다.

자율신경과 내분비계의 중추

시상하부는 자율신경계의 중추이면서 동시에 내분비계의 중추이기도 하다. 시상하부에서는 그 바로 아래에 위치하는 뇌하수체를 자극하는 호르몬과 뇌하수체뒤엽으로 보내 거기에서 내보내는 호르몬이 분비되고 있다.

뇌하수체앞엽을 자극하는 호르몬에는 뇌하수체에서의 호르몬 분비를 촉진하는 방출호르몬과 반대로 억제하는 억제호르몬이 있다. 전자는 성장호르몬방출호르몬과 갑상샘자극호르몬방출호르몬 등이고 후자는 성장호르몬억제호르몬 등이다.

뇌하수체뒤엽호르몬에는 옥시토신, 바소프레신이 있고 시상하부의 신경핵에서 만들어 뇌하수체뒤엽으로 보낸다.

질병 정보

스트레스

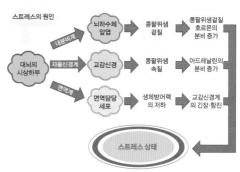

스트레스의 원인

내분비계 → 뇌하수체앞엽 → 콩팥위샘겉질 → 콩팥위샘겉질 호르몬의 분비 증가

대뇌의 시상하부

자율신경계 → 교감신경 → 콩팥위샘속질 → 아드레날린의 분비 증가

면역계 → 면역담당세포 → 생체방어력의 저하 → 교감신경계의 긴장·항진

스트레스 상태

스트레스는 자신이 위협 상태에 맞닥뜨렸을 때의 생체반응이다. '위협'은 스트레스 원인(스트레서)이며 추위, 소음, 감염, 통증, 불안, 분노 등이 있고 여기에 적응하려고 자율신경과 내분비계가 활동해 스트레스 반응이 일어난다.

증상 스트레스 원인이 일시적이라면 그 순간에 심박수 증가와 혈압 상승 등이 보일 뿐이다. 스트레스 상태가 지속되면 위통, 변비나 설사, 어깨 결림, 요통, 두통, 권태감, 집중력 저하 등의 다양한 증상이 나타나고 당뇨병과 고혈압, 소화성 궤양 등의 질병이 생길 수 있다.

치료 스트레스 원인을 없애는 것이 가장 먼저 할 일이다. 충분한 휴양과 균형 잡힌 식사, 적당한 운동을 해서 규칙적인 생활을 한다. 심리요법 외에 약물요법을 병행해 시행한다.

뇌하수체

뇌하수체는 시상하부에 매달려 있는 작은 내분비샘이고 시상하부와 함께 내분비계의
중추적 역할을 담당하고 있다.

●DATA
뇌하수체의 크기
: 새끼손가락 끝 크기
뇌하수체의 무게
: 약 0.5~0.7g

뇌하수체의 구조

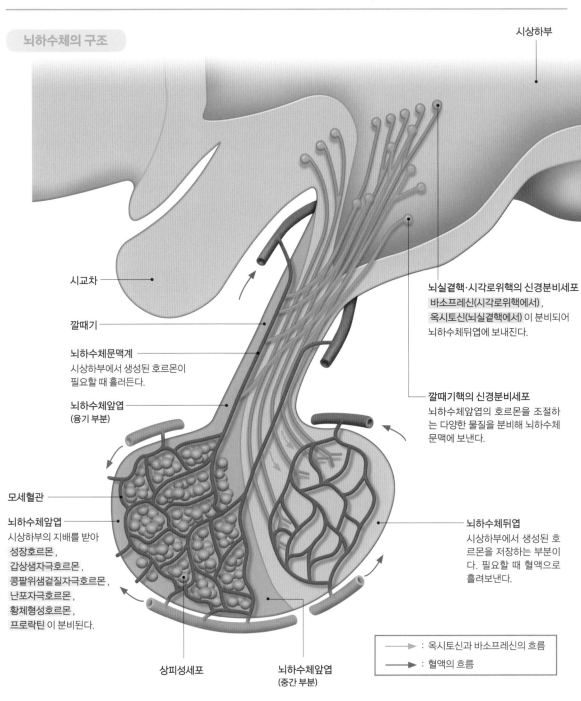

시상하부

시교차

깔때기

뇌하수체문맥계
시상하부에서 생성된 호르몬이
필요할 때 흐른다.

뇌하수체앞엽
(융기 부분)

모세혈관

뇌하수체앞엽
시상하부의 지배를 받아
성장호르몬,
갑상샘자극호르몬,
콩팥위샘겉질자극호르몬,
난포자극호르몬,
황체형성호르몬,
프로락틴 이 분비된다.

뇌실곁핵·시각로위핵의 신경분비세포
바소프레신(시각로위핵에서),
옥시토신(뇌실곁핵에서) 이 분비되어
뇌하수체뒤엽에 보내진다.

깔때기핵의 신경분비세포
뇌하수체앞엽의 호르몬을 조절하
는 다양한 물질을 분비해 뇌하수체
문맥에 보낸다.

뇌하수체뒤엽
시상하부에서 생성된 호
르몬을 저장하는 부분이
다. 필요할 때 혈액으로
흘려보낸다.

상피성세포

뇌하수체앞엽
(중간 부분)

→ : 옥시토신과 바소프레신의 흐름
→ : 혈액의 흐름

Q ▶ 뇌하수체문맥이란?

미니 지식

A ▶ 깔때기에 있는 모세혈관망은 한 번 정맥이 되어 뇌하수체에 들어가고 뇌하수체앞엽에서 다시 한 번 모세
혈관망을 만든다. 이것이 뇌하수체문맥계이고 시상하부에서 뇌하수체로 보내는 호르몬의 수송 경로이다.

뇌하수체는 앞엽과 뒤엽으로 나뉜다

뇌하수체는 시상하부(→172쪽)의 깔때기 아래에 매달려 있고 머리뼈바닥을 구성하는 나비뼈의 움푹한 터키안장에 들어앉아 있다. 뇌하수체는 발생학적으로 전반부의 샘성뇌하수체와 후반부의 신경성뇌하수체로 분류된다. 샘성뇌하수체는 뇌하수체앞엽, 신경성뇌하수체는 뇌하수체뒤엽이라 불린다.

뇌하수체앞엽은 융기 부분, 앞부분, 중간 부분으로 나뉜다. 뇌하수체에서 분비되는 호르몬은 앞부분에서 분비된다. 융기 부분부터 앞부분에는 뇌하수체문맥계라고 불리는 혈관이 있다. 중간 부분은 발달되어 있지 않다.

뇌하수체뒤엽은 깔때기를 지나는 신경섬유로 시상하부와 연락하며 샘조직이 아니라서 호르몬을 만들지 않는다.

앞엽호르몬과 뒤엽호르몬

뇌하수체의 호르몬은 앞엽 호르몬과 뒤엽 호르몬으로 분류된다.

뇌하수체앞엽호르몬에는 성장호르몬과 프로락틴 외에, 갑상샘과 콩팥위샘, 생식샘이라는 다른 내분비샘을 자극하는 호르몬이 분비되고 있다. 이 중 몇 가지는 뇌하수체 위에 있는 시상하부에서 나오는 호르몬방출호르몬과 호르몬억제호르몬에 의해 조절되고 있다.

뇌하수체뒤엽호르몬에는 바소프레신과 옥시토신이 있는데 이들은 뇌하수체에서 만들어지지 않는다. 시상하부의 신경핵에서 만들어진 호르몬이 신경섬유에 의해 뇌하수체뒤엽에 전달된 다음 거기에서 혈중으로 내보내진다.

뇌하수체에서 분비되는 호르몬

	호르몬	주요 표적기관	주요 역할
뇌하수체앞엽	성장호르몬(GH)	온몸의 뼈 온몸의 근육 등	뼈, 근육의 성장을 촉진한다.
	갑상샘자극호르몬(TSH)	갑상샘	갑상샘에 작용해 호르몬을 분비시킨다.
	콩팥위샘겉질자극호르몬(ACTH)	콩팥위샘겉질	콩팥위샘겉질에 작용해 호르몬을 분비시킨다.
	난포자극호르몬(FSH)	난소 고환	●난소에 작용해 난포의 발육을 촉진한다. ●고환에 작용해 정자의 형성을 촉진한다.
	황체형성호르몬(LH)	난소 고환	●난소에 작용해 배란을 촉진시켜 황체를 형성한다. ●남성호르몬의 합성을 촉진한다.
	프로락틴	젖샘 난소	젖샘에 작용해 유즙 생성을 촉진한다.
뇌하수체뒤엽	바소프레신(항이뇨호르몬, ADH)	요세관집합관	콩팥의 요세관에서 수분의 재흡수를 촉진한다.
	옥시토신	자궁 젖샘	●자궁을 수축시킨다. ●유즙을 낸다.

뇌하수체호르몬은 앞엽호르몬과 뒤엽호르몬으로 나뉜다. 뒤엽호르몬은 시상하부에서 만든 뒤 뇌하수체로 보내고 그곳에서 분비한다.

질병 정보
거인증·말단비대증

공통 증상	말단비대증만의 증상
●혀가 비대해지고 고랑이 생긴다. ●체모가 뻣뻣하고 진하며 양이 늘어난다. ●발한 ●두통 ●시야결손	●손발이 거대해진다. ●턱이 돌출한다.(턱나옴증) ●목소리가 굵고 쉰 소리가 난다. ●가슴우리가 확대된다. ●관절의 통증 ●무월경(여성의 경우)

종양 때문에 뼈와 힘줄, 연골 같은 연부조직의 성장을 촉진하는 성장호르몬이 뇌하수체앞엽에서 과잉으로 분비되어 신체가 과도하게 크는 질병이다. 소아 때 일어나면 거인증이 되지만 성장이 멈춘 뒤 일어나면 손발 등 말단이 커지는 말단비대증이 된다.

증상 소아에게 일어난 경우, 성장기에 키가 급격히 큰다. 두통과 시야결손(양귀쪽반맹), 발한 등이 나타나는 경우가 있다. 당뇨병, 고혈압, 지질이상증, 여성에서는 무월경 등이 함께 나타나기도 한다.

치료 치료의 기본은 종양의 적출이다. 코안을 지나 머리뼈바닥으로 들어가 종양을 적출한다. 최근에는 성장호르몬의 분비를 줄이거나 역할을 억제하는 약물을 주사하는 치료도 시행되고 있다.

갑상샘·상피소체

●DATA
갑상샘의 무게
남성 : 약 17g
여성 : 약 15g
상피소체의 크기
: 약 3~6mm

목 앞쪽에 있는 갑상샘과 갑상샘의 뒤쪽에 붙어 있는 작은 상피소체(부갑상샘)는
인체의 대사와 혈중 칼슘의 조절에 관여하고 있다.

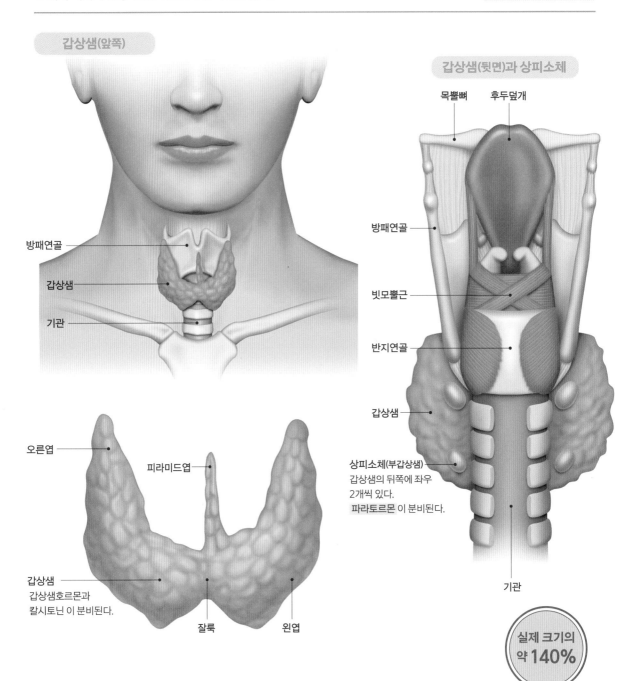

갑상샘(앞쪽)

방패연골

갑상샘

기관

갑상샘(뒷면)과 상피소체

목뿔뼈   후두덮개

방패연골

빗모뿔근

반지연골

갑상샘

상피소체(부갑상샘)
갑상샘의 뒤쪽에 좌우
2개씩 있다.
파라토르몬 이 분비된다.

기관

오른엽

피라미드엽

갑상샘
갑상샘호르몬과
칼시토닌 이 분비된다.

잘룩   왼엽

실제 크기의
약 140%

Q ▶ 갑상샘호르몬과 상피소체 호르몬의 표적은 어디인가?

미니 지식

A ▶ 갑상샘호르몬은 특정 표적기관이 따로 있는 게 아니라 온몸의 기관을 표적으로 한다. 칼시토닌은 뼈와 콩
팥에, 파라토르몬은 뼈와 콩팥과 창자에 작용해서 혈중 칼슘의 농도를 조절한다.

갑상샘의 구조와 역할

갑상샘은 목 앞 방패연골의 아랫부분을 감싸듯이 위치하고 있다. 양쪽의 오른엽·왼엽, 중앙의 잘룩으로 이루어지며 펼치면 나비 같은 모양이다. 잘룩에는 피라미드엽이라 불리는 돌기가 위로 뻗어 있다.

갑상샘은 소포라 불리는 동그랗고 작은 주머니가 많이 모인 구조이고 그 소포 주변을 모세혈관이 둘러싸고 있다. 또 모세혈관과 소포 사이의 공간에는 소포곁세포(C세포)가 흩어져 있다.

갑상샘의 소포에서는 대사를 촉진하는 **갑상샘호르몬**이, 소포곁세포에서는 혈중 칼슘 농도를 낮추는 **칼시토닌**이 분비된다.

상피소체의 구조와 역할

상피소체는 갑상샘의 위쪽으로 좌우에 2개씩 붙어 있는 작은 내분비샘이고 부갑상샘이라고도 불린다. 그러나 갑상샘과는 기능 면에서 직접적인 관계는 없다.

상피소체의 주세포에서는 **파라토르몬**이 분비된다. 파라토르몬은 몇 개의 과정을 거쳐 혈중 칼슘 농도를 올린다. 골흡수(➡15쪽)를 촉진하고 뼈에서 혈중으로 칼슘을 방출시켜 콩팥의 요세관에서 칼슘의 재흡수를 촉진한다. 또 비타민 D를 활성화시켜 창자에서 칼슘 흡수를 촉진한다. 즉 파라토르몬은 갑상샘에서 분비된 칼시토닌과 반대로 작용한다.

갑상샘과 상피소체의 호르몬

	호르몬	주요 표적기관	주요 역할
갑상샘	갑상샘호르몬 (티록신, 트라이아이오도타이로닌)	장기 일반	● 대사를 항진시킨다. ● 중추신경계의 발달 항진.
	칼시토닌	콩팥 뼈	● 골 형성을 촉진한다. ● 혈중 칼슘 농도를 낮춘다.
상피소체	파라토르몬 (상피소체호르몬)	콩팥 뼈 창자	● 혈중 칼슘 농도를 올린다. ● 비타민 D 활성화를 촉진한다. ● 뼈 파괴 세포를 활성화시킨다.

갑상샘호르몬 분비는 그 위에 위치한 뇌하수체에서 분비되는 갑상샘자극호르몬에 의해 촉진되고 있다. 갑상샘호르몬은 아미노산에 아이오딘이 붙은 구조로, 아이오딘이 3개인 트라이아이오도타이로닌(T_3)과 4개의 티록신(T_4)이 있다. 칼시토닌과 파라토르몬의 분비는 혈중 칼슘 농도에 의해 자극된다. 혈중 칼슘 농도가 높을 때는 칼시토닌 분비가 증가하고 파라토르몬의 분비가 억제된다. 혈중 칼슘 농도가 낮을 때는 그 반대의 과정이 일어난다.

질병 정보

갑상샘기능항진증

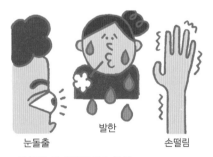

눈돌출　　　발한　　　손떨림

▲ 갑상샘기능항진의 주요 증상

갑상샘호르몬의 과분비 때문에 온몸의 대사가 지나쳐 안정을 취하고 있어도 체내는 마치 전속력으로 달리고 있는 듯한 상태인 질병이다. 원인은 밝혀지지 않았다. 대표격인 바제도병은 20~40대의 젊은 여성에게 많이 일어난다.

증상 갑상샘부종(갑상샘종)과 빠른맥, 눈돌출이 나타나며 이것을 '메르제부르크의 주요 3증상'이라고 한다. 두근거림, 발한, 미열, 설사, 식욕 증가로 많이 먹지만 체중이 줄고, 손발 떨림, 불안, 우울 등의 증상도 보인다.

치료 항갑상샘약의 투여, 방사성동위원소(방사성아이오딘)로 과잉 활성화된 갑상샘조직을 파괴하는 치료를 시행한다. 갑상샘의 일부를 절제할 수도 있다. 눈돌출은 질병이 치유되어도 원래로 돌아가지 않는다.

콩팥위샘(부신)

콩팥위샘은 좌우의 콩팥 위에 모자처럼 있는데 콩팥의 기능과는 직접적인 관계가 없다.
겉질에서 콩팥위샘겉질호르몬을, 속질에서 콩팥위샘속질호르몬을 분비한다.

●DATA
콩팥위샘의 길이 : 약 5cm
콩팥위샘의 폭 : 약 3cm
콩팥위샘의 두께
　: 약 0.6~1cm
콩팥위샘의 무게 : 약 7~8g

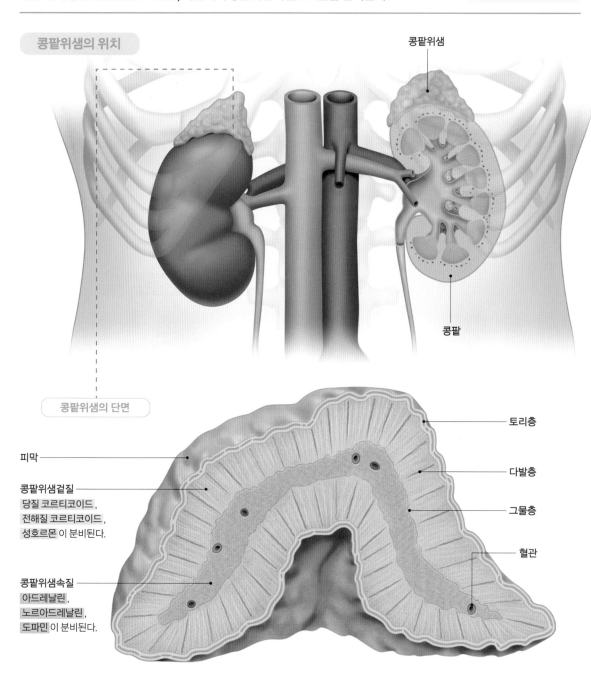

콩팥위샘의 위치

콩팥위샘

콩팥

콩팥위샘의 단면

피막

콩팥위샘겉질
당질 코르티코이드 ,
전해질 코르티코이드 ,
성호르몬 이 분비된다.

콩팥위샘속질
아드레날린 ,
노르아드레날린 ,
도파민 이 분비된다.

토리층

다발층

그물층

혈관

Q ▶ 콩팥위샘겉질호르몬은 약에 사용되는가?

미니 지식

A ▶ 그렇다. 스테로이드약이라고도 불리는 콩팥위샘겉질호르몬제는 당질 코르티코이드약이고 면역 기능과 염증을 억제하는 효과가 높은 것이 특징이다. 알레르기 실환을 비롯해 결합조직 질환이나 감염증 등 많은 질병의 치료에 이용된다.

콩팥위샘겉질의 구조와 역할

콩팥위샘은 양쪽의 콩팥(➡158쪽) 위에 올려진 5~6g의 내분비샘이다. 전체의 80~90%를 차지하는 피질과 중심부의 수질은 발생학적으로도 기능면에서도 완전히 다른 조직이다. 콩팥위샘겉질(부신피질)은 **샘조직**이고 밖에서부터 순서대로 토리층, 다발층, 그물층의 3층으로 나뉘어져 있으며 각각 다른 호르몬을 분비하고 있다. 토리층에서는 콩팥의 요세관에서의 Na^+의 재흡수와 K^+의 배설을 촉진하는 **전해질 코르티코이드**(미네랄 코르티코이드)가 분비된다. 다발층에서는 혈당치 상승, 항염증 작용, 이뇨 작용을 하는 **당질 코르티코이드**(글루코코르티코이드)가 분비된다. 그물층에서는 남성호르몬과 미량의 여성호르몬이 분비된다.

콩팥위샘속질의 구조와 역할

콩팥위샘속질(부신수질)은 콩팥위샘의 중심 부분이다. 샘조직인 겉질(피질)과 달리 속질은 신경조직으로 분화되어 형성된 조직이다.

콩팥위샘속질은 교감신경(➡48쪽)의 자극을 받아 아드레날린, 노르아드레날린이라 불리는 카테콜아민을 분비한다. 이들 호르몬은 모두 교감신경과 같은 작용을 하지만 각각 살펴보면 아드레날린은 강심 작용과 혈당치 상승 작용, 대사항진 작용이 강한 것에 비해 노르아드레날린은 혈압 상승 작용이 강하다.

특히 아드레날린은 스트레스를 느꼈을 때 분비되는데 뇌하수체(➡174쪽)의 콩팥위샘겉질자극호르몬에 의해 분비가 자극된다.

콩팥위샘에서 분비되는 호르몬

	호르몬	주요 표적기관	주요 역할
콩팥위샘겉질	당질 코르티코이드	●근육 ●장기 일반	단백질에서 당의 합성을 촉진하고 혈당치를 상승시킨다. ●항염증 작용 ●이뇨 작용 ●정신고양 작용
	전해질 코르티코이드	●요세관 ●장기 일반	●Na^+의 재흡수·K^+의 배설 ●체액량의 유지
	성호르몬	생식기	성 기능의 분화
콩팥위샘속질	●아드레날린 ●노르아드레날린	●근육 ●장기 일반	글리코겐의 분해를 촉진해 혈당치를 상승시킨다. ●강심 작용 ●혈관수축 작용 ●기관지확장 작용
	도파민	콩팥	콩팥동맥의 확장에 의한 이뇨 작용

콩팥위샘에서 분비되는 호르몬에는 콩팥위샘겉질호르몬과 콩팥위샘속질호르몬이 있다.

질병 정보

쿠싱증후군

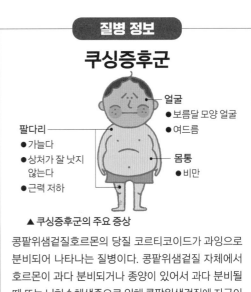

얼굴
●보름달 모양 얼굴
●여드름

팔다리
●가늘다
●상처가 잘 낫지 않는다
●근력 저하

몸통
●비만

▲ 쿠싱증후군의 주요 증상

콩팥위샘겉질호르몬의 당질 코르티코이드가 과잉으로 분비되어 나타나는 질병이다. 콩팥위샘겉질 자체에서 호르몬이 과다 분비되거나 종양이 있어서 과다 분비될 때 또는 뇌하수체샘종으로 인해 콩팥위샘겉질에 자극이 과잉되거나 다른 장기에 콩팥위샘겉질자극호르몬이 분비되게 하는 종양이 생긴 것 등이 원인이다.

증상 비만으로 인한 보름달 모양 얼굴, 팔다리는 가늘고 몸통만 굵어지는 중심성 비만, 고혈압, 근력 저하, 뼈엉성증, 부종, 상처가 잘 낫지 않고 우울증 등의 증상이 나타난다. 여성은 월경이상이 나타난다.

치료 원인인 종양을 절제하거나 방사선요법과 화학요법을 시행한다. 원인인 콩팥위샘의 종양을 절제했을 경우 정상적인 부분까지 위축되는 경우가 있으므로 수술 후 한동안은 당질 코르티코이드를 추가 투여한다.

랑게르한스섬의 구조

랑게르한스섬은 이자 안에 있는 세포 덩어리이고 α세포와 β세포가 호르몬을 분비한다.

●DATA
랑게르한스섬의 수
 약100만 개
랑게르한스섬의 크기
 : 약0.1mm

이자과 주변의 장기

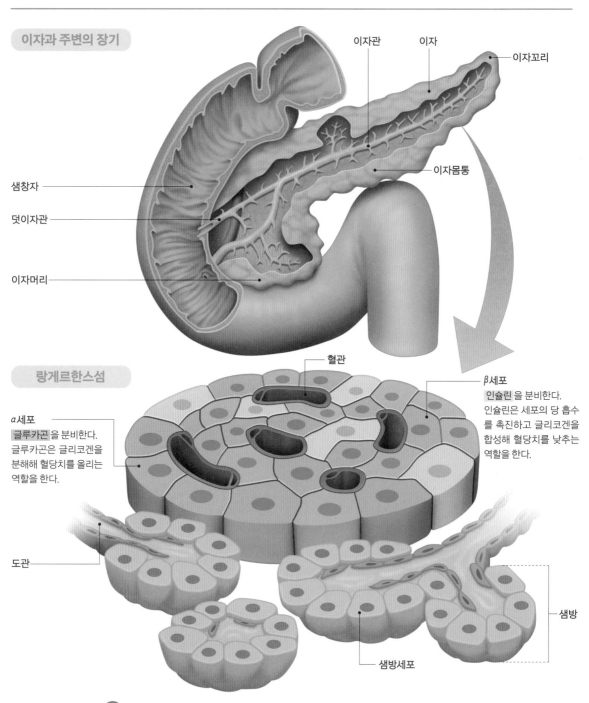

이자관

이자

이자꼬리

이자몸통

샘창자

덧이자관

이자머리

랑게르한스섬

혈관

β세포
인슐린 을 분비한다.
인슐린은 세포의 당 흡수를 촉진하고 글리코겐을 합성해 혈당치를 낮추는 역할을 한다.

α세포
글루카곤 을 분비한다.
글루카곤은 글리코겐을 분해해 혈당치를 올리는 역할을 한다.

도관

샘방

샘방세포

Q ▸ 당뇨병과 인슐린 분비 간의 관계는?

미니 지식

A ▸ 1형 당뇨병에서는 인슐린의 분비가 감소 또는 거의 정지한다. 2형 당뇨병의 경우 인슐린의 효과가 떨어지기 때문에 초기에는 오히려 증가하지만 이윽고 이자가 피로해지면서 분비는 감소한다.

랑게르한스섬의 역할

위 뒤쪽에 있으면서 가늘고 기다란 장기인 이자(→148쪽)는 그 대부분이 소화액을 분비하는 샘방 조직으로 가득 차 있다. 샘방에는 내분비 세포의 덩어리인 랑게르한스섬(이자섬)이 흩어져 있고 그 내부에 있는 α세포와 β세포에서 호르몬을 분비한다. 랑게르한스섬은 이자머리보다 이자몸통과 이자꼬리 쪽에 더 많이 존재한다.

랑게르한스섬은 내분비샘이므로 샘방과 달리 도관이 따로 있지 않다. 분비된 호르몬은 곧바로 모세혈관으로 들어가는데 이때의 모세혈관은 구멍이 있는 창문모세혈관(→109쪽)이다.

인슐린과 글루카곤

랑게르한스섬의 α세포에서는 글루카곤이 분비된다. 글루카곤은 간에 저장되어 있는 글리코겐에서 포도당을 분해해 방출하고 아미노산에서 포도당을 만들게 해 혈당치를 올린다.

β세포에서는 인슐린이 분비된다. 인슐린은 혈액 내의 포도당을 온몸의 세포가 받아들여 이용하게 하거나 글리코겐으로 합성해 혈당치를 내린다. 언제나 일정량을 분비하며 특히 식후에 혈당치가 상승하면 분비가 촉진된다.

혈당치를 올리는 호르몬은 글루카곤 이외에도 존재하지만 혈당치를 내리는 호르몬은 인슐린뿐이다.

랑게스한스섬에서 분비되는 호르몬

	호르몬	주요 표적기관	주요 역할
α세포	글루카곤	간	글리코겐 분해를 촉진해 혈당치를 올린다.
β세포	인슐린	간 근육	● 세포에 의한 당 소비를 촉진한다. ● 글리코겐 합성을 촉진해 혈당치를 내린다.

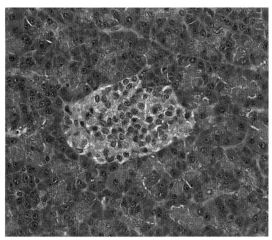

▲ 랑게르한스섬 현미경 사진(가운데 있는 것이 랑게르한스섬)

이자의 랑게르한스섬에서는 글루카곤과 인슐린이 분비된다. 이들 모두 혈당치의 하강 또는 상승에 자극되어 분비가 증가한다.

질병 정보

당뇨병

당뇨병의 유형	1형	2형
원인	인슐린이 전혀 분비되지 않는다.	● 유전인자 ● 생활습관 ● 인슐린 저항성 증가
발병 연령	10대에 많이 나타난다.	40대 이상에서 많이 보인다.
비만	관계없다.	비만 또는 비만예비군

▲ 1형 당뇨병과 2형 당뇨병의 차이

너무 높은 혈당치 상태가 오랫동안 지속되어 온몸의 혈관과 신경이 손상되는 질병이다. 원인불명의 1형과 유전적 소인에 과식, 운동 부족 등이 겹쳐서 발병하는 생활습관형인 2형이 있고 일본에서는 전체의 95%가 2형이다.

증상 초기에는 거의 무증상이지만 혈당치가 높은 상태가 지속되면 쉽게 피로해지고 다뇨, 갈증 등의 증상이 나타난다. 방치하면 실명에 이르는 망막증, 신경 기능이 저하하는 신경 장애, 콩팥 기능 상실에 이르는 콩팥병증 등의 합병증이 생긴다.

치료 비정상적인 고혈당이 지속되는 시간을 줄이기 위해 식사요법과 운동요법을 하면서 인슐린이나 혈당강하제를 투여한다. 혈당치 관리를 일찍 시작할수록 합병증 예방에 효과적이다.

내분비 질환

내분비 질환은 호르몬 분비량의 균형이 깨졌거나 호르몬 활동의 이상 때문에 발병하는 질병이다.

갑상샘기능저하증

갑상샘호르몬의 분비가 줄어든 상태다. 갑상샘 자체의 문제로 일어나는 것을 일차성(갑상샘성)이라고 하며 가장 많은 것이 만성 갑상샘염이고 하시모토 갑상샘염이라고도 한다. 이밖에 선천성 갑상샘기능저하증인 크레틴병, 갑상샘기능항진증(➡179쪽)의 치료 결과로 발생한 의원성 갑상샘기능저하증 등이 있다.

하시모토 갑상샘염은 여성에게 많은 질병으로 자가면역 질환이다. 혈중에 갑상샘에 대한 자기항체가 확인되기 때문이다. 이 경우 대부분은 갑상샘 기능이 정상 범위에 있지만 일부에서 갑상샘기능저하증으로 이행한다.

갑상샘보다 상위에 있는 뇌하수체에 문제가 발생해 갑상샘자극호르몬 분비가 떨어졌고 그 영향으로 갑상샘호르몬이 감소하는 것을 이차성 갑상샘기능저하증이라고 한다. 한편 뇌하수체보다 더 상위인 시상하부에 문제가 있어서 갑상샘자극호르몬방출호르몬이 저하되어 뇌하수체에서 갑상샘자극호르몬이 줄고 그 결과 갑상샘호르몬이 감소하는 것을 삼차성 갑상샘기능저하증이라고 한다. 이차성, 삼차성들은 많은 경우 종양이 원인이다.

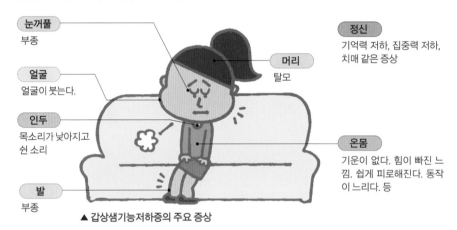

눈꺼풀
부종

얼굴
얼굴이 붓는다.

인두
목소리가 낮아지고 쉰 소리

발
부종

머리
탈모

정신
기억력 저하, 집중력 저하, 치매 같은 증상

온몸
기운이 없다. 힘이 빠진 느낌. 쉽게 피로해진다. 동작이 느리다. 등

▲ 갑상샘기능저하증의 주요 증상

증상

갑상샘호르몬은 인체의 대사를 촉진하는 호르몬이기 때문에 감소하면 대사가 원활하지 않게 된다. 권태감, 기력이 없고 언제나 졸리며 집중력이 떨어지고 무기력하고 기억력 저하 같은 증상이 나타난다. 이들 증상은 서서히 진행하기도 하는데 특히 고령자의 경우 노화 때문으로 생각하거나 치매로 착각하기도 한다.

추워하고 체온도 낮으며 더워도 땀을 흘리지 않는다. 피부가 건조하고 체모가 빠진다. 눈썹 바깥쪽 털이 빠지는 것도 특징이다. 저혈압, 맥박이 느리고, 심장 비대, 창자의 연동 저하, 변비가 생긴다. 식욕이 떨어지고 식사 섭취량이 줄지만 부종이 나타나 체중은 늘어난다. 부종은 특히 눈꺼풀이나 다리에서 보이는데 다리의 부종은 손으로 눌러도 들어가지 않을 정도다. 여성에서는 월경이상이 나타나고 남성에서는 성욕이 감퇴하기도 한다.

목소리가 갈라져 쉰 목소리가 나거나 저음이 된다. 말을 천천히 하게 되고 동작이 느려지기 때문에 게으름을 피우고 있다고 오해를 사기도 한다.

치료

뇌하수체나 시상하부의 종양 등 갑상샘 이외에 원인 질환이 있는 경우는 그 치료를 시행한다.

갑상샘 자체에 문제가 있는 경우는 갑상샘호르몬을 보충하기 위한 합성 갑상샘약을 투여한다. 합성 갑상샘약은 기본적으로 평생 복용할 필요가 있다. 잠시 복용해서 증상이 개선되어도 맘대로 약을 끊으면 안 된다. 갑상샘기능 저하가 심각하지 않은 경우 약을 투여하지 않고 경과를 지켜보기도 한다. 단, 갑상샘기능저하의 상태가 길게 지속되면 혈중 지질 이상과 동맥경화가 진행해서 허혈성 심질환이나 뇌경색 등이 나타날 수 있으므로 정기적으로 검사를 받아서 치료 시기를 놓치지 않는 것이 중요하다.

갑상샘호르몬은 아이오딘을 원료로 하기 때문에 아이오딘을 함유한 해조류를 많이 먹으면 좋을 것이라 생각하는 사람이 있는데 오히려 역효과다. 음식으로 들어온 아이오딘을 인체가 제대로 이용할 수 없기 때문에 오히려 갑상샘기능 저하 상태를 악화시킨다. 식사에 대해서는 임의로 판단하지 말고 의사의 지시를 따르는 것이 매우 중요하다.

9장

생식기와 세포

새로운 생명을 잉태하고 키우기 위한 생식기 계통은 남녀의 차이가 가장 큰 기관이다. 한 개의 수정란이 세포분열을 반복해서 오롯이 형태를 갖출 수 있게 하는 설계도는 세포핵 안에 있는 DNA에 이미 기록되어 있다.

유방

특히 여성에게 잘 발달해 있는 유방은 양쪽 가슴 근육 위에 반구형으로 솟아 있다.
유방의 젖샘조직은 산후에 수유를 위한 유즙을 만든다.

●DATA
젖샘엽(한쪽) : 15~20개
젖꽃판샘(한쪽) : 약 12개

유방의 구조

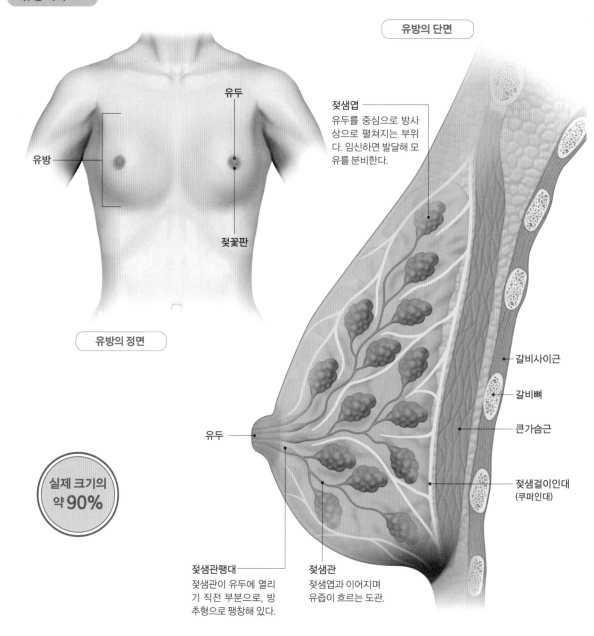

유방의 단면

유두

유방

젖꽃판

유방의 정면

실제 크기의
약 **90%**

젖샘엽
유두를 중심으로 방사
상으로 펼쳐지는 부위
다. 임신하면 발달해 모
유를 분비한다.

갈비사이근

갈비뼈

큰가슴근

젖샘걸이인대
(쿠퍼인대)

유두

젖샘관팽대
젖샘관이 유두에 열리
기 직전 부분으로, 방
추형으로 팽창해 있다.

젖샘관
젖샘엽과 이어지며
유즙이 흐르는 도관.

Q ▶ 겨드랑이에서 볼 수 있다는 또 다른 유방이란?

미니 지식

A ▶ 부유방이라고 한다. 원래 포유동물은 겨드랑이와 두덩결합 위모서리를 잇는 밀크라인(유샘제)이라 불리
는 젖샘 위에 많은 유방이 발달한다. 따라서 부유방은 사람에게 별도의 유방이 있었던 흔적이다.

유방의 구조

유방은 큰가슴근과 앞톱니근 위에 올려진 반원 모양의 조직이다. 중앙에는 색소가 풍부한 **젖꽃판**과 돌출한 유두가 있다. 젖꽃판에는 작은 융기가 약 12개 있는데 이를 **젖꽃판샘(몽고메리샘)**이라고 한다.

유방 내부에는 구획도 하고 지지도 하는 **젖샘걸이인대(쿠퍼인대)**라는 결합조직의 섬유다발이 있다. 젖샘걸이인대 사이마다 유방 지방체가 있고 그 안에 **젖샘**이 있다. 젖샘은 10~20개의 **젖샘엽**이 모인 것이며 유두를 중심으로 방사상으로 뻗어 있다. 각각의 젖샘엽에는 유즙의 도관이 되는 **젖샘관**이 이어지며 유두에 열려 있다. 유두에 도착하기 직전에 젖샘관이 조금 팽창한 부분을 **젖샘관팽대**라고 한다.

유방의 림프절

가슴근육겨드랑림프절

겨드랑림프절

빗장위림프절

복장옆림프절

바깥겨드랑림프절

유방조직

유방에는 많은 림프관이 그물처럼 뻗어 있으며 이들은 주로 여러 개의 림프절로 구성된 겨드랑림프절로 들어간다. 또 유방의 림프관은 복장뼈 바깥쪽의 복장옆림프절로도 들어간다. 그래서 유방암은 겨드랑림프절로 전이되기 쉽다.

프로락틴과 옥시토신의 작용

임신하면 태반에서 에스트로겐과 프로게스테론의 분비가 늘어나고 그 작용으로 하수체앞엽(➡174쪽)에서 **프로락틴**의 분비가 증가한다. 프로락틴은 젖샘을 발달시켜 유즙을 만들게 하는 호르몬이지만 임신 중일 때는 에스트로겐과 프로게스테론에 의해 억제되어 있다. 출산해서 태반이 몸 밖으로 나오면 에스트로겐과 프로게스테론에 의한 억제가 사라지고 프로락틴의 작용으로 유즙이 만들어진다. 아기가 유두를 빨면 그 자극으로 프로락틴의 분비가 순간적으로 증가한다. 여기에 뇌하수체뒤엽(➡174쪽)에서 젖샘을 수축시켜서 유즙을 젖샘관으로 보내는 **옥시토신**이 분비되어 유즙방출이 일어난다.

질병 정보

유방암

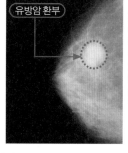

유방암 환부

◀ 유방암의 유선조영촬영

젖샘에서 생긴 암이며 여성에게 가장 많은 암이다. 중년 이상에게 많은 경향이 있으나 젊은 층에서도 발병한다. 가족 인자, 출산과 수유의 경험이 없거나 흡연, 이른 초경, 늦은 폐경, 비만, 큰 키 등이 원인이다.

증상 통증이 없는 멍울이 생긴다. 가장 많이 발견되는 순서는 유방의 바깥쪽 위, 그다음으로 안쪽 위, 바깥쪽 아래, 안쪽 아래와 젖꽃판 부위다. 유두에서 피가 섞인 분비물이 나오거나 유두가 짓무르기도 하며 유방의 피부가 속으로 끌려 들어가 움푹 파여 보일 수도 있다.

치료 암의 절제가 기본이다. 림프절로 전이되면 림프절도 절제한다. 발병 부위만을 절제해 유방을 보존하는 방법과 유방과 가슴근육까지 넓게 절제하는 방법이 있다. 방사선요법이나 화학요법, 호르몬요법도 실행한다.

자궁과 난소

여성 생식기는 자궁과 난소, 난관, 질로 구성된다. 자궁은 임신을 유지하기 위한
주머니이고 난소는 여성호르몬을 분비하는 생식샘이다.

●DATA
자궁의 길이 : 약 7~8cm
자궁의 최대폭 : 약 4cm
자궁의 무게 : 약 30~50g
난소의 긴쪽 지름 : 약 3cm
난소의 폭 : 약 1~2cm

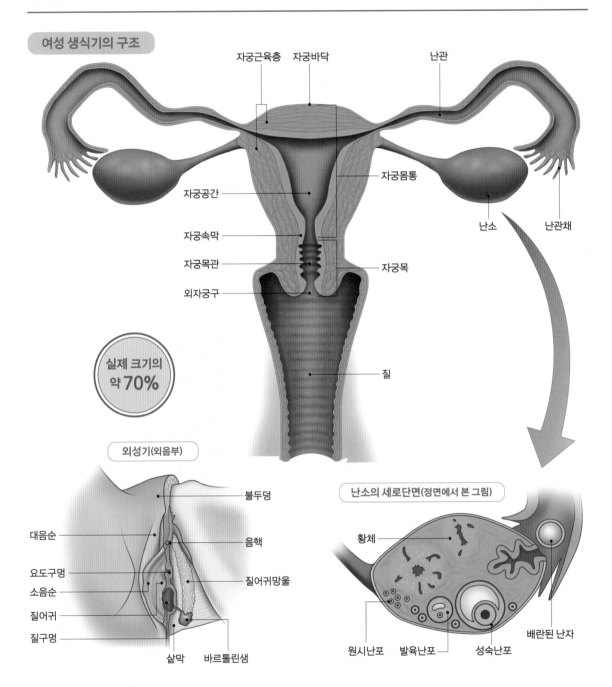

여성 생식기의 구조

자궁근육층   자궁바닥   난관

자궁몸통

자궁공간

난소   난관채

자궁속막

자궁목관   자궁목

외자궁구

실제 크기의
약 70%

질

외성기(외음부)

불두덩

대음순

음핵

요도구멍

소음순   질어귀망울

질어귀

질구멍

샅막   바르톨린샘

난소의 세로단면(정면에서 본 그림)

황체

배란된 난자

원시난포   발육난포   성숙난포

Q ▶ 외생식기(외음순)의 구조는?

미니 지식

A ▶ 음모가 있는 부분이 불두덩이고 항문 방향으로 진행해 바깥쪽에 대음순, 안쪽에 소음순이 있다. 소음순 시
작 부위에 음핵이 있고 소음순 사이의 질어귀에 요도구멍과 질구멍이 열려 있다.(➡166쪽) 질구멍 안쪽에
는 바르톨린샘의 도관이 열려 있다.

자궁과 질의 구조

자궁은 골반 안 한가운데에 있고 앞에는 방광(➡164쪽), 뒤에는 곧창자(➡146쪽)가 있다. 자궁은 서양배를 뒤집어 놓은 형태로 아래 3분의 1 정도의 자궁목과 나머지 부분인 자궁몸통으로 구분된다. 자궁 위쪽의 둥그런 지붕 같은 부분을 자궁바닥이라고 한다. 자궁의 가운데 공간인 자궁공간은 앞에서 보면 역삼각형이고 그 위쪽 좌우 끝에 난관이 이어져 있다. 자궁공간의 아래쪽인 자궁목으로 들어가는 부분을 자궁목관이라고 한다. 자궁을 옆에서 보면, 자궁목 아래에 있는 질에서 거의 직각으로 배쪽으로 굽어 있다.(전경) 또 자궁몸통은 자궁목에 대해서 10도 정도 앞으로 더 굽어 있다.(전굴) 자궁목과 이어지는 질도 다소 앞으로 기울어 있고 질어귀에 열려 있다.(➡166쪽)

여성생식기와 골반

자궁   난관

골반

난소

두덩뼈 하각 90°~110°

여성의 골반은 출산에 적합한 형태를 하고 있다. 출산길인 속공간도 둥글고 넓으며 엉덩뼈도 좌우로 벌어지기 때문에 여성의 허리폭은 남성보다 넓다. 또 두덩뼈 아래 부위의 각도(두덩밑각)가 90~110도 정도로 큰 것도 이 때문이다.

자궁과 난관, 난소는 골반 안에 있다. 자궁바닥은 두덩뼈 위모서리에서 조금 위로 올라 있다. 질의 하부는 두덩뼈 아래모서리와 꼬리뼈 끝을 잇는 평면보다 아래로 내려와 있다.

임신하면 자궁몸통은 골반 위에 앉듯이 위치하고 시간이 지나면서 커진다.

난소와 그 주변의 구조

자궁 위쪽 좌우에는 7~15cm의 난관이 이어져 있다. 난관의 끝부분은 갑자기 넓어지는 팽대부를 형성하고 팽대부 끝에는 배안으로 열린 장식술 같은 부분이 있는데 이를 난관채라고 한다.

난관채 앞에는 난소가 있다. 난소는 난소걸이인대로 골반 가쪽에 그리고 고유난소인대로 자궁의 난관 연결부에 약하게 고정되어 임신 중에는 다소 이동한다.

자궁, 난관 양쪽과 난소는 앞뒤에서 배막(➡139쪽)으로 덮여 있다. 난관과 난소 아래까지 앞뒤로 늘어진 배막은 그곳에서 하나로 만나 두 겹이 된다. 난소와 자궁으로 드나드는 혈관과 신경 등은 두 겹이 된 배막 사이를 통과해 지나다닌다.

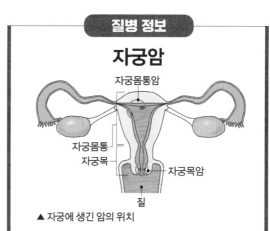

질병 정보

자궁암

자궁몸통암

자궁몸통
자궁목
자궁목암

질

▲ 자궁에 생긴 암의 위치

자궁암에는 자궁목 부위에 생긴 자궁목암과 자궁몸통 부위에 생긴 자궁몸통암이 있다. 자궁목암은 성교에 의한 인간유두종바이러스의 감염이 주요 원인이다. 자궁몸통암은 여성호르몬과 관계가 있다고 한다.

증상 초기는 거의 무증상이다. 자궁목암에서는 월경 때 이외 혹은 성교 때의 출혈, 하복부통증 등이 보인다. 자궁몸통암에서는 폐경 후의 부정출혈, 분비물 등이 나타난다. 암이 배안에 퍼지면 배뇨 장애와 변비 등이 생긴다.

치료 암을 절제하는 것이 기본이다. 자궁목암 초기라면 자궁목 부위를 부채꼴 모양으로 절제해 자궁을 남길 수 있다. 진행되면 자궁과 주변의 림프절 등을 절제한다. 방사선요법과 화학요법, 호르몬요법을 시행한다.

여성의 월경주기

생식 연령에 있는 여성은 여성호르몬의 작용 때문에 일정한 주기로 임신을 위한 준비를
반복한다. 이것을 월경주기라고 한다.

●DATA
정상 월경주기 : 약 25~38일
난포기 : 약 7일
황체기 : 약 12~16일
월경지속일수 : 약 3~7일

여성의 월경주기

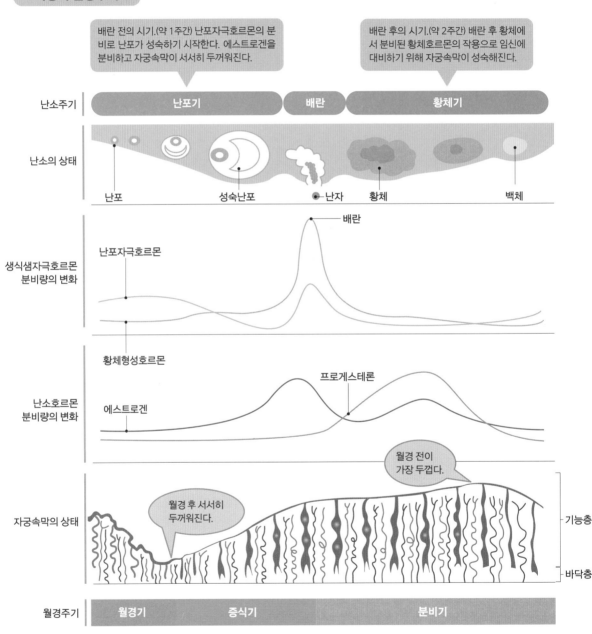

배란 전의 시기.(약 1주간) 난포자극호르몬의 분
비로 난포가 성숙하기 시작한다. 에스트로겐을
분비하고 자궁속막이 서서히 두꺼워진다.

배란 후의 시기.(약 2주간) 배란 후 황체에
서 분비된 황체호르몬의 작용으로 임신에
대비하기 위해 자궁속막이 성숙해진다.

난소주기 | 난포기 | 배란 | 황체기

난소의 상태 | 난포 | 성숙난포 | 난자 | 황체 | 백체

생식샘자극호르몬
분비량의 변화 | 배란 | 난포자극호르몬 | 황체형성호르몬

난소호르몬
분비량의 변화 | 프로게스테론 | 에스트로겐

자궁속막의 상태 | 월경 후 서서히 두꺼워진다. | 월경 전이 가장 두껍다. | 기능층 | 바닥층

월경주기 | 월경기 | 증식기 | 분비기

Q ▶ 월경주기에서 체온은 어떻게 변하나?

미니 지식

A ▶ 황체기 때는 난포기보다 체온이 높아진다. 황체호르몬이 체온을 상승시키기 때문이다. 그래서 기초체온
(어떤 활동도 하고 있지 않는 상태의 체온)을 측정하면 배란의 유무 등을 추정할 수 있다.

배란하기까지-난포기

월경 시작부터 다음의 월경 시작 전날까지를 월경주기라고 한다. 배란이 일어났을 때, 배란 전을 난포기, 배란 후를 황체기라고 한다. 월경 시작 후에 뇌하수체(➡174쪽)에서 난포자극호르몬의 분비가 증가하면 그 작용으로 난소(➡186쪽)에 있는 원시난포가 성숙하기 시작한다. 성숙 과정에 있는 난포는 그 자체에서도 난포호르몬인 에스트로겐을 분비한다. 에스트로겐은 앞으로 있을 수정과 착상을 위해 자궁속막을 두껍게 만들기 시작한다. 에스트로겐의 분비가 늘어날수록 자극을 받아 뇌하수체에서 황체형성호르몬이 급격하게 분비된다. 그러면 성숙난포에서 난자가 배출되는 배란이 일어난다.

배란에서 다음 월경까지-황체기

배란에서 난자가 배출된 뒤 남은 난포는 황체가 되어 황체호르몬인 프로게스테론과 에스트로겐을 분비한다. 프로게스테론은 난포기에 두꺼워지기 시작한 자궁속막을 한층 성숙시킨다.

배란은 됐지만 수정이 되지 않으면 황체는 배란 이후 12~16일 만에 쇠퇴해서 백체가 된다. 이후 프로게스테론과 에스트로겐의 분비는 급격하게 떨어지고 그 결과로 자궁속막이 떨어져 나가면서 월경이 일어난다. 반대로 수정란이 되어 임신이 성립된 경우는 수정란에서 분비되는 호르몬에 의해 황체는 임신황체가 되고 자궁속막을 지키면서 초기의 임신(➡192쪽)을 유지한다.

월경 과정

① 임신불성립

자궁

월경

자궁속막
③ 자궁속막 기능층의 혈관에 변화가 일어나 혈류가 단절되어 괴사된 자궁속막은 떨어져 나간다.

난소
② 난소 안에서 황체가 쇠퇴해 백체가 되고 프로게스테론과 에스트로겐의 분비가 급격하게 줄어든다.

월경은 매번 반복되는 월경주기 중에 임신하지 않았을 때 자궁속막의 불필요한 부분이 떨어지는 현상이다. 자궁속막은 자궁벽에서 자궁공간 쪽으로 기저층, 해면층, 치밀층으로 구성되고 해면층과 치밀층을 기능층이라고 한다. 난포기에는 에스트로겐의 작용으로 기능층이 증식해 해면층과 치밀층에 분화한다. 배란 후에 임신이 성립하지 않으면 황체가 쇠퇴해서 프로게스테론과 에스트로겐이 급격하게 줄어든다. 이에 따라 기능층의 혈관도 수축하고 혈류가 단절돼 기능층이 괴사하다 이윽고 벗겨지는데 이것이 월경이다. 이처럼 월경혈의 대부분은 떨어진 자궁속막이 녹은 것이며 기능층이 벗겨진 부분에서 출혈한 혈액과 자궁목관의 점액 등도 포함되어 있다.

질병 정보

월경이상

이상	병명	증상
주기	잦은 월경	월경주기 24일 이내
	사이 뜬 월경	월경주기 39일 이상
	1차성 무월경	18세가 되어도 초경이 없다
	2차성 무월경	3개월간 월경이 없다
월경량	과다 월경	월경혈이 너무 많다
	과소 월경	월경혈이 너무 적다
월경일수	과장 월경	월경일수가 8일 이상
	과단 월경	월경일수가 2일 이하
초경의 시기	이른 초경	10세 미만에서의 초경
	늦은 초경	14세 지나서의 초경
폐경의 시기	이른 폐경	43세 미만의 폐경
	늦은 폐경	55세 이후의 폐경

▲ 다양한 월경이상

월경이상에는 월경주기의 이상, 월경혈 양의 이상, 월경 지속 일수의 이상이 있다. 또 월경이 오지 않는 무월경, 배란이 없는 무배란성 월경, 일상생활에 지장을 일으킬 정도로 월경통이 심한 월경곤란증 등도 월경이상에 포함된다.

증상 월경곤란증은 강한 자각 증상이 있기 때문에 본인도 주변도 안 좋은 상황을 인지할 수 있다. 하지만 월경의 주기나 지속 일수, 월경 양의 이상 등은 주변이 알 수 없고 본인도 이상이라는 인식이 없으면 간과하기 쉽다.

치료 어떤 이상이 있는가에 따라 치료법은 달라진다. 일반적으로는 호르몬약을 투여해서 월경주기를 조절하거나 일정 기간 월경을 멈추게 해서 자궁속막의 증식을 멈추게도 한다. 스트레스를 경감하는 것도 매우 중요하다.

남성 생식기

남성 생식기는 일부를 요도와 겸하고 있다. 골반 아래로 내려가 있는 고환에서 정자를
보내는 정관과 요도는 골반 안팎을 복잡하게 다닌다.

●DATA
고환의 긴 쪽 지름 약 3cm
무게 : 약 10g
정관 : 40~50cm
정관의 굵기 : 약 3mm
정자의 수 : 약 2,000만/mL

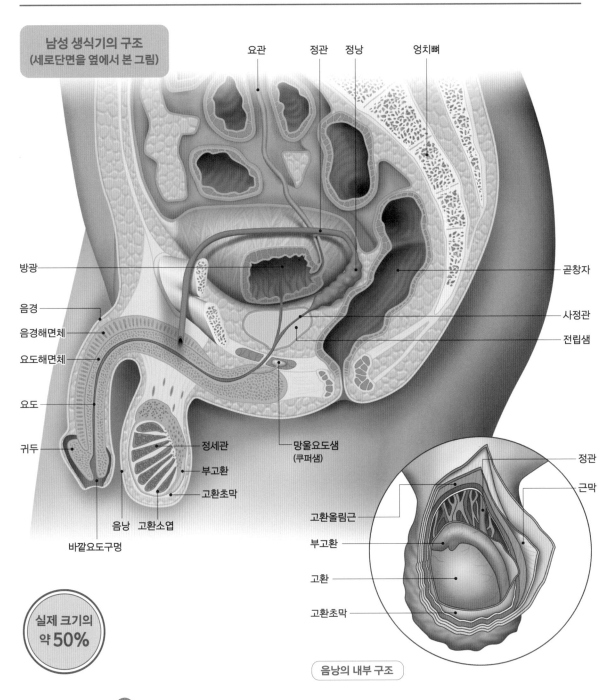

남성 생식기의 구조
(세로단면을 옆에서 본 그림)

요관　정관　정낭　엉치뼈

방광

음경

음경해면체

요도해면체

요도

귀두

정세관

부고환

고환초막

음낭　고환소엽

바깥요도구멍

망울요도샘
(쿠퍼샘)

곧창자

사정관

전립샘

실제 크기의
약 **50%**

고환올림근

부고환

고환

고환초막

정관

근막

음낭의 내부 구조

Q ▶ 정액은 어떻게 생기나?

미니 지식

A ▶ 부고환에서 대기하던 정자는 사정 때에 정관을 통해 정낭액과 전립샘액과 섞여서 정액이 된다. 정낭액이
정액의 70%, 전립샘액이 20% 정도 차지한다. 망울요도샘의 점액은 사정 전에 분비가 시작된다.

고환의 구조와 역할

고환은 두덩결합의 아래에 있는 음낭 속에 있다. 고환의 위쪽 뒤로 가늘고 긴 부고환이 붙어 있다.

고환 내부는 결합조직인 고환사이막에 의해 200~300개의 방으로 나뉘어 있고 그 안에 고환소엽이 들어 있다. 고환소엽 안에 있는 꼬불꼬불한 정세관에서 정자가 만들어진다. 정세관은 그 뒤에 있는 고환그물에 모이고 여기에서 15~20개의 고환날세관이 나와 부고환의 부고환관으로 이어진다. 부고환관도 강하게 굴곡지며 고환 뒤로 하행하다 마침내 정관으로 연결된다. 정세관에서 만들어진 정자는 부고환을 통과하는 사이에 성숙하며, 정관 연결 부분에서 사정될 때까지 대기한다.

요도와 겹친 외생식기

부고환관은 고환의 뒤쪽 아래에서 정관으로 이어진 뒤 상행하다가 혈관 등과 하나로 묶여 정삭을 형성하고 샅굴을 통해 배안으로 들어간다. 정관은 방광(➡164쪽) 옆을 지나 방광 뒤쪽에서 정낭의 도관과 합류해 사정관이 되고 다시 전립샘 안에서 요도(➡166쪽)와 합류한다. 전립샘 아래에서는 망울요도샘(쿠퍼샘)에서 나온 도관이 합류하고 요도는 그 주변부터 요도해면체 안으로 들어간다. 요도해면체는 그 양측에 붙은 음경해면체와 함께 음경꺼풀로 덮여서 음경을 형성하며 요도는 끝의 귀두에서 바깥요도구멍으로 열려 있다. 성적 흥분이 높아지면 음경의 해면체에 혈액이 가득 차 발기하고 흥분이 정점에 도달하면 사정이 일어난다.

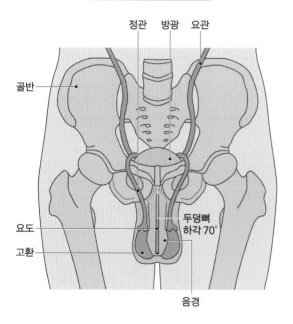

남성의 생식기와 골반

정관　방광　요관

골반

요도

고환

두덩뼈 하각 70°

음경

남성의 골반은 여성의 골반보다 전체적으로 평평한 느낌이고 골반 속공간은 좁은 삼각형 모양을 하고 있다. 두덩뼈 아래부분의 각도(두덩뼈 하각)는 여성에 비해 작은데 약 70도다.

남성 생식기 중 고환과 부고환, 음경은 골반의 바깥에 있다. 이와 연결되는 정관과 정낭, 전립샘 등은 골반 안에 있다. 고환이 골반 바깥에 있는 이유는 정자 형성에 적합한 낮은 온도 때문으로 여겨진다. 고환을 담고 있는 음낭의 피부밑에는 민무늬근육이 있는데 바깥의 온도에 맞춰서 늘어나거나 줄어들어서 고환의 온도를 조절한다.

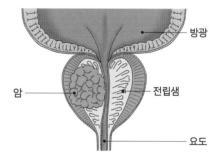

질병 정보

전립샘암

방광

암

전립샘

요도

▲ 가측의 조직에 전립샘암이 발생한 모습이다.

전립샘에 생긴 암으로 65세 이상에서 발생률이 높아진다. 최근에 증가하는 경향이 있는데 혈액 검사에서 조기 발견이 가능하므로 적극적인 검사를 권한다. 전립샘암은 진행이 느린 경향이 특징이다.

증상 초기에는 무증상이다. 어느 정도 진행되면 혈뇨가 나오거나 암이 요도를 압박하기 때문에 소변이 나오기 힘들어질 수 있으며 소변이 나올 때까지 시간이 걸리는 등의 배뇨 장애가 나타난다. 뼈나 림프절에 전이하면 뼈의 통증과 림프 부종이 생긴다.

치료 전립샘의 적출이나 방사선요법이 기본이다. 방사선요법은 수술과 같은 효과가 있다고 한다. 호르몬요법을 시행하기도 한다. 진행이 느리기 때문에 적극적인 치료 없이 그대로 두고 지켜보기도 한다.

임신의 성립과 경과

임신은 정자와 난자가 수정한 수정란이 자궁속막에 착상하는 것으로 성립한다.
사람의 임신 기간은 수정부터 약 266일이다.

●DATA
임신 기간
: 수정에서 약 266일
착상 : 수정 후 7일경
정상 임신 기간(정상 출산)
: 37주~41주 사이

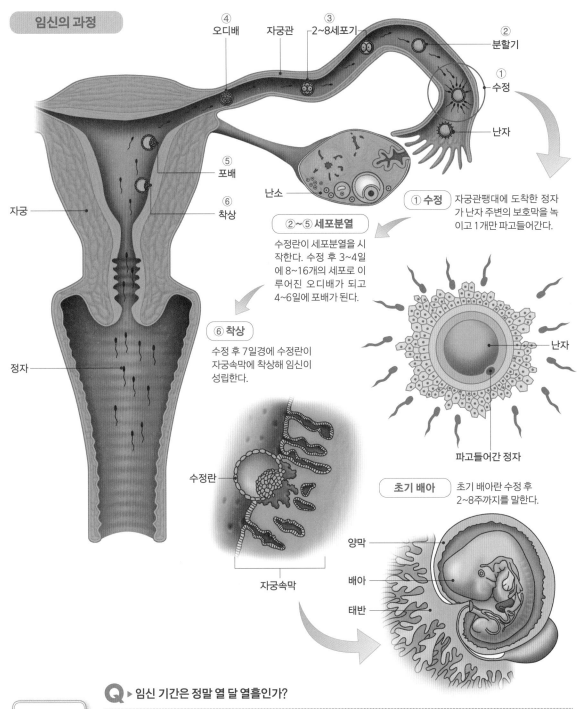

임신의 과정

④ 오디배
자궁관
③ 2~8세포기
② 분할기
① 수정
난자
⑤ 포배
난소
⑥ 착상
자궁
정자

① 수정
자궁관팽대에 도착한 정자
가 난자 주변의 보호막을 녹
이고 1개만 파고들어간다.

②~⑤ 세포분열
수정란이 세포분열을 시
작한다. 수정 후 3~4일
에 8~16개의 세포로 이
루어진 오디배가 되고
4~6일에 포배가 된다.

⑥ 착상
수정 후 7일경에 수정란이
자궁속막에 착상해 임신이
성립한다.

난자

파고들어간 정자

수정란

자궁속막

초기 배아
초기 배아란 수정 후
2~8주까지를 말한다.

양막
배아
태반

Q ▶ 임신 기간은 정말 열 달 열흘인가?

미니 지식

A ▶ 임신 기간은 10달+10일이 아니다. 사람의 임신 기간은 수정부터 약 266일로 실제는 9개월 정도이다. 임
상에서는 일반적으로 마지막 월경에서 280일을 출산예정일로 본다.

사정에서 수정까지

질(➡186쪽)로 정자(➡191쪽)가 방출되면 정자는 자신의 미토콘드리아에서 만든 에너지로 꼬리부를 움직여 난자를 향해 헤엄친다. 하지만 정자는 난자가 있는 장소를 모르기 때문에 대부분은 엉뚱한 길로 가서 미아가 되고 만다.

질에 방출된 정자는 1억 개 이상이지만 자궁 안까지 갈 수 있는 것은 1만~2만 개 정도이고 난자와 수정하는 장소인 자궁관팽대까지 도착할 수 있는 것은 수십 개의 정자뿐이라고 한다.

자궁관팽대에 도착한 정자는 정자머리에서 방출하는 효소로 난자 주변의 보호막을 녹이다가 가장 먼저 성공한 1개의 정자가 난자로 파고들어가 수정이 성립한다. 수정 후는 수정란 표면의 보호막이 변해서 다른 정자가 들어오지 못하게 한다.

수정부터 착상까지

자궁관팽대에서 수정란이 되면 수정란은 곧 세포분열을 시작하고 수정 후 3~4일에 8~16개의 세포가 된다. 이 상태를 오디배라고 한다. 이후로도 세포분열이 계속 진행되어 수정 후 4~6일이 되면 내부에 액체가 들어찬 공간을 갖는 포배가 된다.

수정란은 세포분열을 하면서 서서히 자궁공간을 향해 이동한다. 수정란의 이동은 난관상피에 있는 섬모의 운동과 난관의 연동운동에 의해 이루어지는 것이다.

수정란은 수정 후 7일경에 자궁공간에 도달하고 자궁속막에 부착한 다음 스스로 방출하는 효소로 자궁속막을 녹이며 파고들고 착상한다. 임신은 착상으로 성립한다.

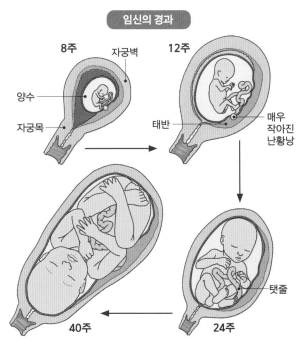

임신의 경과

8주 · 자궁벽 · 12주 · 양수 · 태반 · 매우 작아진 난황낭 · 자궁목 · 40주 · 24주 · 탯줄

마지막 월경 시작일이 0주 0일이고 15주 6일까지가 임신 초기다. 16주 0일부터 27주 6일까지가 임신 중기이고 28주 0일부터 출산까지가 임신 후기이다. 예정일은 40주 0일이고 37주 0일부터 41주 6일의 사이에 태어나는 것이 정상 출산이다.

임신 초기에는 태아가 약품이나 방사선 등의 영향을 받기 쉽고 유산의 위험도 있다. 임신 중기는 안정기이며 태아는 활발하게 움직인다. 임신 후기는 태아의 성장이 현저해서 자궁이 커지기 때문에 모체에 다양한 불편 증상이 나타난다.

질병 정보
임신고혈압증후군

합병증이 나타나는 부위	병명
뇌	자간[임신고혈압 산모에게서 전신의 경련 발작이나 의식불명을 일으키는 질환], 뇌출혈
허파	허파부종
간	간 기능 장애, HELLP증후군
콩팥	콩팥 기능 장애
태아	태반 조기박리 태아 발육부전 태아 기능부전 등

▲ 임신고혈압증후군의 주요 합병증

임신 중에 고혈압(140/90mmHg 이상)이 되거나 고혈압에 단백뇨를 동반하는 것이다. 중증이 되면 모체와 태아의 생명을 위협하는 합병증이 발생한다.

증상 가벼운 정도에서는 자각 증상이 없다. 중증이 되면 태아발육부전, 모체의 콩팥 장애와 경련발작(자간), 뇌내출혈, 용혈[적혈구의 세포막이 파괴되어 그 안의 헤모글로빈이 혈구 밖으로 튀어나오는 현상]과 간 기능 저하를 일으키는 HELLP(헬프)증후군, 출산 전에 태반이 벗겨지는 태반 조기박리 등의 합병증이 일어난다.

치료 임신 시기와 혈압의 수치 등에 따라 치료 방침이 결정된다. 가벼운 정도라면 안정과 식사요법 등으로 혈압을 조절한다. 초기부터 중증의 경우와 모자의 생명이 위험하면 임신의 중단을 고려한다.

세포의 구조와 역할

1개의 수정난이 세포분열을 반복해 완성한 인체에는 대략 200종류, 60조 개나 되는 세포가 있다고 한다.

●DATA
세포의 지름(평균)
: 약 10μm
세포막의 두께(평균)
: 약 10nm

체세포의 기본 구조

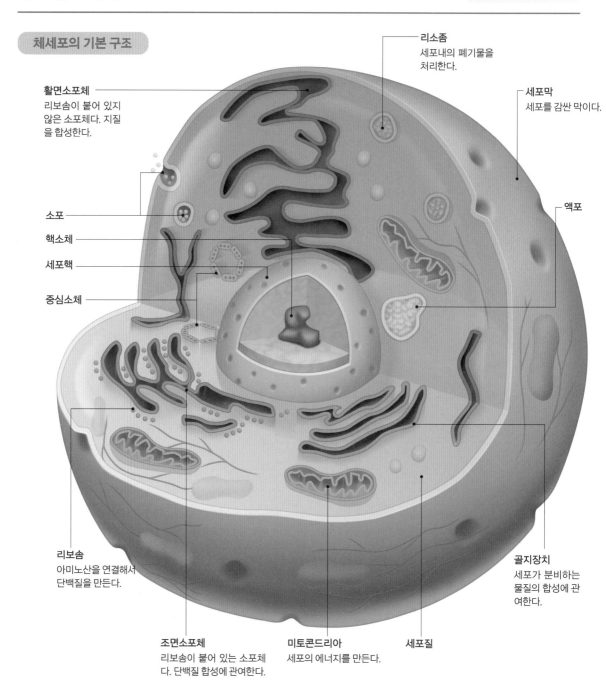

리소좀
세포내의 폐기물을 처리한다.

활면소포체
리보솜이 붙어 있지 않은 소포체다. 지질을 합성한다.

세포막
세포를 감싼 막이다.

소포

핵소체

세포핵

중심소체

액포

리보솜
아미노산을 연결해서 단백질을 만든다.

골지장치
세포가 분비하는 물질의 합성에 관여한다.

조면소포체
리보솜이 붙어 있는 소포체다. 단백질 합성에 관여한다.

미토콘드리아
세포의 에너지를 만든다.

세포질

Q ▶ 세포, 조직, 기관의 차이는?

미니 지식

A ▶ 같은 형상과 기능을 갖는 세포의 집합을 조직이라고 한다. 인체는 상피조직, 신경조직, 근육조직, 지지조직의 결합으로 이루어져 있다. 기관이란 몇 개의 조직이 어떤 목적을 갖고 모여서 이루어진 것이다.

세포의 기본 구조

인체에는 200종류나 되는 세포가 있다고 하는데 기본적인 구조는 동일하다. 세포는 중심의 세포핵과 그 주변의 세포질이 세포막으로 감싸인 구조를 하고 있다. 기본적으로는 동그란 공 모양이고 평균적인 지름은 10㎛이다.

세포핵에는 유전 정보를 전달하는 DNA(데옥시리보 핵산. ➡196쪽)가 들어 있다. 세포질은 물에 단백질, 지질, 당질, 전해질 등이 녹은 콜로이드 용액인 세포질기질과 그 안에 떠 있는 다양한 세포내소기관과 과립으로 구성되어 있다.

세포막은 두 겹의 인지질로 되어 있고 군데군데에 호르몬 등의 수용체가 되는 막단백이 삽입되어 있다.

체세포분열과 감수분열

체세포분열

① DNA(염색체)가 복제되어 2배가 된다. ② 2배로 복제된 DNA(염색체)가 같은 내용을 가지도록 양쪽으로 잡아 당겨지면서 가운데가 잘록해진다. ③ 원래의 세포와 똑같은 세포가 2개 생긴다.

체세포분열

감수분열

감수 제1분열

① DNA(염색체)가 복제되어 2배가 된다. ② 체세포분열과 동일하게 분열한다. ③ DNA(염색체)가 절반이 되도록 한 번 더 분열한다.

감수 제2분열

보통의 체세포분열에서 DNA(염색체)는 원래의 세포와 똑같이 복제된다. 한편 난자와 정자를 만들기 위한 감수분열에서는 난자와 정자가 수정해서 하나의 개체가 될 수 있도록 DNA(염색체)는 또다시 분열한다. 한편 감수분열에서는 같은 번호의 염색체 사이에 유전정보가 일부 교차하기 때문에 원래 세포와 다른 유전 정보를 가진 생식세포가 4개 만들어진다.

세포내소기관의 역할

세포질 안에는 다양한 역할을 가진 세포내소기관이 둥둥 떠 있다. 한 쌍인 중심소체는 세포분열을 할 때 염색체를 세포의 양쪽으로 끌어당긴다. 미로와 같은 소포체에는 리보솜이 붙어 있어서 단백질의 합성에 관여하는 활면소포체와 리보솜이 붙어 있지 않고 지질을 합성하는 조면소포체가 있다. 리보솜은 아미노산을 연결해서 단백질을 만드는 장치인데 소포체에 붙는 것과 세포질 안에 흩어져 있는 것이 있다. 계단 모양의 골지장치는 세포가 분비하는 물질의 합성에 관여한다. 미토콘드리아는 세포의 에너지를 만들어내고 리소좀은 세포 내의 폐기물을 처리한다.

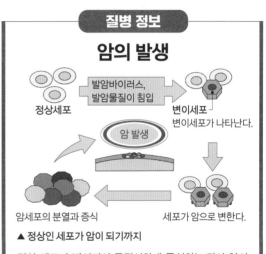

질병 정보

암의 발생

발암바이러스, 발암물질이 침입

정상세포

변이세포
변이세포가 나타난다.

암 발생

암세포의 분열과 증식

세포가 암으로 변한다.

▲ 정상인 세포가 암이 되기까지

정상 세포가 변이되어 무질서하게 증식하는 것이 암이다. DNA가 방사선이나 화학물질 같은 발암물질의 작용으로 변이되고 여기에 암의 촉진인자가 더해지면 암세포가 급속도로 증식해 종양이 된다고 한다.

증상 암세포는 본래의 기능이나 형태와 관계없이 스스로 혈관을 만들어서 혈액을 마음껏 사용하고 강한 증식력으로 급증해 주변의 정상 조직을 압박하고 파괴하며 멀리까지 세력을 넓혀 정상적인 세포의 기능을 잃게 한다.

치료 수술 등으로 종양을 제거하거나 방사선과 항암약제로 암세포를 사멸시킨다. 암으로 혈액을 보내는 혈관을 막거나 열에 약한 성질을 이용해서 사멸하는 방법, 면역 기능을 이용해서 암세포를 공격하는 방법 등이 개발되어 있다.

유전자와 DNA

DNA란 데옥시리보 핵산이라는 물질을 말하며 그 일부에 기록되어 있는 유전정보가 유전자다. 유전자는 단백질의 설계도다.

●DATA
사람의 염색체 수 : 46쌍
1개의 세포 속에 있는 DNA
를 연결한 길이 : 약 2m

DNA의 구조와 단백질의 합성

DNA(데옥시리보 핵산)는 염색체를 구성하는 물질이다. DNA를 설계도 삼아 리보솜에서 단백질을 합성한다.

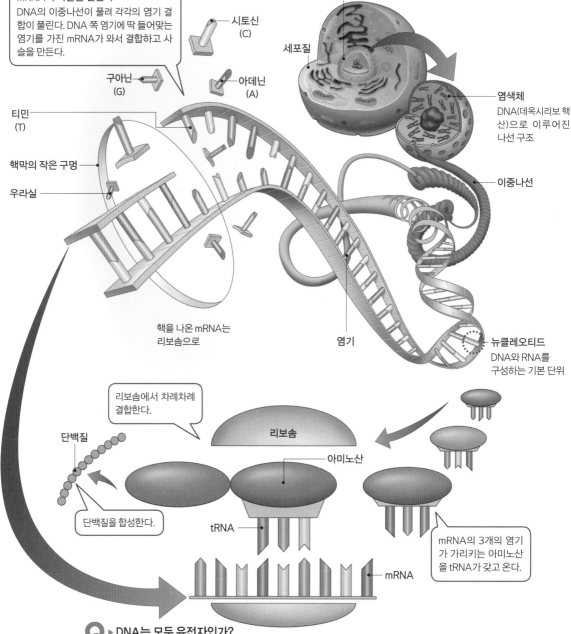

mRNA의 사슬을 만든다
DNA의 이중나선이 풀려 각각의 염기 결합이 풀린다. DNA 쪽 염기에 딱 들어맞는 염기를 가진 mRNA가 와서 결합하고 사슬을 만든다.

시토신 (C)

구아닌 (G)

아데닌 (A)

티민 (T)

핵막의 작은 구멍

우라실

세포핵

세포질

염색체
DNA(데옥시리보 핵산)으로 이루어진 나선 구조

이중나선

염기

뉴클레오티드
DNA와 RNA를 구성하는 기본 단위

핵을 나온 mRNA는 리보솜으로

리보솜에서 차례차례 결합한다.

리보솜

아미노산

단백질

단백질을 합성한다.

tRNA

mRNA

mRNA의 3개의 염기가 가리키는 아미노산을 tRNA가 갖고 온다.

Q ▶ DNA는 모두 유전자인가?

미니 지식

A ▶ 아니다. DNA 염기 배열 중 어느 영역은 유전 정보를 바탕으로 단백질의 구조를 결정하지만 그 이외의 영역은 유전자로서가 아니라 유전자의 발현 조절 등의 역할을 한다.

DNA와 유전자 그리고 염색체

DNA란 데옥시리보 핵산이라는 물질이며, 디옥시리보스(오탄당)와 인산과 염기로 이루어진 뉴클레오티드가 길게 연결된 2쌍이 서로 마주 보고 이중나선 구조를 이루고 있다. 평소 DNA는 기다란 상태 그대로 세포핵 안에 있다가 세포분열 때만 X나 Y자와 닮은 형태가 된다. 이것이 염색체다.

DNA의 염기에는 아데닌(A), 구아닌(G), 티민(T), 시토신(C)의 4종류가 있다. 긴 DNA 염기의 나열에는 의미를 갖고 있는 부분이 있는데 이것을 유전자라고 한다. 유전자는 세포가 단백질을 합성하기 위한 아미노산 배열을 나타낸 설계도다.

사람의 염색체

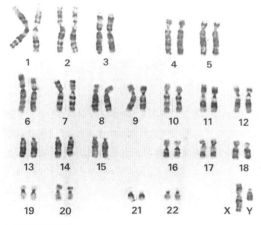

▲ 사람의 염색체
23쌍 46개의 염색체 사진이다. 1~22까지가 상염색체이고 오른쪽 하단 X, Y가 성염색체다.

염색체는 DNA가 세포분열을 할 때의 모습이다. 평소에 DNA는 이중나선 구조의 사슬 상태로 세포핵 안에 들어 있지만 세포분열을 할 때만 염색체의 형태가 된다. 위의 사진은 염색체를 그 크기와 형태로 분류해서 늘어놓은 것이다.

사람은 22종류의 상염색체를 2개씩 갖고 있고 X와 Y로 나타내는 성염색체 중에서 X를 2개 갖거나 또는 X와 Y를 하나씩 가져서 합계 46개의 염색체를 갖는다. 성염색체 X를 2개 갖고 있으면 여성, X와 Y를 갖고 있으면 남성이 된다. 상염색체는 긴 것부터 순서대로 1번부터 22번의 번호를 붙인다.(21번의 상염색체는 예외인데 22번보다 짧다.)

이들 상염색체, 성염색체의 수와 형태의 이상 때문에 일어나는 질병이 염색체이상(➡오른쪽 표)이다.

DNA와 단백질의 합성

세포가 단백질을 합성할 때는 먼저 DNA의 2중 사슬이 풀린다. 여기에 mRNA(전령RNA)가 와서 DNA의 염기와 쌍이 되도록 결합하는데 이들은 DNA와 상보적인 관계를 갖는다. DNA의 염기에 결합하는 mRNA의 염기는, 아데닌에는 우라실, 티민에는 아데닌, 구아닌에는 시토신, 시토신에는 구아민의 조합이다.

DNA와 상보적 관계를 갖게 된 mRNA는 세포핵을 빠져나와 세포질의 리보솜으로 간다. 그러면 tRNA(전달RNA)가 mRNA의 3개의 염기가 가리키는 아미노산을 가져와서 차례차례 합성한다. 이런 과정을 통해 DNA의 유전 정보와 똑같은 단백질이 만들어지는 것이다.

질병 정보

염색체이상

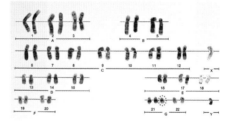

▲ 다운증후군 환자의 염색체이다. 21번의 염색체가 1개 많다.

염색체의 수나 형태에 이상이 생겨 나타난 질병이다. 정자와 난자가 감수분열로 만들어질 때 이상이 발생해 어느 염색체가 더 들어가거나 반대로 일부가 빠진 것이 원인이다.

증상 질병에 따라 증상이 다른데, 비교적 자주 보이는 것은 특유의 얼굴형과 입술갈림증, 성장 발달의 지연, 선천성 심질환, 외생식기의 이상 등이다. 질병에 따라서는 특별히 눈에 띄는 이상이 드러나지 않아 발견조차 되지 않는 경우도 있다.

치료 염색체이상 자체는 낫지 않는다. 심실사이막결손증 같은 선천성 심질환이나 입술갈림증 같은 치료 가능하고 겉으로 드러나는 이상에 대해서는 수술을 시행한다. 정신발달지체가 나타나는 질병의 경우는 적절한 교육을 하면서 성장을 지켜본다.

생식기의 질병

남성과 여성의 생식기는 형상이 다르기 때문에 질병에도 차이가 있다. 여기서는 여성 특유의 장기인 자궁과 남성 특유의 장기인 전립샘의 질병을 다룬다.

자궁속막증

원래는 자궁공간 안에 있는 게 당연한 자궁속막의 조직이 자궁 이외의 장소에서 증식하는 질병이다. 자궁속막조직이 자궁근육층 안이나 난관, 난소, 배안으로 파고들거나 퍼진 다음 난소에서 나오는 에스트로겐의 영향을 받아 새로 자리 잡은 그 장소에서 증식과 출혈을 반복한다. 그러나 그 출혈에는 출구가 없기 때문에 혈종을 만들거나 주변의 조직과 결합한다. 자궁근육층에서만 일어나는 것을 자궁샘근육증이라고 한다.

자궁속막증이 일어나기 쉬운 위치는 난소, 직장자궁오목, 엉치자궁인대 등이다.

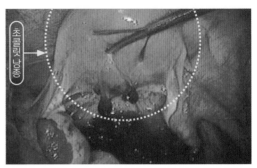

▲ 초콜릿 낭종 (영상 제공 : 마쓰다우먼즈클리닉)

증상 월경통이 심하고 점점 더 심해진다. 월경 때 말고도 아랫배 통증과 허리통증, 엉치뼈 부위로 뻗는 방사상 통증, 성교통 등이 나타난다. 자궁샘근육증에서는 과다 월경이 나타나기도 한다. 난소에 혈액이 차는 것을 초콜릿 낭종(➡오른쪽 위 사진)이라 하는데 이것이 파괴되면 갑자기 극심한 복통이 일어난다. 또 자궁속막증에 의한 유착 등이 원인이 되어 불임증이 되기도 한다.

치료 심하지 않은 경증이라면 진통제 등을 투여하는 대증요법으로 경과를 관찰한다. 임신으로 증상이 개선되는 경우도 많으므로 가능하다면 임신을 권한다. 자궁속막을 축소하기 위해 호르몬약 등에 의한 약물요법을 시행하지만 근본적 치료는 되지 않는다. 복강경 수술로 병변 부위나 유착 부위를 태우거나 절제한다. 임신을 원하지 않으면 자궁이나 난소를 적출하는 근치수술을 시행한다.

자궁근종

자궁근육에서 생긴 양성종양이며 자궁종양 중에서 가장 많은 질병이다. 자궁근육층 안에 생긴 근층내근종, 근육층과 자궁의 바깥을 감싼 장막 사이에 생긴 장막하근종, 자궁안 점막 아래에 생긴 점막하근종 등이 있다.

에스트로겐의 영향을 받기 때문에 35세경부터 폐경까지의 여성에게 많이 발병한다. 폐경 후는 자궁근육과 함께 근종도 위축하는 경향이 있다.

크고 작은 몇 개의 근종이 한꺼번에 생기는 일도 적지 않다. 특히 장막하근종의 경우 제법 큰 크기가 되더라도 거의 자각 증상이 없기 때문에 아이 머리통만 하게 크기도 한다.

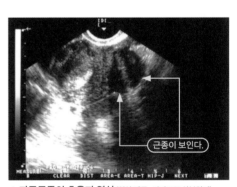

▲ 자궁근종의 초음파 영상 (영상 제공 : 야마모토 산부인과)

증상 대부분은 무증상이다. 특히 근종이 작은 경우는 전혀 알지 못한다. 점막하근종 등에서는 과다 월경과 오랫동안 지속되는 월경, 이에 동반한 빈혈이 일어난다. 부정출혈과 월경곤란증이 나타나거나 불임과 유산, 조산의 원인이 될 수 있다.

근종이 커지면 방광과 곧창자를 압박해서 빈뇨와 변비, 복통이 생기기도 한다.

치료 악성화되지 않으므로 증상이 없으면 치료하지 않아도 된다. 증상이 가볍고 폐경이 가까운 경우 등은 대증요법만으로 경과를 관찰하기도 한다. 심한 빈혈과 압박 증상이 있으면 개복이나 복강경 등으로 근종만 절제하는 근종핵출술이나 자궁전적수술을 시행한다. 임신을 희망하는 경우는 호르몬요법 등의 보존 치료나 근종핵출술로 자궁을 유지한다.

전립샘비대증

전립샘이 커져서 배뇨 장애를 일으키는 질병이다. 전립샘은 노화와 함께 크기가 커지기 때문에 대부분의 고령자는 정도의 차이만 있을 뿐 전립샘비대 상태에 있다고 볼 수 있다.

　원인은 불명인데 고령과 남성호르몬의 감소가 원인이 아닐까 여겨지고 있다. 원래 일본인에게는 적고 서구인에게 많았는데 최근에는 일본인에게도 증가하고 있다. 식생활의 서구화와 환경의 변화 등이 영향이지 않을까 추측하지만 이유는 명확하지 않다.

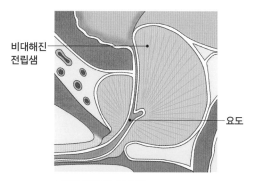

비대해진 전립샘
요도

▲ 전립샘비대증의 상태

증상

　전립샘이 그 내부를 통과하는 요도를 압박하면서 그 자체는 커지기 때문에 배뇨 장애가 일어난다. 초기에는 야간빈뇨, 요의가 일어나면 참을 수 없는 요의 절박감이 생기는 방광 자극 증상이 있거나 소변이 가늘어진다. 소변 배출이 시작되는 데 시간이 걸리는 배뇨 지연이나 소변 배출 시간이 긴 염연성배뇨 증상이 나타난다. 진행되면 잔뇨가 남거나 방광염이 생기기도 한다. 더 악화되면 소변이 안 나오게 되고(요폐) 방광이 가득 차서 요실금을 일으킨다.

치료

　전립샘의 크기가 기준이 아니라 배뇨 장애의 정도로 치료 방침을 정한다. 기본적으로는 일단 호르몬약과 요도가 느슨해지게 풀어주는 α_1차단약 등에 의한 약물요법을 시행한다.

　약물요법에 효과가 없고 배뇨 장애가 심해진 경우는 요도를 넓히는 수술을 시행한다. 요도로 내시경을 넣어서 고주파 전기메스로 전립샘을 깎는 경요도적 전립샘절제술이나 레이저로 전립샘을 태우는 전립샘증산술 등을 시행한다. 또는 개복해서 전립샘을 적출하기도 한다.

자궁외임신

수정란이 자궁공간 이외의 장소에 착상한 것이다. 착상하는 장소에 따라 난관임신, 난소임신, 복강내임신, 자궁목임신으로 나뉜다.

　난관에 자궁속막증이나 감염증 때문에 유착이 있거나 수정난이 자궁공간으로 제대로 운반되지 않았을 때, 수정란이 난관채에서 복강으로 나와 버리거나 자궁내의 염증이나 임신인공중절 등에 의한 자궁 환경 악화로 착상 실패 등이 원인이다. 체외수정을 하고 나서 수정란을 자궁 내에 착상시킬 때 잘못해서 자궁관 등에 들어가는 경우도 있다.

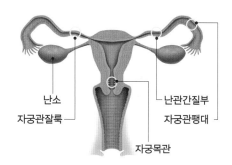

난소
자궁관잘룩
난관간질부
자궁관팽대
자궁목관

▲ 자궁외임신의 착상 부위

증상

　임신은 유지되는 상태이기 때문에 월경은 멈춰 있다. 대부분은 난관임신이다. 난관팽대부임신의 경우 지극히 초기는 무증상이지만 수정난이 커지면서 간헐적인 복통과 소량의 성기 출혈이 보인다. 난관 안과 배안에 출혈과 혈종이 생기는 일도 있다. 난관의 좁은 부분에 착상된 경우 조기 난관 파열이 일어나는데 그러면 갑자기 극심한 복통과 배안 대출혈 때문에 쇼크를 일으킨다.

치료

　쇼크가 일어나면 먼저 수액과 승압 작용을 하는 약 투여 등의 응급처치를 하고 긴급 수술을 한다. 쇼크가 없더라도 자궁외임신으로 판명되면 수정란(또는 태아)이 있는 태낭을 제거할 필요가 있다. 이후에 다시 임신을 원한다면 가능한 한 태낭 부분만 또는 환부인 난관만을 절제한다. 임신을 원하지 않으면 한쪽 난관을 통째로 절제하거나 또는 자궁공간에 가까운 위치의 임신이라면 자궁을 통째로 적출하기도 한다.

찾아보기

A~Z

B림프구 ············ 115, 118, 121~123
DNA ································· 195~197
mRNA ····························· 196, 197
pH ······································· 117
tRNA ······························· 196, 197
T림프구 ····························· 118, 121
*α*세포 ······························ 180, 181
*β*세포 ······························ 180, 181

ㄱ

가로막 ········ 23, 86, 87, 134, 135, 150
가로잘록창자 ········ 139, 141, 144, 145
가스 교환 ···························· 88, 89
가슴대동맥 ····························· 104
가슴림프관 ························· 112, 113
가슴뼈 ··················· 12, 13, 24, 23
가슴신경 ···························· 42
가슴우리 ················ 13, 22, 23, 97
가슴척수 ···························· 48
가슴호흡 ···························· 86, 87
가시아래근 ························· 24, 26
가시위근 ···························· 24, 26
가자미근 ···························· 18, 28
가지돌기 ···························· 50, 51
가쪽겉질척수로 ····················· 46, 47
가쪽곧은근 ····························· 56
가쪽관절융기 ························· 28
가쪽넓은근 ···························· 28
가쪽뇌실 ····························· 34
가쪽시각로앞핵 ························ 172
가쪽척수시상로 ························ 47
각질층 ···························· 70 71
간낫인대 ···························· 150, 151
간정맥 ···························· 150, 151
갈비경골 ···························· 22
갈비뼈 ········· 12, 13, 23~25, 86, 184
갈비사이근 ························· 184
갈비연골 ···························· 22, 23
감각 수용기 ························· 72, 73
감각영역 ····························· 46
갑상샘 ···························· 176, 177
갑상샘자극 호르몬 ··············· 174, 175
갑상샘자극호르몬방출호르몬 ········· 172
갑상샘호르몬 ························· 176, 177
갓돌림신경 ···················· 38, 44, 45
거미막 ···························· 35, 37
거위발(아족) ························· 28
거핵구 ····························· 118
겉질척수로 ························· 47
겨드랑동맥 ····························· 104
겨드랑림프절 ························· 112, 185
겨드랑정맥 ····························· 106

경질막 ····························· 35, 37
경첩관절 ···························· 16, 17
고리연골 ················ 21, 80, 82, 176
고리인대 ····························· 82
고실 ································· 60
고유간동맥 ························· 150, 151
고유배근 ····························· 25
고유입안 ····························· 131
고환소엽 ···························· 190, 191
고환올림근 ····························· 190
고환초막 ····························· 190
곧창자 ······ 48, 139, 144~147, 166, 190
곧창자팽대부 ························· 146, 147
골간 ································· 14, 15
골반내장신경 ···················· 48, 146, 168
골수계줄기세포 ························ 118
골수공간 ····························· 14
골수모구 ····························· 118
골지장치 ···························· 194, 195
골흡수 ····························· 15, 177
과립구 ···························· 116, 118
과립층 ···························· 70, 71
관자근 ····························· 20
관자뼈 ····························· 20, 21
광대뼈 ····························· 20, 21
교감신경 ··· 43, 47, 49, 76, 100, 111, 147
교감신경절 ····························· 42
교감신경줄기 ························· 42, 48
교질삼투압 ····························· 119
구강단계 ····························· 133
구불잘록창자 ························· 144, 145
구아닌 ···························· 196, 197
구출기 ···························· 102, 103
굴심방결절 ···················· 100, 101, 103
굽힘근지지띠 ························· 21
궁둥구멍근 ····························· 28
궁둥뼈결절 ····························· 28
귀돌 ································· 62, 63
귀두 ···························· 166, 190
귀밑샘 ···························· 48, 130
귀밑샘관 ····························· 130
귀신경절 ····························· 48
귀인두관 ···························· 60, 61
귀인두관인두구멍 ······ 61, 80, 132, 133
귀인두관편도 ························· 81, 133
귓바퀴 ···························· 60, 61
귓속뼈 ···························· 21, 60, 61
그물층 ····························· 178
근방추 ····························· 19, 41
글루카곤 ····························· 181
글리코겐 ····························· 151
기계적 소화 ························· 143
기계적 자극 ····························· 76
기관갈림 ···················· 82, 83, 134
기관연골 ····························· 82~84

기관지 ···················· 49, 82, 83
기능층 ····························· 188
기시부 ····························· 134
긴갈래 ····························· 26
긴노쪽손목폄근 ························ 26
긴모음근 ····························· 28
긴발가락굽힘근 ···················· 28, 29
긴발가락폄근 ························· 28
긴손바닥근 ····························· 26
긴엄지발가락굽힘근 ················· 28, 29
긴엄지발가락폄근 ························ 29
긴엄지손가락굽힘근 ··················· 26
긴엄지손가락폄근 ······················ 26
긴엄지외향근 ························· 26
긴종아리근 ···················· 28, 29
깃근육 ····························· 19
깊은손가락굽힘근 ······················ 26
깔때기 ···························· 172, 174
깔때기핵 ····························· 172
깔때기핵의 신경분비세포 ············· 174
깨물근 ···························· 20, 130
꼬리뼈신경 ····························· 42
꼬리핵 ····························· 34
꼭지근육 ···························· 96, 100

ㄴ

나비뼈 ···························· 20, 21
나비뼈동굴 ···························· 64, 65
나트륨 ····························· 111
난관채 ···························· 186, 187
난소 ················ 166, 186~189, 192
난소주기 ····························· 188
난자 ···················· 186, 188, 192, 193
난포 ····························· 188
난포기 ···························· 188, 189
난포자극호르몬 ············ 174, 175, 188
날개입천장신경절 ······················ 48
날문 ···················· 136, 137, 152
날문부위 ···························· 137, 140
날문조임근 ····························· 136
날세동맥 ···························· 160, 161
날숨 ····························· 86, 89
남성생식기 ····························· 190
내림대동맥 ···················· 94, 104
내림잘록창자 ························· 144, 145
내림프액 ···························· 62, 63
내분비기관 ····························· 149
내분비샘 ····························· 179
내요도조임근 ···················· 164, 167~169
내측면 ····························· 85
내피 ···························· 104, 106
내피밑층 ···························· 104, 106
내호흡 ····························· 89
냉각 ····························· 73

넓은등근 ····························· 18, 24, 26
넙다리곧은근 ····························· 28, 29
넙다리네갈래근 ····················· 18, 28, 29
넙다리동맥 ································· 104
넙다리두갈래근 ························· 28, 29
넙다리모음근군 ····························· 28
넙다리빗근 ··························· 18, 28
넙다리정맥 ································· 106
넙적다리뼈 ······················· 12, 28, 29
네모엎침근 ····························· 26, 27
노동맥 ······························ 104, 105
노뼈 ····························· 12, 26, 27
노쪽손목굽힘근 ····························· 26
노쪽피부정맥 ······························ 106
뇌고랑 ······································ 34
뇌들보 ··························· 34, 35, 37
뇌머리뼈 ···································· 21
뇌신경 ·························· 39, 44, 45
뇌실곁핵 ·································· 172
뇌실곁핵 시각로위핵의 신경분비세포 · 174
뇌이랑 ······································ 34
뇌줄기 ························ 37~39, 45, 49
뇌하수체 ················ 37, 39, 172~175
뇌하수체뒤엽 ························ 172~175
뇌하수체문맥계 ···················· 174, 175
뇌활 ······································· 36
눈 ·························· 44, 56, 57
눈꺼풀올림근 ······························ 56
눈돌림근육 ····················· 44, 56, 57
눈돌림신경 ·········· 38, 44, 45, 48, 57
눈둘레근 ···································· 20
눈뒷방 ······························· 56, 57
눈물뼈 ································· 20, 21
눈살근 ······································ 20
눈신경 ······································ 44
눈앞방 ······························· 56, 57
눈확 ······································· 57
눈확사이막 ·································· 56
눈확아래구멍 ······························ 20
뉴클레오티드 ························ 196, 197

대광대뼈근 ································· 20
대뇌겉질 ························ 34, 35, 37
대뇌기저핵 ································· 34
대뇌다리 ························ 38, 39, 46
대뇌변연계 ······················· 36, 37, 67
대뇌세로틈새 ································ 34
대동맥 ························· 95, 99, 101
대동맥판막 ······················· 96, 98~100
대동맥활 ·························· 104, 105
대음순 ······························ 166, 186
더부신경 ························· 38, 44, 45
덧이자관 ···················· 148, 149, 180
데옥시리보 핵산 ······················· 197
도관 ······························ 149, 180
도르래신경 ················· 38, 44, 45, 57
도파민 ······························ 178, 179
돌기사이관절 ·························· 16, 17
돌림근육층 ·························· 135~137
돌막창자부위 ······························ 145
돌막창자판막 ······················· 144, 145
돌창자 ················· 140, 141, 144, 145
동공 ································ 56, 57
동굴모세혈관 ······················· 109, 151
동맥경화 ··································· 105
동맥벽 ······································ 110
동맥판막 ··································· 98
동맥혈 ······································ 105
두덩결합 ··································· 166
두덩뼈 ························· 28, 29, 166
두덩정강근 ································· 28
두힘살근 ··································· 21
둥근주머니 ······························ 62, 63
뒤가지 ······································ 42
뒤기둥 ······································ 42
뒤반고리관 ································· 62
뒤반달판막 ································· 98
뒤뿌리 ·························· 42, 43, 46
뒤뿌리신경절 ································ 46
뒤뿔 ······································· 46
뒤정강근 ·······························28, 29
뒤정강정맥 ································· 106
뒤첨판 ······································ 98
뒤콧구멍 ······························· 64, 65
뒤통수뼈 ··································· 21
뒤통수힘살 ································· 18
뒤핵 ······································· 172
들문 ······························· 136, 137
들세동맥 ······························ 160, 161
들숨 ································ 86, 89
등뼈 ······················· 10, 13, 23~25
등세모근 ············· 18, 22, 24~27, 44
등쪽성 수축기 ······················· 102, 103
등쪽성 확장기 ······························ 103
등자뼈 ································· 60, 63
등쪽섬유단 ····························· 46, 47
등쪽안쪽핵 ································· 172
등허리근육막 ······························ 224

땀샘 ······································· 71
띠이랑 ································· 36, 37

ㄹ

랑게르한스섬 ·············· 149, 180, 181
랑비에결절 ··································· 50
루피니 소체 ·························· 72, 73
리보솜 ······························ 194~196
리소좀 ······························ 194, 195
림프계 ······································ 118
림프계줄기세포 ····························· 113
림프모구 ···················· 112, 113, 137
림프소절 ··································· 113
림프액 ······························ 113, 118
림프절 ······································ 113

ㅁ

마루뼈 ······································ 21
마름모근 ··································· 27
마이봄샘 ··································· 56
마이스너 소체 ·························· 72, 73
막대세포 ··································· 57
막창자꼬리 ···················· 140, 144, 145
말이집 ······································ 51
말초 ······································· 95
말초신경계 ································· 35
말테이스 ··································· 149
맑은막 ······························· 56~59
맛봉오리 ··················· 68, 69, 131
망막 ································ 56~59
망막중심동맥 ································ 56
망치뼈 ······································ 60
매크로파지 ················ 118, 120~123
머리덮개널힘줄 ····························· 20
머리뼈 ···················· 12, 13, 20, 37
먼쪽노자관절 ·························· 16, 17
먼쪽콩팥세관 ······················· 160, 161
메르켈 소체 ································· 72
멜라닌세포자극호르몬방출호르몬 ···· 172
멜라닌세포자극호르몬억제호르몬 ···· 172
면역글로불린 ······························ 123
모루뼈 ······································ 60
모세림프관 ································· 113
모세혈관이전조임근 ············ 108, 109
모양체 ································ 56~59
모양체소대 ······························ 56~58
모양체신경절 ······························ 48
목구멍편도 ······ 68, 69, 80, 81, 130~133
목림프관줄기 ······························ 112
목림프절 ··································· 112
목빗근 ············· 18, 21, 22, 44, 130
목뿔뼈 ···················· 21, 80, 176
목신경 ······································ 42
목젖 ·················· 80, 81, 90, 130
목척수 ······································ 48

ㄷ

다두근 ······································ 19
다리뇌 ······················· 35, 37~40, 44
다리오금림프절 ····························· 112
다리이음뼈 ··································· 29
다발층 ······································ 178
다복근 ······································ 19
단단입천장 ················ 80, 81, 130
단백질 ···················· 143, 151, 196
단핵구 ··············· 116, 118, 120, 121
단핵모구 ··································· 118
달팽이신경 ·······························60~62
담장 ······································· 34
당김근 ······································ 20
당질 코르티코이드 ··············· 178, 179

몸쪽노자관절 ···················· 16, 17
무릎관절 ························· 16
무릎뼈 ······················ 11, 28, 29
무릎인대 ························· 28
문맥 ························· 150, 151
물렁입천장 ················· 80, 81, 130
미각섬모 ························· 69
미각세포 ························· 69
미각영역 ························· 69
미엘린초 ······················ 50, 51
미주신경 ················· 48, 44, 45, 48
미즙 ··························· 139
미트콘드리아 ················· 194, 195
민무늬근육··· 19, 83, 104, 106, 107, 169

ㅂ

바깥갈비사이근 ·············· 22, 23, 87
바깥귀길 ···················· 60, 61
바깥막 ················· 104~107, 135
바깥목동맥 ····················· 104
바깥목정맥 ····················· 106
바깥세로층 ················· 135~137
바깥엉덩동맥 ···················· 104
바깥엉덩정맥 ···················· 106
바깥요도조임근 ·············· 166~169
바깥폐쇄근 ····················· 28
바깥항문조임근 ············· 146, 147
바닥층 ···················· 70, 71, 188
바르톨린샘 ····················· 186
바소프레신 ·············· 172, 174, 175
밖주위층판 ····················· 14
반고리관 ···················· 60, 61
반달주름 ······················ 144
반막모양근 ···················· 28, 29
반힘줄모양근 ·················· 28, 29
발꿈치뼈 ···················· 28, 29
발꿈치힘줄 ················· 18, 28, 29
발다이어편도고리 ·············· 81, 133
발등동맥 ···················· 104, 105
발목뼈 ······················ 28, 29
발성 ··························· 90
발성근 ························· 44
발육난포 ······················ 186
발허리뼈 ···················· 28, 29
방광 ······················ 48, 147,
159, 162~164, 166, 168, 190, 191
방광목 ···················· 164, 165
방광몸통 ···················· 164, 165
방광바닥 ···················· 164, 165
방광삼각 ········· 162, 164, 165, 168
방실결절 ···················· 100, 101
방실다발 ···················· 100, 101
방실판막 ······················ 98, 99
방추근육 ························· 19
방출호르몬 ····················· 173
방패연골 ······· 21, 80, 82, 90, 176, 177

배가로근 ······················ 23
배곧은근 ················· 18, 22, 23
배뇨반사 ······················ 169
배뇨중추 ···················· 168, 169
배대동맥 ············ 104, 145, 159, 162
배림프절 ······················ 112
배막뒤장기 ················· 139, 159
배바깥빗근 ·················· 22, 23
배변반사 ······················ 1497
배변중추 ······················ 147
배속빗근 ···················· 22, 23
배자 ·························· 192
배쪽안쪽핵 ····················· 175
배호흡 ······················ 86, 87
백교통가지 ····················· 42
백색속질 ···················· 114, 115
백질 ················· 34, 35, 41~43
백체 ·························· 188
백혈구 104, 116, 117, 120, 121, 123, 124
버섯유두 ···················· 68, 69
버팀세포 ················· 62, 67, 69
벌집뼈 ······················ 20, 21
벽쪽가슴막 ····················· 85
보습뼈 ······················ 20, 21
보우만샘 ························· 67
보우만주머니 ················· 160, 161
복강신경절 ····················· 48
복장뼈몸통 ·················· 22, 23
복장뼈자루 ·················· 22, 23
볼기뼈 ··················· 12, 28, 29
볼크만관 ···················· 14, 15
부갑상샘 ······················ 177
부고환 ························· 190
부교감신경 ····· 47~49, 100, 111, 147
부리위팔근 ····················· 26
부세포 ························· 137
분비기관 ······················ 188
분절운동 ······················ 141
분할기 ························· 192
불두덩 ························· 186
불수의근 ························· 97
붓목뿔근 ························· 21
빈창자 ········ 138, 140, 141, 148, 150
빌리루빈 ······················ 153
빗모뿔근 ······················ 176
빗살선 ························· 147
빗장밑동맥 ····················· 104
빗장밑림프관줄기 ················· 112
빗장밑정맥 ····················· 106
빗장뼈 ··········· 12, 21, 22, 26, 27
빗틈새 ························· 84
뼈끝 ························· 14, 15
뼈끝선 ························· 14
뼈단위 ······················ 14, 15
뼈대근육 ························· 19
뼈머리 ························· 17
뿌리돌기 ························· 26

ㅅ

사이뇌 ················· 35, 37, 39, 172
사이막첨판 ····················· 98
사이층판 ························· 14
산염기 완충 작용 ················· 117
삼차신경 ················· 38, 44, 45, 73
상기도 ························· 80
상피성세포 ····················· 174
상피소체 ···················· 176, 177
상행성전도로 ·················· 46, 47
샅고랑림프절 ···················· 112
샅막 ·························· 186
새끼폄근 ························· 26
샘방 ························· 149, 180
샘방세포 ···················· 149, 180
샘창자 ····················· 136~140,
142, 148, 150, 152, 180
샘창자걸이근 ················· 138, 139
샘창자유두 ····················· 139
생리적 협착부 ······· 134, 135, 162, 163
생식샘자극호르몬방출호르몬 ········· 172
서프레서T세포 ················· 122, 123
설내근 ························· 69
설외근 ························· 69
설후부인두 ····················· 44
섬유띠 ······················ 46, 47
섬유모세포 ····················· 70
성곽유두 ···················· 68, 69
성대문 ························· 90
성대주름 ························· 90
성숙난포 ···················· 186, 188
성장호르몬방출 호르몬············ 172
성장호르몬억제 호르몬············ 172
성호르몬 ···················· 178, 179
세기관지 ························· 82
세동맥 ················· 105, 108, 109
세반고리관 ·················· 62, 63
세정맥 ···················· 108, 109
세포기 ························· 192
세포내소기관 ···················· 195
세포분열 ······················ 192
세포성면역 ················· 122, 123
세포체 ······················ 50, 51
세포핵 ···················· 194~196
소광대뼈근 ····················· 20
소뇌겉질 ···················· 40, 41
소뇌고랑 ···················· 40, 41
소뇌나무 ···················· 40, 41
소뇌다리 ················· 38, 40, 41
소뇌뒤엽 ························· 40
소뇌반구 ···················· 40, 41
소뇌벌레 ························· 40
소뇌천막 ···················· 37, 41
소뇌핵 ························· 40
소엽사이동맥 ············· 151, 160, 161
소엽사이쓸개관 ·················· 151

소엽사이정맥 ············· 151, 160, 161
소음순 ····················· 166, 186
소타액샘 ······················· 130
소포 ·························· 194
소포체 ······················· 195
소화효소 ················· 137, 141
속갈비사이근 ············ 22, 23, 87
속귀신경 ················ 38, 44, 45
속눈썹 ························ 56
속막 ······················ 104~107
속목동맥 ······················ 104
속목정맥 ······················ 106
속섬유막 ···················· 34, 46
속요도구멍 ·················· 164~167
속항문조임근 ············· 146, 147
손가락뼈사이관절 ················· 16
손가락폄근 ····················· 26
손뒤침근 ···················· 26, 27
손목간관절 ····················· 17
손목관절 ······················ 16
손목손허리관절 ················· 16
손뼈 ·························· 12
손톱기질 ···················· 74, 75
손톱바닥 ······················ 74
손톱반달 ···················· 64, 65
손톱뿌리 ···················· 74, 75
손톱위허물 ····················· 74
손톱판 ····················· 74, 75
손허리뼈 ···················· 26, 27
수막 ·························· 37
수분 ························· 111
수용체 ····················· 41, 50
수정 ························· 192
수정란 ····················· 192, 193
수정체 ····················· 56, 59
수질 ·························· 35
수축기 혈압 ················ 110, 111
수평틈새 ······················ 84
순환 ·························· 67
숨뇌 ········· 35~40, 44, 46, 48, 83
시각로앞핵 ···················· 172
시각로위핵 ···················· 172
시각영역 ················· 35, 39, 59
시교차 ················ 59, 174, 174
시교차위핵 ················· 59, 172
시냅스 틈새 ····················· 50
시냅스소포 ····················· 50
시냅스전세포 ···················· 50
시상하부 ······· 37, 39, 100, 172~174
시세포 ························ 57
시신경유두 ··················· 56, 57
시토신 ····················· 196, 197
식도구멍 ·············· 87, 134, 135
식도단계 ······················ 133
식도점막 ······················ 135
식도조임근 ················· 134, 136
신경교세포 ····················· 51

신경섬유 ···················· 49, 51
신경장애성통증 ·················· 76
신경전달물질 ·················· 50, 51
신경종말 ······················ 51
신경핵 ······················· 173
실유두 ····················· 68, 69
심근섬유 ······················ 101
심방수축기 ················· 102, 103
심실사이막 ················· 96, 100
심실수축기 ····················· 98
심실확장기 ····················· 98
심장근육 ···················· 19, 97
심장끝 ····················· 96, 97
심장동맥 ······················ 96
심장의 중추 ···················· 100
심장정맥 ···················· 96, 97
심주기 ···················· 102, 103
심혈관계 ······················ 95
쓸개관 ·············· 138, 152, 153
쓸개관 ······················ 150
쓸개즙 ·············· 139, 151, 153
쓸개즙산 ······················ 153
씹기근육 ················ 20, 21, 44

아데닌 ····················· 196, 197
아드레날린 ················· 178, 179
아래경사근 ····················· 56
아래곧은근 ····················· 56
아래눈꺼풀 ····················· 56
아래대동맥 ···················· 106
아래대정맥 ················· 94~97,
106, 107, 150, 159, 162
아래뒤톱니근 ··················· 24
아래모서리 ····················· 84
아래엽 ························ 84
아래창자간막신경절 ··············· 48
아래코선반 ·············· 20, 21, 65, 80
아래턱근 ······················ 20
아래턱뼈 ·············· 20, 21, 130
아래턱신경 ················· 44, 130
아래팔 ························ 12
아랫입술 ······················ 130
아랫입술내림근 ·················· 20
아랫입술주름띠 ················· 130
아미노산 ···················· 51, 196
아밀레이스 ···················· 131
아포크린샘 ·················· 72, 74
안뜰 ···················· 60, 62, 63
안뜰신경 ···················· 60, 62
안뜰주름 ······················ 90
안장관절 ···················· 16, 17
안주위층판 ····················· 14
안쪽경사층 ················· 136, 137
안쪽곧은근 ····················· 56
안쪽관절융기 ··················· 28

안쪽넓은근 ····················· 28
안쪽섬유띠 ····················· 46
안쪽시각로앞핵 ················· 172
압각 ·························· 73
앞겉질척수로 ················· 46, 47
앞모서리 ······················ 84
앞반고리관 ····················· 62
앞반달판막 ····················· 98
앞뿌리 ····················· 42, 43
앞뿔 ························· 46
앞정강근 ················ 18, 28, 29
앞정강동맥 ···················· 104
앞정강정맥 ···················· 106
앞첨판 ························ 98
앞톱니근 ················ 18, 22, 24
애성 ·························· 90
액성 면역 ················· 122, 123
액포 ························· 194
양막 ························· 192
얕은손가락굽힘근 ················ 26
어깨목뿔근 ·················· 21, 22
어깨밑근 ······················ 26
어깨봉우리 ····················· 26
어깨뼈 ················ 12, 26, 27
어깨뼈가시 ····················· 26
어깨세모근 ············· 18, 22, 24, 26
어깨올림근 ················· 24, 25
억제호르몬 ···················· 173
얼굴머리뼈 ····················· 21
얼굴신경 ·············· 38, 44, 45, 48
얼굴의 피부 ···················· 44
엉덩정강근막띠 ·················· 28
엉덩허리근 ·················· 28, 29
엉치뼈신경 ····················· 42
엉치척수 ·················· 48, 146
에리스로포에틴 ················· 159
에스트로겐 ············· 185, 188, 189
엘라스틴 ······················ 70
연동운동 ··········· 135, 141, 143, 147
연질막 ····················· 35, 37
연하 ················· 132, 133, 135
염색체 ····················· 195~197
엽기관지 ······················ 84
영구치 ······················· 131
영양흡수세포 ··················· 141
옆반고리관 ····················· 62
오금 ·························· 28
오금근 ························ 28
오금동맥 ······················ 104
오금정맥 ······················ 106
오디배 ····················· 192, 193
오른간관 ···················· 152, 153
오른갈래 ······················ 100
오른기관지 ····················· 82
오른반달판막 ··················· 98
오른방실판막 ·············· 96, 98, 99
오른엽 ················· 150, 151, 176

오른페 ·························· 84
오름대동맥 ··············· 97, 104, 105
오름잘록창자 ············ 141, 144, 145
옥시토신 ············ 172, 174, 175, 185
온각 ··························· 73
온간관 ········· 138, 148, 150, 152, 153
온목동맥 ·············· 94, 104, 105
온엉덩동맥 ·············· 104, 105
온엉덩정맥 ·················· 106
외요도구 ·········· 166, 167, 190, 191
외자궁구 ····················· 186
외측핵 ······················· 172
왼간관 ··················· 152, 153
왼갈래 ······················· 100
왼기관지 ····················· 82
왼반달판막 ··················· 98
왼방실판막 ·············· 96, 98, 99
왼엽 ················· 150, 151, 176
왼쪽 폐 ······················· 84
왼폐동맥 ······················· 96
왼폐정맥 ······················· 96
요관구 ········· 162, 164, 165, 168, 186
요도구샘 ·········· 166, 167, 190, 191
요도해면체 ·········· 166, 167, 190, 191
요생성 ······················· 160
우라실 ··················· 196, 197
우림프관줄기 ·················· 112
운동신경 ················· 43, 45~47
운동영역 ················ 35, 41, 46
원뇨 ······················· 161
원시난포 ···················· 186
원엎침근 ··················· 26, 27
월경주기 ·················· 188, 189
위곧은근 ····················· 56
위대정맥 ················ 94~96, 107
위뒤톱니근 ··················· 24
위몸통 ··················· 136, 137
위바닥 ··················· 136, 137
위빗근 ······················· 56
위엽 ························· 84
위입술주름띠 ·················· 130
위입술콧방울올림근 ············· 20
위창자간막동맥 ········· 138, 141, 145
위창자간막정맥 ············ 138, 141
위코선반 ·················· 65, 80
위턱뼈 ··················· 20, 21
위턱신경 ····················· 44
위턱신경절 ··················· 48
위팔노근 ··················· 18, 26
위팔동맥 ·················· 104, 111
위팔두갈래근 ·············· 18, 26, 27
위팔뼈 ········· 12, 22, 24, 26, 27
위팔세갈래근 ·············· 18, 26, 27
위팔자관절 ··················· 16
위팔정맥 ····················· 106
위펌근지지띠 ·················· 29
윗눈꺼풀 ····················· 56

윗입술 ······················· 130
유두구멍 ····················· 68
유두체 ················· 36, 37, 172
유두체핵 ····················· 172
유리체 ··················· 56, 57
유방 ··················· 184, 185
유전자 ··················· 196, 197
유치 ························· 131
음경해면체 ··············· 190, 191
음낭 ················ 166, 190, 191
음부신경 ··················· 146, 168
음식물덩이 ············ 132, 142, 143
음핵 ··················· 166, 186
응고인자 ····················· 119
응집덩어리 ··············· 124, 125
이마뼈 ··················· 18, 20
이마힘살 ··················· 18, 20
이자관 ········· 138, 148, 149, 152, 180
이자관 ·········· 138, 148, 150
이자꼬리 ·················· 148, 149
이자꼬리부위 ·················· 180
이자라이페이스 ················ 149
이자머리 ·················· 148, 149
이자머리부위 ··············· 152, 180
이자몸통 ·················· 148, 149
이자몸통부위 ·················· 180
이자아밀레이스 ················ 149
이자액 ··················· 139, 149
이중지배 ····················· 49
이행상피 ····················· 165
인두단계 ····················· 133
인두편도 ··············· 80, 132, 133
인슐린 ··················· 180, 181
인지질 ······················· 153
일차시각영역 ··············· 35, 59
입꼬리 ······················· 130
입꼬리내림근 ·················· 20
입둘레근 ····················· 20
입안 ················ 64, 130, 131
입안뜰 ······················· 131
입천장뼈 ····················· 21
입천장솔기 ··················· 130
입천장인두활 ·················· 130
입천장혀활 ··················· 130
입체시 ······················· 59
잇몸 ··················· 130, 131
잎새유두 ··················· 68, 69

ㅈ

자궁공간 ·················· 186, 187
자궁관팽대 ··················· 193
자궁근육층 ··················· 186
자궁목 ··················· 186, 187
자궁목관 ·················· 186, 187
자궁몸통 ·················· 186, 187
자궁바닥 ·················· 186, 187

자궁속막 ········ 186, 188, 189, 192
자극전도계 ··············· 100, 101
자동맥 ······················· 104
자뼈 ················· 12, 26, 27
자유다리뼈 ··················· 29
자유신경종말 ··············· 72, 73
자유팔뼈 ····················· 27
자율신경계 ··············· 48, 49
자쪽손목굽힘근 ················ 26
자쪽손목폄근 ·················· 26
자쪽피부정맥 ·················· 106
작은가슴근 ·············· 22, 26, 27
작은굽이 ·················· 136, 137
작은내장신경 ·················· 48
작은두렁정맥 ·················· 106
작은마름모근 ··············· 24, 25
작은볼기근 ··················· 28
작은샘창자유두 ········· 138, 148, 152
작은원근 ··················· 24, 26
작은창자 ······· 48, 134, 138~140, 142
잘록창자띠 ··················· 144
잘록창자융기 ·················· 144
잘록 ························· 176
장내세균 ····················· 145
장딴지근 ··················· 18, 28
장막 ························· 137
장액샘 ······················· 68
재흡수 ······················· 161
적색속질 ············· 114, 115, 125
적혈구 ···· 89, 104, 116~119, 124, 159
적혈모구 ····················· 118
전기적 자극 ··················· 101
전립샘 ············ 147, 166, 167, 190
전해질 코르티코이드 ·········· 178, 179
절구관절 ··················· 16, 17
점막층 ······················· 83
정강뼈 ················· 12, 28, 29
정관 ················ 166, 190, 191
정낭 ············· 166, 167, 190, 191
정맥 ········· 95, 106, 107, 109, 113
정맥각 ············· 106, 112, 113
정맥판막 ·················· 106, 107
정세관 ··················· 190, 191
정자 ····················· 191~193
젖꽃판 ··················· 184, 185
젖샘 ························· 185
젖샘걸이인대 ··············· 184, 185
젖샘관 ··················· 184, 185
젖샘관팽대 ··············· 184, 185
젖샘엽 ··················· 184, 185
제1목신경 ··················· 38
제3뇌실 ····················· 34
제4뇌실 ····················· 40
제4뇌실맥락얼기 ··············· 40
조가비핵 ····················· 34
조골세포 ····················· 15
조면소포체 ··············· 194, 195

조혈줄기세포 ·························· 13
총말세기관지 ····················· 82
종아리뼈 ·················· 12, 28, 29
종아리세갈래근 ············ 18, 28, 29
주기관지 ·························· 84
줄기세포 ····················· 118, 151
줄무늬체 ·························· 34
중간뇌 ··············· 35, 37~40, 48
중간목갈비근 ····················· 21
중간목신경절 ····················· 48
중간볼기근 ························ 28
중간신경 ·························· 44
중간엽 ···························· 84
중간인두 ············· 80, 81, 132, 133
중간코선반 ····················· 65, 80
중쇠관절 ······················ 16, 17
중심소체 ····················· 194, 195
중심오목 ······················ 56, 57
증식기 ··························· 188
지라동맥 ············· 114, 115, 138
지라문 ···················· 114, 115
지라정맥 ············· 114, 115, 138
지혈 ···························· 124
진자운동 ························· 141
진피 ··························70~72
진피유두 ························· 72
질구 ······················ 166, 186
질어귀 ················ 166, 186, 187
질어귀망울 ····················· 186
집게폄근 ························· 26
집합관 ···················· 160, 161
짧은갈래 ························· 26
짧은노쪽손목폄근 ················· 26
짧은발가락펴짐근 ················· 29
짧은엄지외향근 ··················· 26
짧은엄지펴짐근 ··················· 26

ㅊ

착상 ···························· 192
창문모세혈관 ············ 109, 181
창백핵 ··························· 34
창자사이막 ················· 139, 141
척수 ········· 25, 37, 42, 43, 46, 85, 168
척수시상로 ···················· 46, 47
척수신경 ······················ 42, 43
척수신경절 ···················· 42, 43
척주 ················ 12, 13, 24, 25
척주관 ··························· 25
척주세움근 ············· 24, 25, 87
척추 ··························· 12, 22
척추뼈 ················· 25, 85, 87
척추뼈고리 ······················ 25
척추뼈구멍 ······················ 25
척추뼈사이구멍 ·················· 43
척추사이원반 ··············· 22, 25
청각영역 ························· 61

체성감각 ························· 73
체성감각영역 ·················· 35, 73
체순환 ·············· 94, 95, 113
초기배자 ························· 192
추체 ····························· 25
추체 ························· 46, 57
축삭 ·························· 50, 51
충만기 ···················· 102, 103
치밀골 ······················ 14, 15
치아 ····················· 130, 131
치아이랑 ························· 36
침해수용성통증 ··················· 76

ㅋ

카테콜아민 ····················· 179
칼돌기 ························ 22, 23
칼시토닌 ···················· 176, 177
케라틴 ······················ 71, 75
코 ···························· 64, 65
코끝 ·························· 64, 65
코르티기관 ························ 61
코뼈 ···················· 20, 21, 65
코뿌리 ······················ 64, 65
코사이막 ························· 65
코안 ········· 59, 64~66, 80, 81, 132
코안뜰 ······················ 64, 65
콜라겐 ··························· 70
콜레스테롤 ·················· 151, 153
콧구멍 ······················ 64, 65
콧등 ························· 64, 65
콩팥겉질 ···················· 158, 159
콩팥기둥 ···················· 158, 159
콩팥깔때기 ·············· 158, 162, 163
콩팥동맥 ··········· 104, 158, 159, 162
콩팥문 ····················· 158, 159
콩팥세관 ························ 161
콩팥소체 ···················· 160, 161
콩팥속질 ···················· 158, 159
콩팥위샘겉질 ················ 178, 179
콩팥위샘겉질자극호르몬········ 174, 175
콩팥위샘속질 ················ 178, 179
콩팥유두 ···················· 158, 159
콩팥잔 ··············· 158, 159, 162, 163
콩팥정맥 ·············· 158, 159, 162
콩팥피라미드 ················ 158, 159
콩팥피막 ························ 158
큰가슴근 ·············· 18, 22, 184
큰굽이 ····················· 136, 137
큰내장신경 ······················ 48
큰두렁정맥 ····················· 106
큰마름모근 ···················· 24, 25
큰모음근 ······················ 28, 29
큰볼기근 ·············· 18, 28, 29
큰샘창자유두 ······ 138, 148, 149, 152
큰원근 ······················ 24, 26
키젤바흐 부위 ················· 64, 65

킬러T세포 ······················ 122

ㅌ

타액샘 ···················· 48, 131
타원관절 ······················ 16, 17
타원주머니 ···················· 62, 63
탄성막 ····················· 104, 106
탄성섬유 ······················ 88, 89
턱관절 ··························· 21
턱밑신경절 ······················ 48
턱밑신경절 ······················ 48
털구멍(모공) ····················· 74
털기질 ························ 74, 75
털기질세포 ······················ 75
털망울 ··························· 74
털뿌리 ··························· 74
털세움근 ············· 71, 72, 74, 75
털세포 ······················ 62, 63
털세포의 감각모 ··················· 62
털유두 ························ 74, 75
털주머니(모낭) ········· 71, 72, 74, 75
털줄기 ··························· 74
토리 ······················ 160, 161
토리쪽콩팥세관 ·············· 160, 161
톱니근 ··························· 19
통각 ····························· 73
통증유발물질 ····················· 73
투명사이막 ························ 33
투명층 ························ 70, 71
트립신 ·························· 149
티민 ······················ 196, 197

ㅍ

파라토르몬 ·················· 176, 177
파치니 소체 ···················· 72, 73
판막 ························· 98, 99
팔꿈치머리 ······················ 26
팔머리동맥 ····················· 104
팔머리정맥 ····················· 106
팔이음뼈 ····················· 12, 27
팽대능선마루 ·················· 62, 63
팽대부 ··························· 62
펩신 ···························· 137
편도체 ·················· 34, 36, 37
평면관절 ······················ 16, 17
평형감각 ························· 62
평형반 ······················ 62, 63
포도당 ·························· 151
포배 ···························· 193
표면감각 ······················ 71, 73
표정근 ·················· 20, 21, 44
푸르킨예섬유 ················ 100, 101
프로게스테론 ··········· 185, 188, 189
프로락틴 ·············· 174, 175, 185
프로락틴방출호르몬··············· 172

프로락틴억제호르몬 · · · · · · · · · · · · · · · · · 172
피라미드엽 · 176
피막 · · · · · · · · · · · · · · · · · 114, 115, 178
피부고랑 · 72
피부소구 · 72
피부정맥 · 107
피브리노겐 · 116
피지샘 · 74, 75
피하조직 · 70~72

ㅎ

하기도 · 82
하버스관 · 14, 15
하수체앞엽 · · · · · · · · · · · · · · 172, 174, 175
하수체앞엽 호르몬 · · · · · · · · · · · · · · · · · · 175
하행성전도로 · · · · · · · · · · · · · · · · · · · 46, 47
항문관 · 146, 147
항상성(호메오스타시스) · · · · · · · · · · · · · · 159
해마 · 36, 37
해마곁이랑 · 36
해마체 · 36, 37
해면뼈 · 15
해면질 · 14
핵소체 · 194
햄스트링 · 28, 29
허리뼈 · · · · · · · · · · · · · · · · · · 12, 24, 25
허리신경 · 42
허리척수 · 48
허파 소동맥 · 88
허파 소정맥 · 88
허파꼭대기 · 84, 85
허파꽈리 · · · · · · · · · · · · · 82, 83, 88, 89
허파꽈리관 · 88

허파꽈리구멍 · 88
허파꽈리벽 · 88, 89
허파꽈리안 · 88, 89
허파꽈리의 모세혈관 · · · · · · · · · · · · · · · · · 88
허파동맥 · · · · · · · · · · · · · · · · 94, 99, 101
허파동맥판막 · · · · · · · · · · · · · · 96, 98, 99
허파문 · 84, 85
허파바닥 · 84, 85
허파순환 · 94, 95
허파정맥 · · · · · · · · · · · · · · · 94, 95, 107
허파쪽가슴막 · 85
헨레고리 · 160
헬퍼T세포 · · · · · · · · · · · · · · · · · · 122, 123
혀끝 · 68
혀막구멍 · 68
혀몸통 · 68, 69
혀밑샘 · 130
혀밑신경 · · · · · · · · · · · · · · · · · · 38, 44, 45
혀뿌리 · 44
혀앞부분 · 44
혀유두 · 69
혀인두신경 · · · · · · · · · · · · 38, 44, 45, 48
혀정중고랑 · 68
혀편도 · · · · · · · · 68, 69, 80, 81, 132, 133
혈구성분 · 116, 117
혈압 · 110, 111
혈액 · · · · · · · · · · · · · · 94, 115~118, 120
혈액응고인자 · 125
혈장 · · · · · · · · · · · · · · · · · 104, 116, 119
혈청 · 116, 117
호르몬 · 111
호산구 · · · · · · · · · · · · 116, 118, 120, 121
호염기구 · · · · · · · · · · · · 116, 118, 120, 121
호중구 · · · · · · · · · · · · 116, 118, 120, 121

호흡 · 39, 86
호흡근 · 87
호흡세기관지 · 88
호흡운동 · 86
홍채 · 56, 57
화학적 소화 · 143
확장기 혈압 · · · · · · · · · · · · · · · · · 110, 121
활구역 · 178
활꼴동맥 · · · · · · · · · · · · · · · · · · · 158, 160
활꼴정맥 · · · · · · · · · · · · · · · · · · · 158, 160
활동전위 · 50, 51
활면소포체 · · · · · · · · · · · · · · · · · · 194, 195
황반부 · 56, 57
황체기 · 188, 189
황체형성호르몬 · · · · · · · · · · · 174, 175, 188
회백질 · · · · · · · · · · · · · · · 34, 35, 41~43
회색교통가지 · 42
후각고랑 · · · · · · · · · · · · · 36, 64, 66, 67
후각뇌 · 36, 37
후각로 · · · · · · · · · · · · · · · · · · 36, 64, 66
후각상피 · 64~67
후각수용세포 · 67
후각수용세포의 섬유 · · · · · · · · · · · · · 64, 66
후각신경 · 44, 45
후각영역 · 35, 67
후두 · · · · · · · · · · · · · · · · 80~82, 90, 132
후두덮개 · · · · · · · · 68, 80, 81, 90, 132, 176
후두덮개주름 · 90
후두융기 · 133
힘줄끈 · 96, 100
힘줄방추 · 41

참고문헌

E. 류티엔 드레콜 외 저, 《아틀라스 해부학 인체의 구조와 기능》, 니시무라쇼텐
고바야시 류이치로 감수, 모리구치 리에 역, 《휴먼 바디》, 슈부노토모샤
다케우치 슈니 저, 《컬러 도해 인체 해부의 기본을 알 수 있는 사전》, 세이토샤
다케우치 슈니 저, 《퀵 마스터 북스 해부생리학》, 이가쿠게쥬츠샤
마츠무라 조우지 편저, 《보인다, 해부생리 제3판》, 이가쿠효론샤
사카이 다츠오 감수, 《별책 실제크기 도해! 인체의 기관》, 다카라지마샤
사카이 다츠오, 가와하라 가츠마사 총편집, 《컬러 도해 인체의 정상구조와 기능 전 10권 축쇄판 제2판》, 니혼이샤신보샤
사카이 다츠오, 하시모토 히사시 저, 《전부 안다 인체해부도》, 세비도슛판
사토 다츠오 감수, 《인체의 신비 제1~5권》, 메디이슈
사토 다츠오 역, 《인체해부 컬러 아틀라스》, 난코도
스가모토 카즈오미 감수, 《teamLabBody 3D Motion Human Anatomy》, TEAMLAB BODY 주식회사
아사노 고로 감수, 《인체의 구조 사전》, 세비도슛판
오바타 쿠니히코, 도야마 게이스케 외 저, 《신생리학 제4판》, 분코도
오카니와 유타카 편, 《간호사 간호학생을 위한 리뷰북 2012 제13판》, 메딕미디어
오타니 오사무 감역, 《인체해부학 핸드북1》, 니시무라쇼텐
의료정보과학연구소 편, 《질병이 보인다 Vol.10 산과 제1판》, 메딕미디어
하세가와 마사미, 하야시 유코 감수, 《개정판 질환과 간호과정 실천 가이드》, 이가쿠게쥬츠샤
후지타카 저, 다카노 야스코 개정, 《해부학강의 개정 2판》, 난코도

옮긴이 윤경희

한국외국어대학교 일본어과를 졸업하고 현재 번역 에이전시 엔터스코리아 출판기획 및 일본어 전문 번역가로 활동하고 있다.
주요 역서로는《남자아이의 학습능력을 길러주는 방법》《초등학생을 위한 요리 과학실험365》《나라이름으로 여행하는 지구 한바퀴》
《사회학 명저30》《연애 사자성어》《사자성어사전》《상황별 사자성어》《50대에 꼭 해야할 100가지》《뇌에 맡기는 공부법》
《손정의처럼 일하라》등 다수가 있다.

질병 구조 교과서
내 몸에 생긴 질병을 해부학적으로 알고 싶을 때 찾아보는 인체 의학 도감

1판 1쇄 펴낸 날 2022년 10월 14일

감수 나라 노부오
옮김 윤경희
주간 안채원
편집 윤대호, 채선희, 이승미, 윤성하, 장서진
디자인 김수인, 김현주, 이예은
마케팅 함정윤, 김희진

펴낸이 박윤태
펴낸곳 보누스
등록 2001년 8월 17일 제313-2002-179호
주소 서울시 마포구 동교로12안길 31 보누스 4층
전화 02-333-3114
팩스 02-3143-3254
이메일 bonus@bonusbook.co.kr

ISBN 978-89-6494-584-1 03510

인체 의학 도감 시리즈
MENS SANA IN CORPORE SANO

아픈 부위를 해부학적으로
알고 싶을 때 찾아보는
인체 의학 도감 시리즈

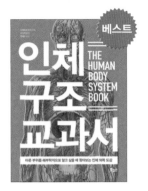

아픈 부위를 해부학적으로 알고 싶을 때
찾아보는 인체 의학 도감
인체 구조 교과서
다케우치 슈지 지음 | 208면

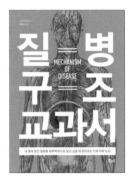

내 몸에 생긴 질병을 해부학적으로
알고 싶을 때 찾아보는 인체 의학 도감
질병 구조 교과서
나라 노부오 감수 | 208면

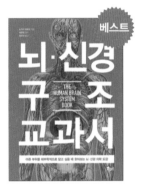

아픈 부위를 해부학적으로 알고 싶을 때
찾아보는 뇌·신경 의학 도감
뇌·신경 구조 교과서
노가미 하루오 지음 | 200면

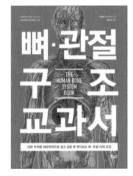

아픈 부위를 해부학적으로 알고 싶을 때
찾아보는 뼈·관절 의학 도감
뼈·관절 구조 교과서
마쓰무라 다카히로 지음 | 204면

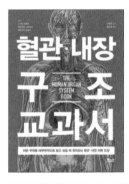

아픈 부위를 해부학적으로 알고 싶을 때
찾아보는 혈관·내장 의학 도감
혈관·내장 구조 교과서
노가미 하루오 외 지음 | 220면

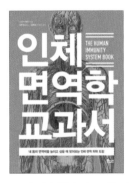

내 몸의 면역력을 높이고 싶을 때
찾아보는 인체 면역 의학 도감
인체 면역학 교과서
스즈키 류지 지음 | 240면

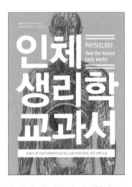

내 몸이 왜 아픈지 해부학적으로
알고 싶을 때 찾아보는 생리 의학 도감
인체 생리학 교과서
이시카와 다카시 감수 | 244면

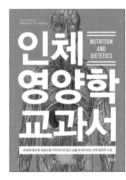

내 몸에 필요한 영양소를 의학적으로
알고 싶을 때 찾아보는 인체 영양학 도감
인체 영양학 교과서
가와시마 유키코 감수 | 256면